YOU'D BETTER
STAND UP
FOR THIS BIT OF NEWS.

Sitting can wreak havoc on your health,
and not just in the form of minor aches
and pains. Recent studies show that too
much sitting contributes to a host of
diseases—from obesity and diabetes to
cancer and depression. The typical seated
office worker suffers from more
musculoskeletal injuries than workers
who do daily manual labor. It turns out
that sitting is as much an occupational
risk as is lifting heavy weights on the job!
The facts are in: sitting literally shortens
your life. Your chair is your enemy, and it
is murdering your body.

久坐人靈活解方

解決頑強痠痛、
提高工作效能、
改善運動表現的終極指南

譯者 黃宛瑜
專業審訂 趙子杰

作者 凱利・史達雷
茱麗葉・史達雷、格倫・科多扎

STANDING
UP
TO
A
SITTING
WORLD

DESK BOUND

DR. KELLY STARRETT, JULIET STARRETT & GLEN CORDOZA

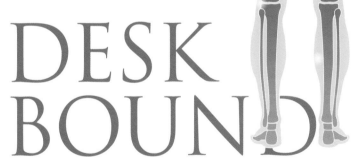

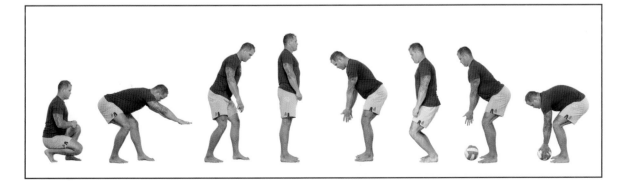

國家圖書館出版品預行編目(CIP)資料

久坐人靈活解方：解決頑強痠痛、提高工作效能、改善運動表現的終極指南 / 凱利.史達雷(Kelly Starrett), 茱麗葉.史達雷(Juliet Starrett), 格倫.科多扎(Glen Cordoza)著 ; 黃宛瑜譯. -- 初版. -- 新北市 : 大家出版 : 遠足文化發行, 2019.06
360面 ; 19 x 25.4公分. -- (Better ; 66)
譯自 : Deskbound : standing up to a sitting world
ISBN 978-957-9542-74-6(平裝)

1.運動療法 2.運動健康

418.934   108007933

better 66

久坐人靈活解方：解決頑強痠痛、提高工作效能、改善運動表現的終極指南
DESKBOUND : STANDING UP TO A SITTING WORLD

作者·凱利·史達雷（Kelly Starrett）、茱麗葉·史達雷（Juliet Starrett）、格倫·科多扎（Glen Cordoza）｜專業審訂·趙子杰｜譯者·黃宛瑜｜設計·林宜賢｜校對·魏秋綢｜責任編輯·郭純靜｜行銷企畫·陳詩韻｜總編輯·賴淑玲｜社長·郭重興｜發行人兼出版總監·曾大福｜出版者·大家出版／遠足文化事業股份有限公司｜發行·遠足文化事業股份有限公司　231 新北市新店區民權路108-4號8樓　電話：(02)2218-1417　傳真：(02)8667-1851　劃撥帳號19504465　戶名·遠足文化事業有限公司｜法律顧問·華洋法律事務所　蘇文生律師｜定價·720元｜初版首刷·2019年6月｜4 刷·2019年12月｜有著作權·侵犯必究｜本書如有缺頁、破損、裝訂錯誤，請寄回更換｜本書僅代表作者言論，不代表本公司／出版集團之立場與意見

這本書獻給

世界第一所全站立校園 —— 美國加州聖拉斐爾 Vallecito 小學

的

崔西‧史密斯校長、全校學生和教職員

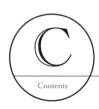

Contents

DESKBOUND

YOU'D BETTER
STAND UP
FOR THIS BIT OF NEWS.

Sitting can wreak havoc on your health, and not just in the form of minor aches and pains. Recent studies show that too much sitting contributes to a host of diseases—from obesity and diabetes to cancer and depression. The typical seated office worker suffers from more musculoskeletal injuries than workers who do daily manual labor. It turns out that sitting is as much an occupational risk as is lifting heavy weights on the job. The facts are in: sitting literally shortens your life. Your chair is your enemy, and it is murdering your body.

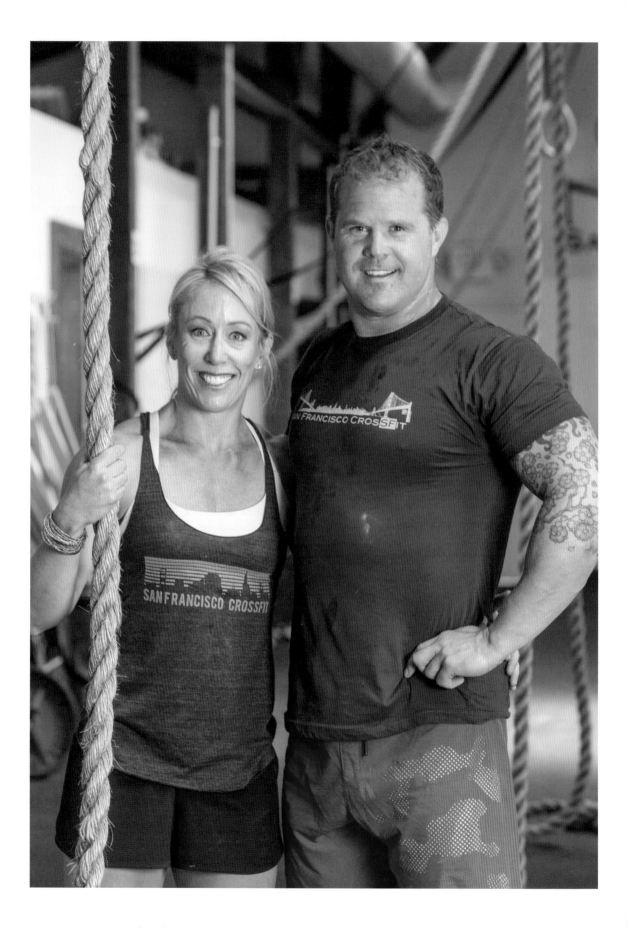

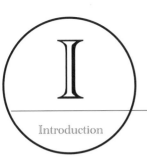

Introduction

前言

各位應該聽過久坐是新型的吸菸，聽起來或許像媒體可笑的炒作，但提出這個說法的人可沒有認輸的意思。他是詹姆士 · 勒凡（James Levine）博士，梅約醫院─亞利桑那州立大學「肥胖解決提案」（Obesity Solutions Initiative）的主持人。他甚至進一步說：「久坐比抽菸更危險，殺死的人比愛滋病多，比跳傘更凶險。」最後簡單總結道：「我們正在坐死自己。」[1]

憂心忡忡的人不只是良醫。勒凡博士及人數急遽增長的專家都指出，僅僅連續坐 2 小時就會增加罹患心臟病、糖尿病、新陳代謝症候群、癌症、頸背疼痛及種種骨骼毛病的風險。[2]久坐折壽，像抽菸一樣。

許多研究也顯示，我們無法透過運動或其他良好習慣來逆轉長期久坐的影響。這表示，如果你整天吃得好、認真鍛鍊 1 小時，但是其餘醒著的時間都是坐著或多半坐著，那麼坐姿還是會削減，乃至於抹煞掉你在健身房勤練的成果。[3]你仍然是所謂的久坐人。

有些專家認為，久坐的危害比抽菸嚴重。2008 年一份澳洲研究報告說，年過 25 歲，每看 1 小時的電視，預期壽命將減少21.8 分鐘。[4]對比之下，抽一根菸，預期壽命減少 11 分鐘。[5]勒凡博士聲稱我們每坐 1 小時就失去 2 小時的性命。[6]

比起許多其他產業的員工，像是建築業、金屬工業、運輸業等，典型的久坐上班族更容易發生肌肉骨骼的傷害。有位研究者總結：坐著工作跟抬重物一樣都有職業風險。[7]

過去二十年間，醫生和科學家不斷研究坐太多所引發的致命衝擊。由於大量證據顯示坐姿與眾多不良的健康後果有關，近來媒體才趕忙正視這個議題，稱之公共健康危機。根據世界衛生組織統計，體能活動不足（坐太多），是全球第四大可預防的

久坐惡果

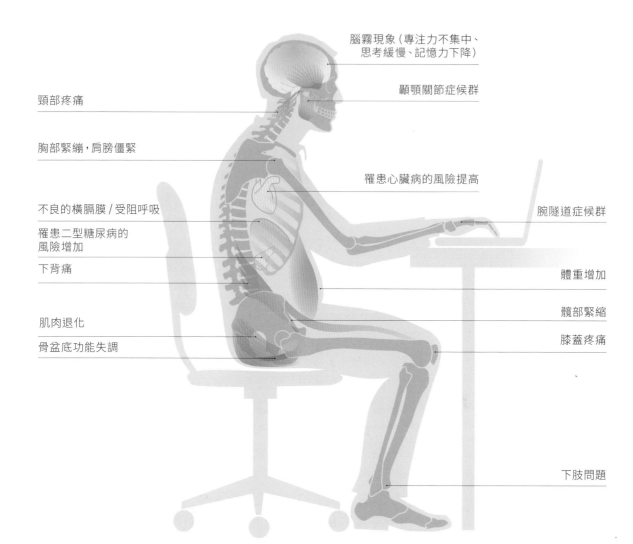

腦霧現象（專注力不集中、
思考緩慢、記憶力下降）

顳顎關節症候群

頸部疼痛

胸部緊繃，肩膀僵緊

罹患心臟病的風險提高

不良的橫膈膜／受阻呼吸

腕隧道症候群

罹患二型糖尿病的
風險增加

下背痛

體重增加

髖部緊縮

膝蓋疼痛

肌肉退化

骨盆底功能失調

下肢問題

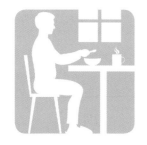

坐著吃早餐

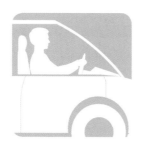

坐著開車上班

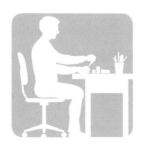

坐著工作

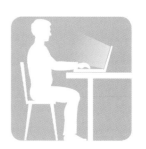

坐在電腦前

死因，估計每年造成 320 萬人死亡。[8] 過去 20 年間，「坐」這一簡單動作居然躍居全球健康殺手榜之首。

我們如何理解這一切，並加以解決？答案很簡單。除非我們睡著了，否則人體是設計來動的。我們的正常生理仰賴這個重要事實。人體演化出中樞神經系統，以感知周遭變化，然後起身在環境中移動。在將近 20 萬年間，智人大部分時間都在遷移。他們若想吃東西，就得狩獵或挖掘。若想遠行，必須步行走到那裡。所有繞著生存的動作，我們現在聽起來都覺得累，不過那樣的活動型態形塑了人體的內外表徵。我們的身體是為執行各種動作而設計，而動又使我們的身體保持健康。這是一種共生關係，使我們的物種得以存活。

問題就出在演化欠缺先見之明，未能預測椅子的發明。起初這件簡單的四腳家具對人類健康並無顯著衝擊。對多數人而言，椅子不過是在田地或工廠辛苦一天後歇息的地方。時間快轉到 21 世紀。在短到令人瞠目結舌的期間，全世界已開發國家的人民變成幾乎完全坐著——從我們購物、出遠門的方式，到我們工作、遊玩的型態。今日，美國人平均一天坐 13 小時。[9]

一旦桌椅組合成為工作場所的文化常態，其他的坐式革新也隨之而來。對講機讓辦公室員工不用從椅子站起來就能交談。電視機吸引各年齡層的民眾從事靜態休閒活動。到了 1950 年代，一般大眾買得起汽車，州際公路系統發展起來了，民眾開始湧向郊區，通勤文化於焉展開。當然，電腦來了，我們作為久坐生物的命運就此成定局。我們變得離不開桌子。

美國聯邦政府公衛署長 1996 年首次發表報告，警告體能活動不足會影響健康。這份報告跟 1964 年菸草報告一樣，提供大量證據，證明久坐和許多不良的健康後果息息相關。[10]

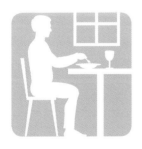

坐著吃晚飯

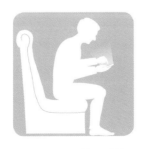

彎腰駝背坐著滑手機

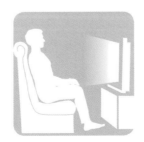

坐在電視前

坐著的問題在於看似如此無害又自然。既然我們的身體可以輕易彎成那樣的形狀，坐怎麼會對我們有害呢？當然，假使我們以完美姿勢坐 15 分鐘，其餘醒著的時間都在動，那麼，短暫坐著對我們並非壞事。不過，坐著的習性就像吃洋芋片一樣，我們很少適可而止。

長時間坐著，我們下半身的肌肉就會完全關機，變得反應遲頓。同時，我們的身體開始適應這種不必使用到關鍵肌肉和結締組織的姿勢，然而人體是依靠一群關鍵肌肉與結締組織的作用來支撐與穩定我們的軀幹和脊椎。結果身體機能受損，並導致許多常見且有害的骨科毛病，如頸背功能失調、腕隧道症候群和骨盆底功能失調。每當我們到世界各地教學、提供諮詢，開場白總是請身體沒有任何疼痛的聽眾舉手。無一例外，每個房間僅有 5-10% 的人舉起手來，包含公司職員、軍人、職業運動員甚至小孩等不同群體的人。這表示參與的學員當中有 90-95% 處在疼痛的狀態。而我們認為造成民眾普遍感覺疼痛的根源之一正是坐太多。

坐太多不只縮短我們的性命，引發身體疼痛，更讓我們荷包大失血。美國疾病管制與預防中心報告說，我們在醫療保健上每花 1 美元，就有 75 美分是用在跟久坐有關的慢性疾病上，如肥胖、糖尿病、心臟病。[11]根據美國國家衛生研究院的研究，美國人一生當中，10 人有 8 人長年為背痛所苦，背痛更是全球傷殘的主要成因。[12]單在美國一地，每年就花了近 10 億美元治療背痛[13]，而雇主每年需負擔 200 億美元的成本治療腕隧道症候群[14]。若再考慮損失的工作天數和下降的生產力，間接成本將更高。這些數字只是冰山一角，我們不知已經花了多少錢修復我們孱弱、久坐不動的身體。

倘若你的情況跟多數人一樣，你可能覺得這實在難以置信，懷疑我們小題大作、言過其實。但是久坐傷身的證據仍持續攀升。假使我們的大腦可以有不同的運作，能生動回想起童年時期正常的感覺──跑、跳、爬，沒有疼痛或限制，那麼我們或許會以較鄙夷的眼光來看待我們成年人視為「正常」的一切，可能會更努力尋找造成我們痛苦的原因。

但我們並不這樣。在久坐世界裡，真正引發疼痛或疾病的原因實在難以捉摸，要追究問題有其困難。假設有隻海狸啃樹啃了九天，然後一陣微風吹來，樹木應聲倒地，那是什麼原因導致樹木倒落？不可否認，樹是那陣風吹倒的，但若無海狸連日來辛勤工作，樹

木本該安然無恙。若以此來理解許多現代疾病，久坐不動的生活型態就是那隻削弱我們身體、為我們帶來痛苦和疾病的辛勤海狸。該是我們對抗久坐世界的時候了。

視而不見的問題

凱利既是物理治療師，也是肌力與體能訓練教練，早在執業初期，他就了解自己必須扮演觀察者角色，才有辦法協助患者。他察覺到的第一件事是許多人飽受疼痛折磨，數量大到不尋常。按理說，人體關節可以維持 110 年，人類在自然休息狀態中應該是無痛的，但令他訝異的是，為什麼那麼多人不過三十多歲（甚至二十多歲）已經病痛纏身了？

為了查明真相，我們需要分析整個現代生活形態，找出對人體造成最大傷害的原因，然後找個不莽撞的方式，減輕有害影響。2005年我們開了一家肌力與體能訓練中心，因而有機會觀察很多人。自中心開張以來，授課的對象有國家美式足球聯盟（NFL）、美國職業籃球聯賽（NBA）、美國職業棒球大聯盟（MLB）、國家冰球聯盟（NHL）、幾十項美國國家大學運動協會第一級（Division I）的校隊、美國職業綜合格鬥（MMA）選手、極限運動員、芭蕾舞者、頂尖自行車手、奧林匹克運動員、美國四軍種兵將（陸、海、空和海軍陸戰隊，含精銳士兵），甚至還有好萊塢一線演員。我們也指導週末戰士、辦公室員工和孩童。雖然我們專注於處理個案及特定疼痛，但是卻開始察覺到一個共通點。即使我們已經修正身體力學（動作技巧）問題和／或解決動作幅度（柔軟度）受限的困擾，許多個案在運動中或工作時依然有狀況。

2007 年，我們為美國國家大學運動協會（NCAA）第一級的美式足球隊伍提供諮詢服務。他們希望我們幫忙找出為什麼他們明明很重視正規的訓練和傷害預防，卻依然看到驚人的受傷率，輸出的力量也流失了。也有高比例的運動員反映自己出現下背和下肢疼痛，這對教練來說是一大警訊。我們評估了整個訓練計畫，發現他們做的都是正確的事：協會擁有優秀的肌力和體能訓練計畫，對於力學和動作幅度的重要性有深切的理解，他們的運動員全心投入、勤練不懈，擁有一支傑出、考慮周詳的教練團。不過等我

們挖深一點後，發現除卻練習外，運動員一天花 12-14 小時坐著。讓我們再重複一遍：第一級大學的美式足球員除了打球或練習外，其餘醒著的時間幾乎都坐著！

他們坐在教室裡，坐著開團隊會議，坐在學校餐廳裡、坐在沙發上等等。這樣坐著導致兩個問題：從事體能活動（運動）的時間剩很少，運動員一天大部分時間都固定在不良姿勢裡。

我們找到大家視而不見的問題了。

我們開始將此現象稱為「無害環境負荷」。我們用這個詞形容環境中某些看似無害，但會帶來壓力源損害身體，並妨礙生理機能和基本生活功能的環境要素。好比說，假使家中有新生兒，你恐怕無法睡太好。這就是環境負荷，也就是壓力源，會影響你生活的品質。睡眠不足很容易診斷，因為這樣的個案眼睛下方會浮現眼袋，也經常表示：「嬰兒吵得我整晚不能睡！」對此，解決方式很簡單：增加睡眠，你會表現得更好。但並非所有環境負荷都這麼容易確定。

我們越來越深入了解個案走出健身房外的生活後，發覺那些遇到最大障礙的人有個共通之處：他們花大量時間坐著。就算我們已經在健身房調整過他們的身體力學，還是得一次又一次去解決同一類因坐姿不良引起的身體問題：髖部僵緊、下背和頸部疼痛、肩膀活動受限……症狀不勝枚舉。如果說他們是典型的健康欠佳，那還比較容易理解，但他們當中許多人可是一流運動員，定期訓練，睡眠充足，懂得管理生活壓力，吃得好。運動員的身體按理說應該像運轉順暢的機器，卻還是無法克服久坐這項環境負荷。

等到我們開始跟出類拔萃的戰機飛行員合作，便可以更明顯看出久坐對身體真正的衝擊與影響。他們雖然是訓練有素的戰技運動員，身體狀況卻一團糟。試想飛行員一天經歷哪些事：除了以坐姿面對高壓情勢外，還得承受瘋狂的 G 力，上下劇烈震盪，頭戴沉重頭盔，同時座椅還會迫使肩膀前移，採取不符人體工學的肩膀前傾姿勢。跟我們健身房學員一樣，我們從他們身上看到所有因長時間久坐而引起的常見問題：椎間盤凸出、麻痺和刺痛、慢性背痛，但飛行員的狀況更劇烈，也更快出現。等他們爬出飛機，想繼續過飛行以外的生活，這才驚覺自己不光受疼痛所苦，活動度和體能也大受影響。

我們的身體是設計來應付嚴重濫用，但也跟萬事萬物一樣有其極限。座椅文化挑戰了種種身體極限，我們不得不對此提出非常重要的質疑。

我們哪裡出錯了？

有件事很神奇：你若是整天採取某個姿勢，身體就會適應那個姿勢。所以你如果習慣駝背（前彎）或背部弓起後仰（上半身過度挺直）地坐著，你的軟組織和關節就會順著那姿勢形成一個模子，一段時間之後，你會很難再做出更好的姿勢。

多數人未能意識到一件事：我們在一天之中維持最久的姿勢，將會影響我們其餘時間活動的方式。而我們活動（或不活動）的品質又會影響我們生活的品質。但是，無害環境負荷是在哪個時機點悄悄潛入，進而破壞整體力學？根據我們的經驗，我們在小學一年級就開始適應久坐。

為了撰寫《準備好跑步》（Ready to Run），凱利展開研究，到我們女兒就讀的學校觀察小孩子跑步。女兒學前班中的孩子，個個都是漂亮的跑者。他們的步伐，展現全身穩固的力學架構與完美的動作技巧。不管跑得快或慢，打赤腳或穿鞋，跑步的方式都同樣自然，像個小小奧林匹克短跑選手。不過一年級讀到一半，凱利發現半數孩子已經開始採取腳跟著地的方式——足跟先接觸地面，而非前腳掌（蹠球部）。實際上，有一半的人開始改採全新的動作模式，跟原先跑步的模式完全不同。（你不妨做個實驗，觀察下屆奧運會多少跑者跑步像剎車一樣，用腳後跟猛蹬地面。答案是沒有。）凱利見此，立刻問自己：「過去一年到底發生什麼事？」這些孩子單憑直覺就知道怎麼跑。沒人把他們拉到一旁教他們雙腳應該用什麼姿勢落地。孩子就是知道怎麼做，因為人天生會跑步。但孩子卻在一年級某個時候開始用別種方式跑，而我們明確知道這種跑法會導致日後的種種問題。說真的，到底發生什麼事？

我們知道對這些孩子而言，整天坐在學校就是他們的無害環境負荷。學前班通常比其他年級更活潑，因此孩童直到一年級才真正踏上久坐生涯。久坐的後果會立即顯現：主要動作力學形式旋即

2010 年美國癌症協會耗時 13 年追蹤 123,216 位成人，研究結果顯示：不愛運動、一天坐超過 6 小時的女性，在研究期間死亡的機率比熱愛運動、一天坐不到 3 小時的女性高出了 94%。而不愛運動、一天坐超過 6 小時的男性，則比熱愛運動的對照組高出了 48%。值得注意的是，這項發現跟體能活動的多寡無關，久坐會對規律運動的人造成同樣強烈的負面影響。[15]

轉換成「腳跟著地」這種功能缺失的跑步力學。僅在短短時間內，我們便看到孩子已經適應新環境，適應之道正是腳跟著地。繼續往上追溯，這種全新的動作模式，顯示在身體的組織構造層級，已經產生變化。腳跟著地並不是人類演化出來的跑法，因為腳跟著地，讓我們跑步時無法使用我們具有彈力的腳跟肌腱，舉例而

孩童和久坐

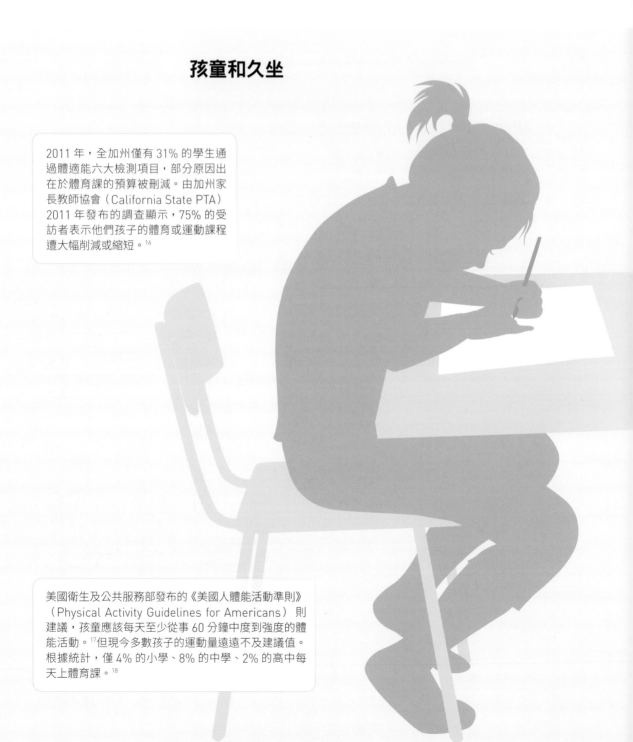

2011 年，全加州僅有 31% 的學生通過體適能六大檢測項目，部分原因出在於體育課的預算被刪減。由加州家長教師協會（California State PTA）2011 年發布的調查顯示，75% 的受訪者表示他們孩子的體育或運動課程遭大幅削減或縮短。[16]

美國衛生及公共服務部發布的《美國人體能活動準則》（Physical Activity Guidelines for Americans）則建議，孩童應該每天至少從事 60 分鐘中度到強度的體能活動。[17]但現今多數孩子的運動量遠遠不及建議值。根據統計，僅 4% 的小學、8% 的中學、2% 的高中每天上體育課。[18]

言，只有穿上高緩衝材質的鞋子才可以用腳跟先著地的方式跑步。失去小腿的士兵裝上義肢後，如果他習慣腳跟著地，就得重新學習怎麼用自然的方式跑。為什麼？即便材料科學突飛猛進，我們設計出來的義肢還是不足以承受腳跟落地的力道。

凱瑟爾家庭基金會（Kaiser Family Foundation）所做的一項突破性調查顯示，8-18 歲的孩童不管家庭的社會經濟狀況如何，平均每天坐在螢幕前 7.5 小時。[19] 再加上孩子坐在學校課桌前、坐在汽車裡、坐著吃飯和寫作業，這些約莫 4-6 小時。我們孩子一天有 10-14 小時久坐不動，占醒著的時間高達 85%。[20] 6-15 歲兒童，4 人中僅 1 人符合《2008 年美國人體能活動準則》每天至少從事 60 分鐘中強度體能活動的建議。[21]

根據美國疾病管制與預防中心發布的報告，現今僅 13% 的孩童步行上學，1970 年則有 66%。[22] 而住在離學校 1.6 公里以內的學生，步行上學的人數則從 1969 年 90% 陡降至 2001 年 31%。[23]

1980 年，全美家用電視機共有 8,100 萬部。今天，總數變成原來的 3 倍多，高達 3 億 2400 萬部。[24] 同期間內，肥胖兒少人口數也變成了 3 倍。[25] 加州大學柏克萊分校的兒童肥胖研究人員指出，12-17 歲兒童每坐在電視機前看 1 小時電視，超重的可能性就增加 2%。[26]

2004 年 3 月，美國聯邦政府公衛署長卡莫納（Richard Carmona）警告說，由於肥胖、不良飲食習慣和體能活動不足的比率急遽攀升，「我們將有可能首次看到比父母更不健康、預期壽命更短的一代。」。[27]

如果你覺得，你孩子有參加課後運動，這些統計數據不適用在你身上，那麼我們有些壞消息。遺憾的是，若只是在久坐的生活型態上加入運動，不管對小孩或大人，所有投球和射門活動都無法抵銷坐太多的負面影響。[28] 在足球或棒球比賽之外的時間坐得太多就是坐太多。沒什麼好說的。

新近研究顯示，持續使用站立課桌有利於提升學童的執行功能與工作記憶能力*。[29]

* 工作記憶是短期記憶的一種，強調以語言、手部操作等方式來強化短期記憶，並增加長期記憶的功能。——審訂注

腳跟著地這種問題不該出現在跑者身上。請告訴我們,哪種動物可以同時採取多樣化的跑步模式?你說不出來,原因是所有動物都依照各自的生理條件所預定的方式來跑步,因為如果不這樣,肯定會受傷,遭基因庫淘汰。美國每年有高達 80% 的跑者受傷,[30] 跑步成了最危險的活動之一。人體是設計來、演化成足以在數十年間跑上很長的距離,但我們卻接受跑步必定會受傷的觀念,正如我們總以為小孩跑法改變是很正常的事,這就是最棘手的地方。由於人體機制十分強健,我們無法馬上看出動作不良的影響,致使問題依舊。我們唯有拉長時間,才能看出因果關係。這就是問題。

約莫在同一時間,我們看到越來越多一年級學生彎腰駝背。每次我們走進教室,都發現幾乎每個孩子都坐得活像彎曲的蝦子。(你可以在當地咖啡店做同樣的實驗,凡是見到脊椎呈 C 字形弧度坐著的人,就用喝杯濃縮咖啡的時間觀察對方。記得先為自己的神經兮兮道聲歉。)很顯然,當他們移動時也伴隨著坐姿的不良脊椎力學模式。

學童每升上一個年級,問題就變得更嚴重。孩童自然奔跑與移動的本能慢慢消失了,現代生活負擔開始在他們身體上創造了一個新常態,直到他們不再適應學前班時期的移動和跑步方式。如果腳跟著地或彎腰駝背會讓人疼痛,相信大家老早就回復到與生俱來的模式了。但我們的身體是被設計來承受種種虐待與濫用,藉由消耗最少的能量,不斷適應環境,以求生存。練習無法造就完美,而只是在鞏固你的習慣,拙劣運動模式的惡果通常要很久才浮現。

研究顯示,你坐越多,膽固醇數值越糟。坐太多也會提高心臟病發作的風險,引起動脈硬化,導致骨骼疏鬆。更重要的是,乳癌、大腸癌、肺癌和子宮內膜癌也都跟坐太多有關。[32]

當我們說「很久」,我們希望那是指三、四十年後,但由於我們已經脫離自然的運動模式,情況就不是如此了。頸痛、背疼等常見骨骼病理變化,甚至開始出現在青少年身上。澳洲脊骨神經醫生卡特(James Carter)近來因公布幾張七歲兒童的 X 光片而登上了頭條,這些兒童由於花太多時間玩智慧型手機、坐太久,導致脊椎骨排列弧度及骨骼生長異常。[31]

我們一明白久坐對我們孩子、學員與運動員的影響,就立刻著手開發一套解決問題的系統。我們設計的解決方案跟本書介紹與涵蓋的系統是一樣的,包括增加動作量(活動量)、著重調整力學技巧(如何正確移動身體、擺位)的策略。然而改變並不容易。絕大部分的學員都自認很活躍。但他們不了解的是,運動即便再

激烈，跟活動依然是兩碼子事。

已經有運動為什麼還不夠？

如果光靠運動就可以消除久坐的傷害，事情就容易多了。我們只消把辦公室員工拉進健身房，教她如何正確做出一大堆動作，她的情況就會慢慢好轉，沒必要改變健身房以外的活動。我們也不需要深入探問她的生活習慣，告訴她其餘不在健身房的 23 小時也要注意身體。但冷酷的事實是，運動無法逆轉久坐對我們身體的潛在傷害及無可辯駁的影響。

這並不意外。我們知道運動的好處已經很久了，但也明白運動不是矯治不良生活習慣的萬靈丹。我們不認為只吃速食和甜飲的人是健康的，即便她常去健身房。如果有人一週喝七天酒，每天喝得醉醺醺的，即便他不知何故每早都鼓起勁去跑步，我們依然不認為他是健康的。當然，運動確實可以幫助身體擺脫一些沒什麼營養價值的空熱量（empty calories）或變得更強壯，但大多數人也都明白運動無法神奇戰勝不健康的生活型態。

出於某種原因，民眾似乎沒把同樣邏輯應用在久坐的損害上。幾位我們見過最聰明的人還認為他們可藉由高強度鍛鍊，擺脫 8 小時甚或更長時間久坐的摧殘。我們無意冒犯，但這跟你以為用行走便能甩掉斷腳的想法幾乎沒兩樣。長時間久坐，身體被迫採取不良的姿勢，長久下來造成機能受損。整天坐著，你就是動得不夠多。健身肯定讓你整體變健康，但健身不是時光機，無法將你健身之外其餘時間的久坐選擇恢復原狀。

認清這點將有助於你了解一些會危害你健康和幸福的障礙。例如，許多職業運動員或平日有運動習慣的民眾常常因為動作障礙和組織功能失調，被迫中止訓練計畫。為了找到解決辦法，運動員反覆檢查他們各種對抗訓練阻力的姿勢正不正確，跑去找一大堆物理治療師或身體調理工作者，甚至改試新的健身方案。但無論他們健身期間如何有計畫地鍛鍊身體，依然無法逃避坐太多的後果。惡化的過程雖然可能很緩慢，卻很有系統，若不留心檢查，最後將對運動員所有的生活層面造成巨大衝擊，包括運動員的復原能力和運動表現。

英國一項針對 4,000 多名公務員的研究發現，一週坐不到 12 小時，罹患糖尿病的風險可以降低 75%。每週坐超過 25 小時的人，形成代謝症候群危險因子（如糖尿病、胰島素阻抗和「壞」膽固醇）的機率比較高。[33]

* 泛指非體能運動／訓練的活動，包括趕捷運、趕電梯、工作時的行走、搬運東西之類的動作，又譯非運動性活動。本書為方便讀者理解、記憶，譯為日常活動。
——審訂注

許多久坐運動員遇到的另一項障礙是體重增加。每當他們跑來尋求我們的建議時，我們會請他們先描述他們的生活型態。他們幾乎總是把自己描述成積極運動的人，即便因為工作的關係一天必須在桌子前面坐上 8-10 小時。他們告訴我們，隨著體重增加，他們健身的時間越來越長，也越來越努力，但成效卻越來越差。這時我們就會跟他們解釋「體能運動」與「日常活動」*的差別。這很關鍵。

「體能運動」通常指跑步或阻力訓練之類的活動。雖然訓練負荷夠，但時間通常相對較短：抵達健身房或跑道，開始鍛鍊，然後回家。沒人說運動不重要，但是運動本身無法抵銷久坐衍生的問題。這是因為人體站著的時候，使用能量的方式跟坐著的時候並不相同。身體會按照我們活動的程度而採取不同的速率燃燒卡路里，而且儲存卡路里的方式也不一樣。「日常活動」是指沒在進行高強度運動時所做的事，好比說站立、散步、養花蒔草、烹飪、跑去搭電梯，就連坐立難安也算。

勒凡博士指出。「肥胖在一百年前是很罕見的，而人類基因型從那時候到現代並沒有改變，因此肥胖會流行，可能正反映出『誘人入座』的環境出現了。看到椅子就忍不住坐下的人長時間坐著，結果變胖了。」[35]勒凡博士為了驗證他的假設，展開一項研究，每天超量餵食自願受試者整整 1,000 卡路里，持續 56 天。結果發現，有些受試者雖然吃太多，體重卻連一磅都沒增加。勒凡說，這個差別就是「日常活動熱量消耗」所燃燒的卡路里。那些有能力啟動「日常活動熱量消耗」動作的人不會因為餵食過量而發胖，身材依舊保持苗條。至於那些吃太多又坐著的人，由於未啟動「日常活動熱量消耗」的動作，因此身體將多餘的熱量儲存成脂肪。」[36]

這不是我們捏造的。勒凡博士（James Levine）稱此為「日常活動熱量消耗」（Non-Exercise Activity Thermogenesis），或簡稱 NEAT。[34]根據勒凡博士的說法，一天坐在桌子前面坐 8 小時的人，日常活動熱量消耗大約 300 卡路里。對照之下，不是坐辦公桌的人，好比說服務生，日常活動熱量消耗大約 1,300 卡路里。兩者相差 1,000 卡路里！經年累月下來，熱量消耗差距就演變成胖瘦之別了。至於那些久坐又不運動的人，熱量消耗量更少，很快會造成肥胖及種種隨之而來的負面健康結果。

身體坐著的時候，能量消耗並不多。由於移動和燃燒卡路里而送出的信號關閉了。同時，儲存脂肪的程序被召來執行任務。結果：「日常活動」程度低的人容易肥胖。肥胖與靜態行為（坐姿）是密切相關的。

人體動作藍圖

相信各位已經聽過「少坐多站」的勸誡，這麼做肯定有益整體健康，不過依然留下很大一塊問題有待解決。

我們曾與好幾千名運動員合作過，涵蓋了各種身材、體型、競技程度，也看出久坐會對所有人造成的負面影響並不限於不運動的人，因此我們很清楚，活在現代世界裡，我們需要一張教人怎麼動的藍圖。

我們之中很少人從事艱辛費力且需不停做些「日常活動熱量消耗」的勞務。反之，多數人整天都坐在電腦前，清醒時多半坐著。但是坐在椅子上反映不出我們動的需要。「動」曾經是人類與生俱來的能力，如今卻需要刻意學習。從前這算是體育老師的工作——在那個並不是太久遠的年代裡，體育老師會教導孩子怎麼動。孩子學習如何蹲、跑、跳躍、落地、爬繩。而今，學校體育課都教小孩子各類競技運動的技巧，這跟活動技巧完全不同。我們教我們孩子讀書、寫字、算數學、注重個人衛生、運用科技，至於傳授活動的技巧這樣一門藝術，已然成為過去，我們也忘了要珍惜。為了保持健康、遠離疼痛，我們必須把「動」視為一件需要人教、勤加練習、時時修正、充分理解的事，跟我們學習任何事一樣重要。我們的健康，完全取決於「動」。

我們知道你可能會想說：「但我讓孩子練體操，我學皮拉提斯和瑜伽。難道這些運動沒有幫助嗎？」有，肯定有幫助。體操可培養靈活敏捷和肌力表現，瑜伽可改善柔軟度和脊椎力學。但這些運動無法天衣無縫地轉換成日常動作，好比說將小孩從嬰兒床裡抱起，或拎起一袋食品雜貨。我們需要一套可調整的系統來教我們怎麼動，且適用於任何情況——從普通的日常活動到複雜精確的運動表現。換句話說，教導你如何維護身體來適應坐在辦公椅上的這套系統，應該跟教導你在健身房如何維護身體進行訓練的系統是一樣的。

如果你一輩子都用不恰當的方式在動，卻沒碰過什麼不良後果，你可能以為這是我們的一面之詞。但在你匆促下結論前，請容我們說明一下我們喜歡稱之為「負荷週期」（duty cycles）的玩意兒。你每個身體部位都準備好做一定程度的消耗量或負荷週期。如果你動作做得好，每當移動或維持長久姿勢時，你只需要消耗一個負荷週期。動作若做不好，你就得消耗好幾個負荷週期。換句話說，動作不良像是在透支你身體的銀行帳戶。銀行裡原本有很多的錢供你好好步入老年（甚至供你揮霍），但你承受不起從中學就開始入不敷出。

讓我們從更長遠的角度來考量此事。如果你每天走 1 萬步（這個建議量通常是給運動量夠的人），一週下來可走 7 萬步，一個月走超過 25 萬步，一年走 350 萬步。四年後，你將走超過 1,400 萬步。十年後，3,600 萬步。現在想像你用拙劣技巧走這每一步。你走路像隻鴨子，內八、足弓塌陷、姆趾外翻，你還穿夾腳拖鞋或高跟鞋，或行走時背挺太直等等，這些走法都會影響你的姿勢。雖說人體設計原理是為了應付大量的負荷週期，但絕對不是為了應付因姿勢不良而加重的負荷週期。你可以將自己想像成昂貴賽車，儘管跑得很快，但手剎車拉上，機油油位低，輪胎走位，到頭來，你根本哪兒都去不成。

我們曾經有個患者背部扭傷，幾乎動彈不得，所以跑來做物理治療。她說：「我只是彎個身把枕頭從地上撿起來，忽然啪的一聲，背部就扭傷了。你說奇不奇怪？」呃，不盡然如此。話說她扭傷背，並不是彎腰撿那顆枕頭造成的。她終其一生都用未達標準的姿勢撿東西（好比說抱小孩或提雜貨），大大加重身體的負荷週期。她是因為長年移動方式不正確才扭傷背。

同樣的，我們也經常在診所候診室內看到低頭滑手機的病人，我們認為他們一天應該有好幾小時都用這種姿勢，因而暗地想著，「我打賭這人來這裡是為了醫治脖子或肩膀扭傷。」他們毫無例外都印證了我們的懷疑。問題是，以前根本沒有人告訴他們兩者的關連——某些姿勢若每天維持好幾小時，將增加所耗用的負荷週期。姿勢不良的惡果，他們可以僥倖躲過一陣子，直到再也躲不掉，當他們已經遠遠超過一個負荷週期的負擔，才來到我們辦公室。

問題出在我們不再以我們身體原本動的方式去動，也沒有人教我們怎麼動。等到身體出毛病、痛感出現後，才願意做出真正的改變。但是拖到那時候，這類傷害就更難修復了。我們的目標是教你怎樣正確執行一些很基本的動作，避免身體發生災難性損害。更重要的是，如果你工作中或上學時多半都坐著，那麼當然就別再讓那段時間的姿勢對其餘時間的生活產生負面影響。

近年來，已經有部分的人開始理解這個概念，許多企業和學校也一直鼓勵員工或學生少坐多動。這些努力固然有益，但仍欠缺一項很關鍵的要素，即「正確動作的基本要素」。若你因長年久坐

而駝著背走路，後來決定去嘗試最新的健身方式，卻始終沒處理姿勢的問題，長此以往，極容易造成跟動作品質相關的傷害。以不當的方式動會比完全不動好嗎？當然。只是你每走錯一步，就會消耗更多負荷週期。但你不必兩害相權取其輕，你可以魚與熊掌兼得。我們的物理治療師好友庫克（Gray Cook）有句名言：「動得好、動得勤。」注意到了嗎？他將「動得好」擺在首位。

許多有遠見的企業為鼓勵員工少坐多動，特意提供立式辦公桌。這很棒，不僅因為站著比坐著燃燒更多卡路里，還可以提高整天的活動量。站立時，你可以左右動，偶爾雙腳站立，偶爾靠著高腳凳，或從你電腦前面走開一下。而且，你也比較會暫時休息動一動，這樣整天加總起來，活動量就很大了。然而，卻很少公司教導員工如何正確站立。

別誤會了，看到改變發生確實很棒。但為了消滅為害現代社會的惡疾，我們需要將事情升級。問題可歸結成三項要點：

1. 我們動得不夠多。
2. 我們沒用正確方式動。
3. 我們沒做身體基礎保養。

我們的社會已開始了解並解決第一個問題，本書也將提供許多見解，讓你的生活有更多機會動。不過本書大部分焦點擺在第二、第三點上。看完本書後，你可以教自己如何正確地動，並擬定一份基礎計畫，處理軟組織受限的問題與毛病。這正是我們這套系統不一樣的地方。要是多動就能解決問題，那麼全球數百萬部橢圓滑步機早就扭轉形勢了。

我們不打算說謊——你需要花點工夫，才有辦法抵銷從出生到現在種種以違背人體設計的方式從事活動所造成的破壞。你可能需要重新學習如何站立，如何坐，如何行走，如何做身體基礎保養，並養成新習慣。剛開始，你需要不斷自我檢查、自我修正，操心姿勢正不正確，直到身體被你訓練到能以原本的方式移動為止。我們知道這聽起來很費勁，但你不妨花點時間想想好的一面：很可能自此不再有疼痛，能夠像你小時候那樣活動，生活品質大為改善。

我們知道學習姿勢、動作、自我保養等相關知識令人昏昏欲睡。

諄諄告誡大家姿勢不良的危險或教導大家站坐的技巧也從來不是我們的夢想。事實上，你若回到過去，告訴年少的自己，我們這些大人的工作就是教人怎麼運用最佳技巧坐下和站立，那些孩子恐怕會流下眼淚。在我們心裡，教人消除令人衰弱的疼痛，以及培養世界級運動員、改善他們的表現，都更令人興奮，而兩件事我們也都有在做。但請理解，要是沒察覺坐姿和久坐不動的負面

動作腦

事實證明，久坐生活不僅傷身，對大腦也有害。自古以來，人類早已領悟到身體的活動會帶來創意思維、創新改革及最佳的認知功能。以古希臘人為例，他們知道行走有助於提升學生的認知功能。所以，亞里斯多德秉持著「健全的心靈寓於強健的體魄」，創立了知名的「逍遙學派」（Peripatetic School），一邊漫步於萊錫姆周圍的小徑上，一邊教學。[37]

哈佛醫學院教授、《運動改造大腦：IQ 和 EQ 大進步的關鍵》（Spark: The Revolutionary New Science of Exercise and the Brain）的作者瑞提博士在書中提到大腦的反應跟肌肉一樣，用進廢退。他說：「更令人不安的是，幾乎沒人意識到不運動正在扼殺我們的大腦──大腦出現實質的萎縮。[38]

許多世上最偉大的思想家，包括邱吉爾、達文西、狄更斯、海明威、吳爾芙、傑佛遜和富蘭克林，都站在立桌前，靈光一閃，寫下最好的作品或做出影響深遠的決定。[39] 辦公家具品牌 Herman Miller 的知名首席設計師尼爾森（George Nelson）喜歡站著工作，認為別人可能也喜歡，因而在 50 年代設計出一張立式加蓋辦公桌。[40]

在一個案例中，英國研究人員評估一萬名以上的受試者，年齡介於 35-55 歲之間，依活動量多寡評定為高、中、低三級。研究發現，較不愛運動的受試者，認知表現較差。值得注意的是，體能訓練的量較低的人，流體智力*、邏輯思考能力、在新情境解決問題的能力都很差。[41]

---

* 流體智力（fluid intelligence），心理測量的專業用語，由心理學家卡特爾（Raymond Cattell）提出，指推斷並解決新問題、不依賴過去知識的智力，與晶體智力（crystallized intelligence）相對，是構成一般智力的要素之一。── 編注

影響，不了解姿勢和運動技巧的重要性，我們就無法解決疼痛，
或達到最理想的運動表現。

為了讓你了解你需要做些什麼改變，接下來我們將簡要概述本書
的組織架構和使用方法。首先，來檢視四大重要原則方針。

伊利諾大學厄巴納香檳分校的研究員進行了一項尖端的腦部研究，想找
出體能活動和有氧健身在人類整個生命週期當中帶給認知功能何種益處。
其 2014 年 11 月的研究顯示，現在越來越鼓勵學生犧牲休息、鍛鍊身體
的時間，好讓他們在標準化考試裡獲取高分，但這其實可能使學業表現
變更差。研究人員發現，經常運動的兒童，基底核和海馬迴的灰質體積
比不太健康的同儕大。這些腦部區域尤與認知控制、記憶格外相關。[42]

伊利諾州內珀維爾市有位體育教師首開先例，推動一項課
前健身計畫，引起舉國關注。
勞勒（Phil Lawler）替中學及高中學生設計了一套含跑步、
肌力訓練、攀岩、甚至跳舞的課程。他用心率監測器來衡
量他們所投入的鍛鍊和努力，而不是用時間或重量。勞勒
這項計畫總計 19,000 人參加，學生加入後，僅有 3% 的人
達到肥胖。而在 19,000 名參加者當中，7,500 名為高中生，
然而沒有一個是胖子。沒有一個。[43]

新近研究的見解，則與過動兒長期治療準則背道
而馳，該研究建議把立桌、課間操、體能活動加
以整合，這樣做通常有助於過動兒表現得更好。
總歸一句：所有兒童──尤其是過動兒──應該
把握每個活動與鍛鍊的機會，如此大腦才會成
長，專注，學到更多，感覺更好。[44]

根據瑞提博士所說，身體活動有如「大腦的神奇肥料」。不過，身體
活動與鍛鍊運動並非直接使我們變聰明或變專注，而是提高大腦學習
的效能，讓我們更容易學習與專注。這是通過一種叫做腦源性神經營
養因子（brain-derived neurotrophic factor，簡稱 BDNF）做到的。
BDNF 讓我們建立新的連結，學習新事物，並促進神經生成
（neurogenesis）──腦細胞生長是童年時期大腦發育之關鍵，生
命後期延緩自然老化不可或缺之要素。即便是溫和的活動（像是站著
或動來動去），也能給神經迴路快速充電，提升思考技巧。[45]

DESKBOUND GUIDELINES
久坐人方針

想要預防及解決久坐常見毛病，表面上看來很簡單。我們需要增加活動量、提升動作品質以及學習身體基礎保養。這正是本書會教你做的事。而且最棒的是我們這套系統對任何人都有效。就算你一天絕望地綁在椅子上 10 小時、患有慢性疼痛、體重嚴重超標，也無所謂。只要你肯持續努力，加上一點意志力，便能提高工作效率、減輕體重，還能處理、避免，乃至於根除疼痛。而你所要做的，就是遵照四項簡易方針：

1. 除非必要，否則平日應減少坐下的機會。
2. 每坐 30 分鐘，至少需活動 2 分鐘。
3. 盡可能優先調整姿勢和力學。
4. 每天做 10-15 分鐘的身體保養。

不久你將會明白，這些方針不需要你對當前的生活做出什麼重大改變。你反而會很訝異原來大幅改善健康可以如此簡單。

為了協助你實踐這四項方針，本書後續章節將提供必備的知識和工具，不過這份清單將你的目標寫得很清楚，也就是解決跟避免被拴在桌子前的陷阱。換句話說，這些方針不會提供枝微末節的細節，但會讓你理解為什麼每一項原則對於實現最終目標──健康、無痛的人生──都很重要。

方針一
除非必要，否則平日應減少坐下的機會

方針一的標題說明了一切，必要時才坐下是保持身體健康最好的方法。一旦你開始落實這目標，你會很訝異自己居然可以戒掉那麼多壞習慣。我們明白你或許不打算移除餐桌，你還是必須開車或騎車去上班，搭飛機旅行，但如果你跟多數人一樣，你還是可以從一天之中刪除數小時坐著的時間，卻毋須天翻地覆地改變原有生活型態。

工作是改變人生的最大契機。如果可以，就改用立桌。即便你工作的場所是在配備嵌入式辦公桌的小隔間內，你依然可以在桌上扔些箱子，再將螢幕放在箱子上，站著工作。

閒暇時間也要設法減少坐下的機會。我們當然不會建議你站在餐桌前。不過坐在地板上比坐在沙發上好，所以可以考慮坐在地板上看電視，或是將你的沙發當作腳踏平臺而不是拿來坐。坐地板時，不妨順便做做伸展操、深蹲、鍛鍊一下活動度。這是我們家看電視的方式，我們極力推薦，一舉兩得。

若你白天迫不得已必須坐著，那麼就盡最大努力，優先調整身體力學。別抱著要麼做到底、要麼什麼都不做的極端心態。積少成多，聚沙成塔，每天改進一點點，經年累月下來，將產生巨大差異。我們知道你們當中有些人甚至頭戴鋼盔，被綁在戰機上，所以就用你手頭現有的資源去做你能做的事。後面我們會花整整一章來談此議題——參見第五章。不過千萬別誤解我們的意思，雖然我們認為有更理想的坐姿，但不表示你可以把「盡量排除坐著的機會」全部拋諸腦後。即便你可以做到人類所能做到最好的坐姿，你終究還是久坐不動。

方針二
每坐 30 分鐘，至少需活動 2 分鐘

久坐不好的原因很多，但以這兩個原因最為嚴重：

1.久坐是骨科災難，導致無數身體機能障礙。
**2.坐著表示你不活動，不活動又會對健康造成嚴重且長期的負面
　影響。**

解決之道是少坐多動。我們是站姿與立桌的忠實擁護者，因為兩者可以聯手打造動作更富變化的環境。站在立桌前，你能夠輕易地不斷變換姿勢，動來動去。你若是無法站著工作，那麼你的任務就是盡量多動——我們建議你每坐 30 分鐘，至少需活動 2 分鐘。

動作不用很複雜。我們說的不是開合跳或短跑；我們說的是日常活動，如在辦公室內短短散個步，站著活動四肢促進血液循環，或徹底一點做 10 下徒手深蹲。第四章將勾勒一張簡易藍圖，教你打造動作多樣化的環境，還會提供樣本動作和活動度例行練習，若能善加利用，必能從中獲得最大效益，這幾節不必等到全書讀完才開始做。

至於最棒的部分？運動使你工作更有效率——請參見第 22-23 頁的「活動腦」（The Movement Brain）。事實上賈伯斯（Steve Jobs）有個為人詬病的癖好，喜歡邊開重要商務會議邊行走。他知道身體活動時思路最清晰。[46]商業忍者理查‧布蘭森（Richard Branson）在部落格提及他喜歡站著開會，能走路更好，因為他發現這樣開會更有效率。[47]臉書創辦人祖克伯（Mark Zuckerberg）喜歡站在立桌前工作，他也鼓勵員工這麼做。[48]這三位企業領導人都是靠自己領悟了科學研究所證實的一切：不管站立或移動，都比坐著思路更清晰、工作效率更好。

我們還建議你上班期間不斷變換姿勢。如果你仍待在坐式工作站，我們將於 196 頁提供功能性坐姿，你可以交替輪流做。如果已經改用立式工作站，請參考我們 145 頁示範的各式站姿。站是第一步，動才是目標。

希望你增加一天活動量及不斷變換姿勢還有另外一個原因,就是讓你有機會找回你的姿勢,將身體力學重新設定好。保持靜態的時間越長,形塑成不良姿勢的機會越大,好比說彎腰駝背或背挺太直(上半身過度挺直)。我們稍後將分析這些糟糕的姿勢,不過我們向你保證,若能做到這兩項簡單改變,你身體擺位將臻至完善。

改變最難之處不在動作本身,而在於你記得停止當前的行為,開始執行這些原則。我們明白你正啟動著,流暢無比,火力全開。但你會因為工作太忙而整天不刷牙嗎?不會。只要在意識上稍作改變。幸運的是,現在有不少很棒的提醒工具。最簡單的方式就是用手機設定計時器,每 30 分鐘響一次。也有更複雜的應用程式可安裝在電腦上,如每隔 30 分鐘確實關閉電腦螢幕的應用程式,阻止你繼續工作。本書後面會列出幾個較熱門的工具(參見 352 頁)。無論你選擇哪種工具或應用程式都沒關係,我們強烈建議你從中獲得某種提醒,直到「多動」成為你日常生活的一部分。

你若想要活得長久、健康、無痛,就必須整天活動,這是無法迴避的事。本書將提供你一些簡單、易行的工具,助你達成目標。

方針三
盡可能優先調整姿勢和力學

第二章將提供藍圖,教你怎麼把身體組織成更好的姿勢。這張藍圖建立模板,可以讓你始終維持良好動作,也就是說你做背蹲舉跟你彎腰繫鞋帶所用的策略是一樣的。想學習怎麼讓身體進入良好姿勢並不需要費什麼力氣;多數人只消花 10 分鐘或 10 分鐘不到的時間便能學會。最困難的環節在於養成習慣,這需要練習。你頭一次開車也絕非什麼好司機。重要的是,你必須把組織身體跟掌握日常動作視為一項有待開發和培養的技能。

為了改善姿勢,你必須把良好動作視為有益身體的「營養」。很多學員從我們健身房學到這套觀念,但卻忘了將觀念和練習帶進日常生活裡。打從他們踏進健身房大門的那一刻,就不斷一而再、再而三地檢查姿勢,對動作細節一絲不苟。可是一旦走出健身房,便將一切拋諸腦後。我們已經看過太多學員可以在極具挑戰的環

境下練就無懈可擊的脊椎力學，可是才剛練完不到 10 分鐘就見他們坐下來，彎腰駝背滑手機。我們對此很抓狂，因為他們健身房內所用的技術，應該跟健身房外所展現的動作和身形是一樣的。你每次都要用深蹲的方式坐到椅子上，每次彎腰撿東西就要展現硬舉的技巧。你若能將健身用的好體式應用到日常動作裡，包括坐與站，我們敢保證你力學身體（mechanical body）的體驗將大為改善。

說到力學，在健身房做訓練其實跟從事日常活動是同一回事。當然，健身房內的動作較快、較用力，呼吸或許更費勁，但基本組織原則——按部就班良好動作模式——是一樣的。你若把運動的你跟抱孩子、在庭院裡蒔花弄草的你分別看待，這樣你就錯失日常鍛鍊的精髓了，也就是如何終其一生動得有效率。

如果你是運動員，更關心能否在運動賽事取得亮眼成績，那麼讓我們用以下賣點打動你：當我們開始很積極提升運動員的「健身房外姿勢意識」，我們發現他們的運動表現發生巨大改變。他們一旦移除生活中不必要的坐，上班回家皆保持良好身體力學，訓練效果大幅提升。不可思議，對吧？由於出了健身房仍不斷練習功能性動作，使得他們能在運動賽事裡脫穎而出。我們死硬派運動員看見長足進步後，又開始對健身房外的擺位更下工夫，使其益發出類拔萃。你猜發生什麼事？將「訓練」和「其他一切」分開的那道鴻溝變窄了。每次他們在健身房做硬舉，總會聽見我們喊：「背部保持平直！」現在無論工作或回家，每當他們需要彎身撿東西，腦海中便迴盪著同樣一句話。平日注重姿勢，則又使得他們健身房硬舉的練習大為進步。你或許聽過一句格言：「你做一件事的方式就是你做每件事的方式。」

在《靈活如豹》一書，我們運用肌力和體適能的語言，搭配功能性動作——深蹲、硬舉、伏地挺身等等——來講解最理想的人體動作。這本書則是從另一個方向切入。我們會教你怎麼坐、怎麼從地上起身或趴下、如何彎腰，這些技巧都跟你在健身房所用的技巧是一樣的。不管你自認運動員也好，不這麼認為也罷，你都必須了解怎麼在不過度挑戰身體結構完整性的情況下蹲坐或是從地上撿東西。你還是要讓關節和組織能夠全幅度活動，還是要替你的身體做好基礎保養。

本書將提供你多款工具——跟頂尖運動員訓練時所用的工具是一樣的——教你判斷哪個姿勢、力學、組織健康效率不彰，並予以修正。等你讀到本書最後一頁，你將擁有完整一套系統，跟我們傳授給職業運動員和精銳軍人的系統是一樣的。你將擁有提高生理品質所需之工具。即使你整天綁在桌子前，你也要以運動員受訓期間的那份投入，來處理自己的姿勢和擺位。畢竟，你的肩、髖、脊椎不想知道你如何使用他們。

運動員的動機是為求表現好，而你也應當如此，以「動得好、感覺更好」的想法激勵自己。若這非你的動機，那麼害怕得癌症或心臟病的風險增加，或擔憂自己年屆 40 動作不靈便，或許能起到作用。不管任何動機都無所謂，只是你找到激勵自己的理由。條條大路通羅馬。

方針四
每天做 10-15 分鐘的身體保養

說到身體基礎保養，一日都不可懈怠。「基礎保養」意指能緩解疼痛、提高關節和組織之動作幅度（range of motion，簡稱 ROM），並使緊繃肌肉恢復柔韌有彈性的活動技巧（mobility techniques）。這套技術，表面上跟傳統伸展操、滾筒按摩沒兩樣，但其實它遠不僅於此。傳統伸展操多數人都知道怎麼做，近年也有越來越多人用泡棉滾筒自行處置緊繃的肌肉，減輕疼痛。但問題是民眾欠缺正確執行這些技術的系統性原則。不可否認，伸展動作可提高身體柔軟度，將泡棉滾筒放在鬆軟肌肉底下滾，或許有助於減輕痠疼、僵緊之感。但若想讓成果最大化，你需要一套系統性原則來指引你練習。本書第六章將提供這些原則。

我們用了「活動度」（mobility）、「鬆動法」（mobilizing）等字眼來說明如何執行和練習身體自我保養。這些術語所要傳達的，不僅止於伸展和滾筒按摩，更涵蓋動作、柔韌度、柔軟度、進步。自我保養，沒有一體適用的途徑。跟所有身體練習一樣，你必須以系統性方法來解決特定的問題——無論是各式疼痛、肌肉緊繃或身體無法做出好姿勢。你可以參考第七章的基本指導原則，再據此設計出專屬於你個人的活動度處方，或專注在幾個必須按處

方確實操練的特定部位上。

自我保養跟刷牙、用牙線一樣，堅持每天做，成效更佳。自我保養的短期效益是你可以處理當天的問題（可能是久坐引發背痛，或整天站著導致雙腿緊繃）。長期效益是你可以在疼痛、僵緊找上你之前，及早預防一切問題發生。與其等到背傷發作才驚覺自己坐太多或某個環節做錯了，還不如堅持每天花 10-15 分鐘做好基礎保養。

關鍵是要持之以恆。曾經有位老師告訴凱利：「你的肌肉和組織就像溫馴聽話的狗。你若願意花時間訓練，他們一定會有所反應的。」如果你正努力做改變，請記住一件事：你的肌肉並非一夕之間變得如此緊繃。長期姿勢不正確，兼之長年忽視動作幅度或組織受限的問題，導致關節、肌肉變得一團糟。改變非一蹴可幾，我們迄今已經跟好幾千人合作過，只要堅持每天做 10-15 分鐘自我保養，沒有人是無法脫胎換骨的。

我們知道大家都很忙，需要新手配方，因此我們特地在第七章提供 14 組活動度處方，你整天都可以做。這些處方涵蓋身體每個部位。

假使你迫不及待開始，先讀第六章，接著再執行第七章的技術和處方。但千萬別跳過其他章節完全不看。記住，你若不修正自己的姿勢和擺位，你將繼續面臨同樣的問題。試想：鬆動技術可以緩解症狀，甚至幫你避開它們，但修正姿勢卻能徹底根治你的疾病。

什麼是活動度？

許多人普遍有個錯誤觀念，以為「伸展」等同於「活動度訓練」。然而伸展只著重在緊縮肌肉的拉長；活動度則是一套以動作為本、著眼於全身的整合式訓練法，目的是要解決令動作及運動表現受限之一切因素，包括肌肉緊縮、軟組織受限、關節囊受限、運動控制（motor control）問題、關節動作幅度障礙，及神經動力學問題。簡言之，鬆動法是一套全面處理動作及運動表現各項疑難雜症的工具。讀完第六章後，你對這專有名詞將有更深的理解。

HOW THIS BOOK IS ORGANIZED
本書章節介紹

為了便於瀏覽，我們將久坐人分成七章。每一章的內容和見解，都關乎你對下一章的理解，因此你必須從頭到尾瀏覽過一遍，起碼第一次讀應當如此。舉例來說，你若不懂怎麼調整及穩定肩、髖、脊椎（第二章），你將學不會正確行走、彎腰、下蹲（將於第三章講解），或設置適合自己的立桌（第四章）。你若不懂得採取系統性方法替你的身體做基本保養（第六章），你將永遠體會不到鬆動法的真正好處（第七章）。

換句話說，這不只是一本書，而是一套系統。它跟所有綜合系統一樣，每塊拼圖必須完美嵌合，才有辦法拼出完整圖像，而在我們這幅圖像裡，畫的正是一位健康、高效多產、體格健美的辦公桌戰士。每章皆收錄足以改變一生的技巧和策略，因此我們鼓勵你需要時隨時重溫每一章，特別是第七章的鬆動法和處方。這樣做不僅能強化你的知識，還有助於你將動作和活動度練習提升到更高層次。

第一章
姿勢不良的後果

只要拿出任何一張部落土著照跟現代久坐人一比,你會發現兩者除了服裝外,最大差異就是姿勢了。我們若一直強迫我們的身體去做違背人體設計的姿勢,如此年復一年,日復一日,長久下來肯定會發生憾事,尤其是你的脊椎。人體設計是為了在正常運作狀態下穩定脊椎,不過現在的「正常運作狀態」,已經跟我們祖先那個時代大不相同了,然而我們的身體卻還沒適應過來。

肌肉系統原本是用來支撐我們的脊椎,但我們為了配合現代社會特殊姿勢而破壞了整個肌肉系統,如此一來,脊椎勢必要另外尋求自身穩定性,這通常意味它就只是掛在身體末段罷了。更糟糕的是,適應模式還在全身上下鑄造了一具僵緊「模子」,還將這模子套到生活各方各面,而不光只是坐而已。因此第一章會分析對人體傷害最大的姿勢。你一旦了解姿勢不良的後果,也能輕易辨別錯誤外形(屈曲或過度伸展),那麼,優先調整脊椎力學和糾正錯誤(收錄於第二章)將成為關鍵動機。

第二章
人體與生俱來的法則:
如何整合及穩定脊椎、髖部和肩膀

本章將大致說明如何調整你的脊椎、肩膀和髖部,使之進入穩定又符合人體解剖構造的姿勢。換句話說,本章將教你運用簡單幾個步驟來調整身體,這樣你的肌肉和結締組織才撐得住脊柱、肩膀、髖部。我們還會教你用你天生的方式呼吸(經由橫膈膜),以及呼吸的同時如何支持或穩定脊椎。這可能是本書最重要的一章,千萬別跳過!一旦懂得調整跟穩定身體、使之維持良好的姿勢,就像釋放潛藏的超能力一般,你將擁有更強大的爆發力和肌力,惱人的疼痛症狀趨近消失。

第三章
動得好：
行走、鉸鏈式身體前彎、蹲下和穩定的肩膀

等你能夠從容地將身體調整好、支撐在穩定位置上，下一步要將這些原則應用在實際動作上。能夠多站、願意依照第二章所教的策略調整身體固然是好事，但如若這一切在你開始活動的那一刻坍塌崩潰，那麼先前所有努力將化成泡影。最終目標是要讓你脊椎在任何情況下皆有支撐，以不超出身體設計為原則運作著，無論行走、鉸鏈式身體前彎、蹲下或搬重物皆應如此。簡單講，第三章會教你做基準動作時應當如何調整身體。基準動作是所有一切動作的根本。好比說，行走是難度較低的跑步，蹲下是難度較低的跳躍和著陸。所以，只要你知道怎麼做基準動作的身體調整，便能將這套知識應用在其他衍生動作上。所謂的良好姿勢，是一套可以廣泛轉移、應用的動作技巧。

讀完本章後，你將了解行走及蹲下腳掌呈外八的後果，了解為什麼穿軟墊鞋會影響步態、彎腰姿勢不正確如何引發背部機能障礙、低頭發簡訊如何毀掉你的姿勢。簡單講，你將看到一般人做基準動作時最常見的錯誤。我們會解釋每項錯誤的起因為何——無論是環境因素、技術（力學）問題，或是跟組織受限或關節受限有關——更重要的是，往後該如何修正。

你們當中有些人將發現很難改掉不良運動模式，但我們向你保證你毋須劇烈改變原有的生活方式。我們並不想帶你回到石器時代。我們真的相信每個人都能找回我們的原生動作，肯在生活方式上做些簡單改變，稍加練習，將之應用在現代生活裡。

第四章
動態工作站

寫這本書的目的是要喚醒大家，讓各位意識到久坐不動的危險，並提供你把工作站轉換成動態環境的必要知識和工具，這樣工作起來，才不會變胖，情緒低落，身體發生機能障礙，性命短少幾小時、幾天、甚至好幾年。反之，職場生涯讓你有機會變得更健康、更強壯、更苗條；動力及生產力皆提升；體能表現有了長足的進步。要做到如此，你必須從椅子站起來，開始站著工作。第四章將教你設置符合你體型大小的立式工作站。此外，我們還會擬定增加活動量的策略，使用你在辦公桌即可執行的簡易手法。

但你必須跨出第一步，那就是站起來。問題是，從坐到站，而且還要整天保持活動，確實需要一點專注力跟循序漸進，這就是為什麼我們要花整整一章的篇幅教你做轉換，期使轉換過程更安全、更舒適。為了讓你放心，我們將提供小妙方、小訣竅，免得你從坐式工作站過渡到立式工作站，落入常見的轉換陷阱。

第五章
優先調整坐姿力學

我們的身體本來就是設計要來不斷活動的——行走、跑步、下蹲、採集。但是生在當今這個時代，幾乎不可能將坐姿從我們的生活當中完全剔除。沒人願意走 50 公里去工作，站在電影院後方看電影，或搭船渡洋跨洲，我們絕不鼓勵這種極端手段。你們當中許多人由於擔任飛行員、司機、警察、學生或從事非坐不可的職業，實在別無選擇，不得不坐著工作。無論我們喜不喜歡，久坐已成既定事實。但幸運的是，並非所有坐姿都一樣。

為了減輕久坐此一必要之惡所衍生的一連串傷害，第五章將介紹緩解之道。首先，我們會介紹兩種較無害的坐法：坐在地上以及使用有支撐椅的被動式坐姿。如果你別無選擇，迫不得已坐著工作，或你基於醫療理由不得不坐在椅子上，那麼我們將提供你行動方案，教你採取所謂的「主動式坐姿」，協助你度過椅上時光。

我們還會教你把正脊觀念（the organized spine concept）應用在坐姿上，以及淺坐椅緣的重要性。我們還提供了多種坐姿，你可以每種坐姿輪著做，如此周而復始地循環，讓自己慢慢遠離懶散枯坐，並作為你挑選辦公椅的指引。最後，我們將推薦你幾招熬過長途駕駛和遠程飛行的訣竅。正確坐姿不是擺脫久坐惡果的捷徑，但有些時候你無可避免必須長時間久坐，因此本節特別介紹緩解要領，以減輕力學衝擊。

第六章
身體基礎保養

活動度占本書很大一部分，因此我們分成兩章來談。第六章教你身體定期保養的一般性原則，以改善動作幅度，避免疼痛上身，或是如果你已經感覺疼痛了，便能以此來處理跟我們現代久坐生活型態相關的小問題。請將鬆動法想像成升級版的伸展操和滾筒按摩。鬆動方式的名稱——如按壓、收縮和放鬆、壓力波、點壓和扭轉——聽起來或許顯得陌生、有點嚇人，但請相信我們，它們跟傳統伸展一樣簡單，只是成效好多了。為了協助你充分運用第七章的處方，還有避免你傷害自己的身體，我們提供了五條通則，供你作為活動度訓練的指引。

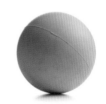

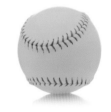

替身體做基礎保養需要準備一些工具。你必須添購幾件東西才有辦法開始做。別擔心，多數物品只需花十美元，甚或十美元不到，即可取得，或是拿家中隨處可見的用具湊合著用。我們會在第六章列出工具清單，除了專為活動度設計的器具外，我們還會建議若干家庭替代品。你至少需要一個滾筒；一顆小球，如袋棍球（lacrosse ball）；兩顆小球綁在一起；一顆較大的球，如壘球。

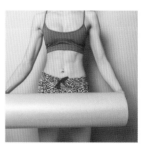

第七章
活動度處方

第六章教完日常身體保養的基本原則後，第七章則會提供實際的活動技巧，以改善動作幅度、處理疼痛、鬆解關節夾擠、減輕肌肉痠痛等等。我們將這些技巧編排成 14 組活動處方，前 13 組著重在身體特定部位，最後 1 組則是專為久坐人開立的全處方。例如，處方一結合了頭、頸、下顎的活動技巧，處方二則結合了上背、斜方肌、肩胛骨的活動技巧。學會這 14 組處方，就能處理或解決你身體每塊肌肉、每處關節的不適。每組須花 8-18 分鐘執行。以下簡單介紹處方的使用方法：

1. 接受 14 天挑戰：你如果才剛接觸活動度訓練，我們強烈建議你兩週內完成這所有 14 組處方。每天只投入 10-15 分鐘，14 天結束後，你身體每個部位都鬆動過了。這樣做不僅讓自己熟悉書中每項技巧、給身體做個徹底的檢查，更會讓你知道何處活動受限。等完成 14 天挑戰，你就會知道哪個部位最需要關注。不過記住一件事，我們身體的「緊繃」點會隨著生活型態的選擇和輕微小傷而不斷改變，有時連我們自身都沒察覺，因此一定要定期做 14 天挑戰，以掌握先機，搶在小毛病顯現成疼痛前，就把問題給解決了。

2. 處理特定病變或限制：14 天挑戰雖是找到身體問題點的好方法，但如果你已經罹患特定病變，如腕隧道症候群、顳顎關節症候群、緊張型頭痛，亦可從中找到有用的處方。在第 255 頁，我們將久坐人最常見的疼痛症狀一一羅列，其後附上對治處方，以利改善病況。有些疾病，如顳顎關節症候群，僅限單一處方可處理，有些症狀則可從多種處方獲得莫大的裨益。此外，這張表單還有助於解決因關節和組織受限而無法做出良好姿勢的問題。舉例來說，假使你做了「動作幅度測試」（第 224-228 頁），發現有些動作你做不到——這表示你身體進不了書中所示範的姿勢——即可翻開第 255 頁表單，查找對治處方，改善受限部位的動作幅度。

3. 處理身體特定部位：每道處方各針對身體單一特定部位，你所要做的，就是翻開第 254 頁身體部位圖，找到你當天適用的活動處方。

誠如我們先前說明的，若你迫不及待想開始，請先讀第六章，再做第七章的 14 天挑戰。再說一遍，其餘章節不可以跳過不看。如同我們一再耳提面命，你若不改善姿勢和力學，就不太可能找到身體問題的源頭。

**輪椅使用者
注意事項**

我們知道並非每個人都能選擇站立。光是美國就有超過330萬名輪椅使用者。如果你是其中的一員，你要知道你依然可能從坐姿去改善姿勢和力學。輪椅使用者的內在支撐系統或許被改變了，不過脊椎結構、肩膀力學以及身體保養的原則還是一樣的。其實，許多常來我們健身房鍛鍊的肢障運動員總是忘記身體力學和定期身體保養對他們更形重要，因為他們的椅子其實會給身體組織增添額外的負擔。或許每個人組織受限的問題各不相同，不過大家都同樣蒙受好比說久坐導致前髖緊縮的傷害。如果你是輪椅使用者，本書依然適合你和你的家人閱讀。

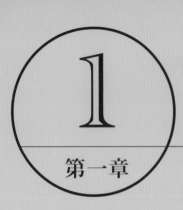

姿勢不良的後果

CONSEQUENCES OF POOR POSTURE

- 駝背：向前彎曲問題
- 脊椎往前弓起：上半身過度挺直問題
- 側彎：兩側髖／肩不等高的問題

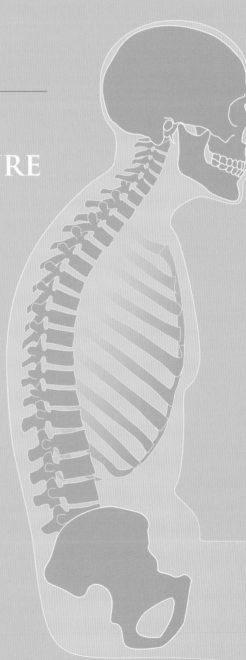

人體非常健壯。如果你有套組織身體的方案，那很好，如此可保護關節和組織，供你使用一輩子。但如果你欠缺將身體穩定在良好姿勢的策略，恐怕會出問題。根據原始設計，身體內建備援及備用緊急方案，讓你能在環境中動來動去。你抬那架鋼琴前，沒先計畫好要如何組織脊椎嗎？沒關係，你還是能用你想要的方式去抬……直到有一天再也抬不動了。你沒有計畫好要如何在電腦前站上整整 8 小時？沒問題，你可以用你喜歡的方式站……直到你下背發熱疼痛。

你必須了解脊椎會一直尋找穩定性。想像手上有個木蛇玩具，你從尾巴握住，想讓木蛇挺直、保持平衡。雖然很努力嘗試，最後還是放棄了，讓木蛇彎倒下來，彎到木頭節段活動的極限。當你無法將身體穩定及組織在良好姿勢上，你的脊椎就會變成這樣：構成你脊柱的骨頭（椎骨）就像玩具蛇一節節搖搖晃晃的木頭。因此，如果你不積極用你的肌肉和組織系統為你的脊椎提供穩定性，你的身體就會自己創造第二級或反向操作的穩定性。換句話說，你若不用正確方式穩定身體，身體會改用低品質的穩定性，成了駝背（屈曲）或背部挺直（上半身過度挺直）的姿勢。如果你必須在無預警的情況下突然移動，這或許有用，但屈曲和過度挺直（本章稍後將探討這兩大脊椎問題）是效能很差的穩定形式，會大肆摧殘你的身體。

現在，如果你和我們一樣，你可能更關心你**應該**做什麼，而不是**不做**什麼。我們保證會在接下來的章節裡講到「你應該做什麼」。但首先，我們想先確認你真的了解久坐衍生的相關姿勢為何較不理想。這為什麼很重要？因為一旦你了解不良姿勢的後果，且能在自己和他人身上看出姿勢錯誤，脊椎力學這個不太令人興奮的題目就會馬上成為你優先考慮的問題。

以此而言，認識不良姿勢衍生的後果可以幫助你理解為什麼這個問題既重要又容易解決。此外，認識潛在原因及影響將有利於你掌握常見的疼痛跟平日所採用的動作形式有什麼關係。

駝背：向前彎曲問題

走進任何辦公大樓，你可能會看到多數員工坐在辦公桌前，駝背前傾，肩膀塌陷，腦袋垂掛在身體前面──所有人看起來像是罹患骨質疏鬆症、憂鬱症和老年癡呆症的晚期患者。你那由相連的椎骨組成的 S 形脊椎有個優勢：讓你有辦法做出動作，能夠前彎、後拱、扭轉。但你的脊椎也可能是你最大的弱點。彎腰駝背癱坐在椅子上，脊椎被迫長時間呈 C 形，這樣會損害脊柱的穩定性、完整性及先天的功能。是的，你可以每餐都吃巧克力甜甜圈，接著再抽包菸，但你憑本能就知道這不是可靠的長期營養計畫。問題是，我們並沒有對我們的動作型態進行同樣程度的檢查。

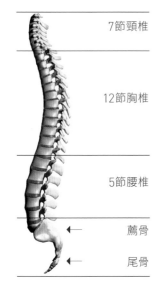

7節頸椎

12節胸椎

5節腰椎

薦骨

尾骨

為了幫助你理解我們的意思，讓我們帶你去樹林散步。看看你周圍的松樹。看到樹幹幾乎是筆直的嗎？雖然每棵樹的樹枝和針葉重達數千磅，但所有重量都由筆直的樹幹支撐著，而樹幹又由向外擴展的根系來支撐和穩定。這些樹由於獲得有力支撐，所以能承受驚人狂風和厚重積雪。然而每隔一段時間，你就發現河邊有棵樹，枝葉往河面上伸展出去，想要照到更多陽光。和樹幹筆直的樹一樣，這棵樹的樹枝和針葉也有成千上萬磅，但究竟是由什麼來支撐？樹幹一旦水平伸展出去，支撐的要件就消失了。樹幹必須承受所有重量，壓力大到難以置信，而根系也必須攀附在岸邊。加上風與雪，這些缺乏支撐的重量往往不是樹木所能承受，要麼樹幹斷成兩半，要麼連根拔起。

當你坐下時，下半身的肌肉基本上是關機的。這是你長途飛行足踝腫脹的原因之一。隨著小腿肌肉不再擠壓、抽送你腿部組織的淋巴液，身體開始出現回堵或充血。試試這個簡單實驗：坐下時，臀部夾緊。真的很難夾緊，對吧？就算你能夾緊，但肯定無法持續很久。你坐著的時候，臀肌基本上是睡著的。

這就造成問題了，原因是，臀肌就是你的根系。由於這些巨大肌肉無法發揮作用，你幾乎不可能處理好骨盆和腿之間的關係。這塊穩定基石一倒下，你只能用軀幹肌群來維持脊椎的自然形狀。問題是，僅靠軀幹支撐上重下輕的重量，會令你筋疲力竭，所以你終究會放鬆腹肌和背部，整個系統隨之倒塌。

不相信我們？做個冥想姿勢，讓我們知道你背部何時開始感覺疼痛。是的，那正是你開始駝背的時候。這正是我們的重點。傳統桌椅結構讓我們一開始就注定失敗。凱利有次在史丹福大學醫學院演講，向臺下聽講的年輕醫生下戰帖，要求他們脊椎全程保持穩固、挺立。期間他提醒了四、五次，才有辦法避免聽眾不自覺駝背前傾。

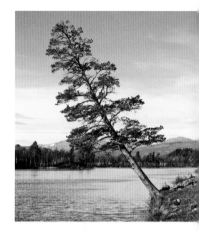

這棵樹沒有支撐。一場大雪便能輕易使樹裂成兩半或直接掉入水裡。

在駝背的姿勢中，即使脊柱周圍的肌群只提供少許支撐力，你身體還是很努力尋找一個能保持穩定的狀態。但不幸的是，沒了那些主動施力的系統，身體必須另外尋求較不持久的穩定形式，一位美國海軍高級戰士朋友稱之為「掛在肉上」。當然，名字不是很好聽，但卻形容得很精確。你的肌肉一拉長、關機，你只好被動仰賴筋膜、韌帶、肌腱等軟組織來維持脊椎的基本穩定性。你體內根本是火車殘骸：胸腔塌陷，肩膀前傾，頭往前伸，離身體遠遠的。「掛在你肉上」確實能夠提供支撐，只不過不是那種提升峰值函數、延長脊椎壽命、促進無痛生活的支撐。本質上，你變成那棵枝葉往河面上伸展出去的松樹。你上重下輕的重量不是被脊椎均勻吸收，而是集中在脊椎某一節——你的頸椎（見對頁的照片）。

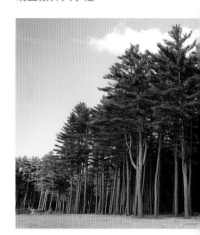

這棵樹的樹幹雖然窄，但整棵樹有良好支撐，禁得起風吹雨打。

你可能會問，駝背前傾、呈屈曲姿勢會對身體產生何種影響？如果你整天伏案工作，而且已經坐了大半輩子（我們多數人都這樣），那麼潛在負面結果可以列出一長串，不會只有脊椎出問題。讓我們一起探討幾個最常見的問題，找出慣常坐姿對身體做了哪些事。

駝背

駝背、佝僂、圓背、駝峰、後凸，
這些字眼講的都是脊椎屈曲問題。

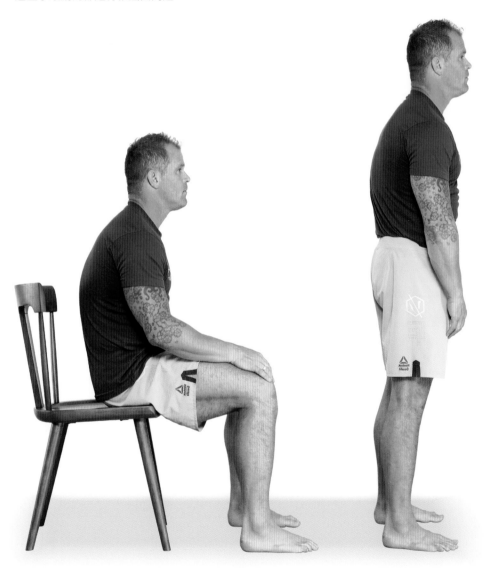

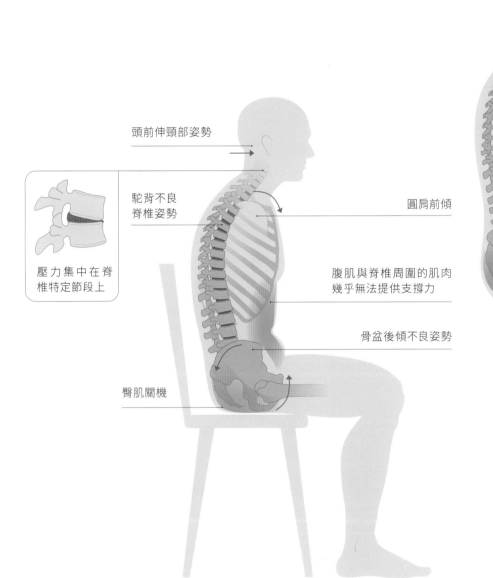

頭前伸頸部姿勢

駝背不良
脊椎姿勢

壓力集中在脊
椎特定節段上

臀肌關機

圓肩前傾

腹肌與脊椎周圍的肌肉
幾乎無法提供支撐力

骨盆後傾不良姿勢

喪失正常動作幅度

如果你一直以駝背的屈曲姿勢坐著、站立、移動，肩膀、胸部、頸部的肌肉很可能會產生適應性僵緊，也就是肌肉緊縮。久而久之，這種長期累積的僵緊會嚴重損害你組織和穩定脊柱的能力。這是滑坡效應。滑落得越遠，動作幅度喪失越多。這就好像你的身體順著屈曲姿勢形成一具模子。由於你的肌肉一直將你的肩膀和頭往前拉，拉到那個不自然的 C 形，以後你會越來越難回到原本的好姿勢。若不加以抑制，最後會導致姿勢性駝背，上背呈現誇張圓弧狀，像駱駝的駝峰。好消息是，若每次都給身體灌輸一點點訊息，你的身體會自行重塑，回復正常形狀，成效顯著。

動作幅度喪失的快速處置

若將肩膀轉回正確姿勢感覺很費勁，代表胸部和肩膀很可能已經適應你駝背的姿勢了。為了使這些適應性僵緊的胸部和肩膀肌肉恢復正常功能，不妨試試266頁處方3的動作。然後按照82-83頁的穩固步驟矯正姿勢。

後凸的脊椎

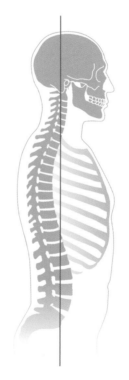
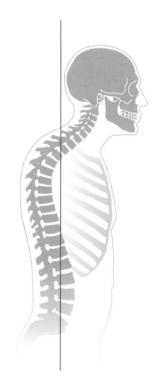

正常的脊椎　　　　　　　後凸的脊椎

橫膈膜功能失調

除了削弱動作能力外，C形姿勢也會毀掉你的呼吸機制。沒錯，你在駝背情況下無法完全而有效的呼吸。橫膈膜是層薄薄的骨骼肌，在呼吸中扮演關鍵角色。不過，身體一向前塌陷，就會擠壓橫膈膜，造成「姿勢性抑制」。簡單講，脊椎一屈曲，橫膈膜便無法正常工作。姿勢不良會造成力學錯誤，進而損害你的健康。由於無法透過橫膈膜做深長規律的呼吸，只好啟動代償機制，改用頸部和胸部呼吸，呼吸變短淺。一旦呼吸變短淺，身體會以為你處在戰或逃的狀態，於是下達指令，釋放壓力荷爾蒙，破壞你調降反應的能力，妨礙你放鬆。（難怪你晚上很難入睡！）錯誤呼吸模式只是冰山一角。橫膈膜功能受損，可能還會導致呼吸疾病加劇，如哮喘和慢性阻塞性肺疾病（COPD）。

在第二章，我們會更深入討論呼吸方式錯誤的負面影響，並提供你正確呼吸的藍圖。但切記，別好高騖遠，操之過急。姿勢不良會引發層出不窮的問題，呼吸力學錯誤只是其中的一個。

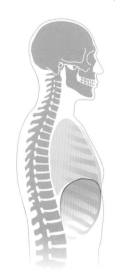

正常的橫膈膜

麻木和刺痛

你手臂和手掌會感覺麻麻的，有些刺痛嗎？久坐的鍵盤戰士大多都有這情形。他們坐著工作，上背呈圓弧狀，肩膀向內旋轉，形成前傾、塌陷的姿勢。由於頭部仍保持水平，脖子底部會出現一道明顯折痕，像門鉸鏈一般，連帶將存放中樞神經系統（你的脊髓）的椎管折彎了，影響中樞神經系統對身體活動的控制。駝背會增加神經組織整體的張力。加上呼吸方式不正確，慣用淺短的頸部呼吸（如上所述），頸部肌肉又會對從頸部延伸到手臂的神經施加更多的張力。手腕放在桌子上，彎曲著，無法保持中立對齊。腕關節不自然彎曲，也會對整體系統形成另一種壓力。最後，你的身體開始抗議，用你熟悉的刺痛感發送重要訊號，告訴你長期姿勢不良，造成神經組織循環不足。

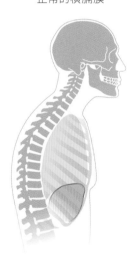

塌陷的橫膈膜

處理麻木和刺痛
若手臂或手掌出現麻木及刺痛感，建議採取266頁的處方3、284頁的處方6、290頁的處方7，處理症狀。

頸痛和頭痛

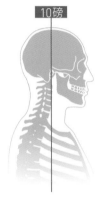

→ 橫向剪力

頸部疼痛？

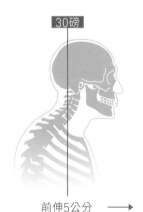

10磅

正常姿勢

30磅

前伸5公分 →

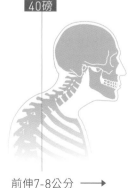

40磅

前伸7-8公分 →

駝背、脊椎組織不良還會產生另一個副作用：頭頸部向前伸，位在身體前面。我們將頭部懸吊這個姿勢稱為「頭前伸」。頸椎成了一個主要的鉸鏈，就在脖子底部。你的頭不是位在雙肩的正上方，讓整個脊柱平均分擔頭部的重量，而是形成一股向下或偏離軸心的力量，在脊椎少數幾個動作節段上形成剪力。如果動作只集中在一兩節椎骨上，身體重量會壓迫在這個動作鉸鏈上。若長期姿勢不良，將來勢必會引發代償疼痛。

頭前伸會在頸部製造多少剪力？或者，用更貼切的話說，會產生多大影響？成人頭部平均重約 4.5 公斤。頭部每往前伸出 2.5 公分，便會在脊椎上施加 4.5 公斤壓力。[1]所以，如果你低頭打鍵盤或滑手機，頭部往前伸出 7.5 公分，就會在椎骨和支撐組織上施加 13.6 公斤的壓力。難怪你脖子疼，上背肩膀緊繃！雖然你的頭不到 18 公斤重，但糟糕姿勢卻對頸椎施加 13.6 公斤額外的壓力。況且，頭部前傾 7.5 公分算仁慈的。我們大部分人傳簡訊或打字，脖子都掛著相當於六歲小孩的重量。

頭前伸的動作也會損害頸部肌肉。頸部肌肉的作用是要製造收縮力道，支撐頭部，但如果拉長頸部肌肉，讓它們在關節和組織的動作極限下工作數小時，會增加它們更難工作。現在它們不僅要支撐你的頭，還必須在拉長的狀態下做這件事。讓肌肉去做一件它們從未打算去做的工作，會造成嚴重的靜態張力。曾經為了趕截止期限奮力工作，事後脖子變得很僵緊？我們說的就是你。這還會導致頭痛，讓你嘗到上斜方肌扭緊之苦（沒錯，你上背凸出的那個結會把疼痛擴散到脖子，導致你無法朝左右兩側看）。簡單講，屈曲會引起大量肩頸問題。

頸部疼痛和頭痛的快速處置

想預防或處理緊張性頭痛或頸部疼痛，或是你上背和頸部因為頭前伸而變得僵緊，試試第256頁的處方1和260頁的處方2。

下背痛

你長期以 C 形屈曲姿勢坐著，會傷害你的上背、脖子和肩膀，下背也會付出很大代價。臀大肌關機，脊柱支持系統關閉，你的腰椎就會塌陷，對下背椎間盤施加不平衡的擠壓力。簡單講，就是把你的椎間盤往後推，致使椎間盤因長期凹陷或凸出而變形。加上我們多數人駝背的時間太長，椎間盤根本沒機會彈回來，所以一直遭受不均勻擠壓。

坐著的時候，骨盆內收，藏在身體底下，只會加劇這些問題，這種姿勢我們稱作「骨盆後傾」。按理說，你應該坐在脊椎底部，而不是坐在坐骨粗隆（骨盆的骨頭底座，是用來承受重量）。骨盆後傾，加上脊柱嚴重彎曲，彎成 C 字形，兩相結合，會對下背結構造成嚴重傷害。結果是上半身的弧度將腰椎往前拉，骨盆的傾斜則將腰椎向後拉。椎間盤本身或許不會即刻引發疼痛，但別忘了所有支撐脊柱的肌肉和組織全都錯位了。這些受虐的苦力可是會怨聲載道的。

坐軟椅面很容易造成骨盆後傾，好比說沙發、軟墊辦公椅、汽車座椅。在第 5 章，我們會告訴大家改坐硬椅面可以解決骨盆後傾。這裡再教你一個小訣竅，想像你脊椎底部長出一根尾巴。只要一坐下，就提醒自己不要坐在尾巴上。

骨盆後傾

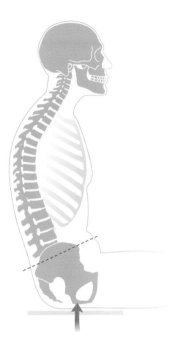

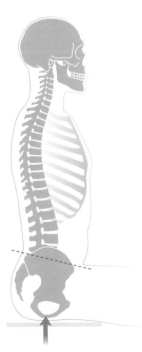

快速治療下背痛

無論你是長時間坐在椅子上，還是下背部疼痛，處方5（第278頁）對於處理疼痛症狀極有幫助，且能保持軀幹柔韌又健康。第298-319頁的處方8、9、10也是處理腰痛的好方法。

下顎痛（顳顎關節症候群）

不幸的是，駝背造成的骨骼問題不限於頸和背。頭部若沒對齊，表示支撐你下巴的組織無法正常工作。你可以這樣想：很多控制你下巴的肌肉，起端都在脖子。如果你將頭部往前伸，移到脖子前面，嘴巴兩側上方的結構會產生一股拔河般的力量，將下顎向後拉。

為了驗證此說法，你不妨將下顎閉上，頭前伸，低頭往下看。注意觀察下顎緊張會發生什麼事。當你低著頭，頭往前垂，嘴巴自然想張開。現在想像你用這姿勢呼吸、說話、咀嚼，每天好幾個小時。為了維持低頭的姿勢，脖子、下巴、臉部的肌肉就要更用力、更使勁，時間久了就變得緊繃，過度勞累。顎關節姿勢不良引發的疼痛，我們稱為顳顎關節症候群（TMJD）。

如果這樣還不夠，我再舉個例子。呼吸道沒對齊，人往往會改變呼吸模式，改用嘴巴呼吸。用嘴呼吸會減少換氣總量。也就是短淺、低效率的呼吸機制。

顳顎關節力學錯誤的快速處置

第256頁的處方1是處理和解決顳顎關節症候群最好的步驟，維持頭、臉、下巴健康的萬用處方。

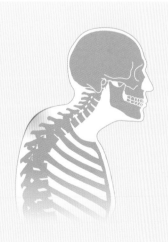

水牛肩

頸後堆積過多脂肪的原因很多，不過主因之一是長時間以頭前伸的姿勢坐著。由於頭部重量集中在前面，身體為了保持平衡，便在上背表皮底下沉積脂肪。堆積脂肪的作用就像帳篷的營柱，把脖子後面繃得很緊的結締組織給撐起來。身體增加皮下脂肪的體積，目的是為了將你的頭拉回原位。脂肪堆積並不可愛。

THE ARCHED SPINE:
THE TOO-MUCH-EXTENSION FAULT

脊椎往前弓起：上半身過度挺直問題

「坐直！」你可能跟我們一樣，這句話從小聽到大。從父母到老師，所有長輩都希望你坐正站直。

古人似乎天生就知道彎腰駝背對我們有害，但原因未必跟本書所持的理由一樣。自古以來，駝背代表懶惰、軟弱、缺乏安全感。長輩希望你坐正站直，是因為好的姿勢會顯得自信、警醒。回到 20 世紀初，你會發現連麥金塔（Charles Rennie Mackintosh）設計的前衛新藝術風格椅，椅背也筆直挺拔。

坐直固然是好事，但這也有矯枉過正的時候。雖然「坐直」的觀念現在變成脊椎健康的迷因*，但事實證明，懂得如何坐直更要緊。

站直和坐直應該是指為你的脊柱建立一個組織良好、符合生理構造的姿勢（通常稱為「中立」），但多數時候卻被曲解成「中立再加一點點」。這個「再加一點點」便造成問題了。如果有個小孩或成人想在脊椎屈曲的情況下站直，她很可能是將骨盆往前轉（稱骨盆前傾），胸部鼓起，將 C 字形翻到另一側。多數時候，甚至不需要旁人提示，大家自然就會這麼做。

結果是這樣的：你待在電腦前工作，心思全在手上任務，沒真正留意自己的姿勢。幾分鐘後，你開始癱坐椅子上，或者，如果你是站著的，你會低頭彎腰，斜倚著桌子。一旦你察覺到姿勢不良，要麼你感覺不舒服，身體開始發出動一動的信號；要麼你想糾正自己的姿勢，這時你會挺直腰桿，努力讓背保持平直。如果你有套組織身體的計畫，你會夾緊臀肌，把骨盆重新調整到中立姿勢。但我們絕大部分的人沒學過要有計畫，所以我們都是用過度挺直腰椎來找到身體穩定度。

---

* 迷因（meme），演化生物學家道金斯在《自私的基因》一書中所創造的詞彙，指一種文化傳播方式。現在則多指在網路上爆紅的圖文、影片等。——編注

多數人以為脊椎止於臀部頂端。這說法固然沒有錯，但若從功能的角度來定義脊椎，脊椎應該包含骨盆，就跟脊椎另一端包含頭部是同樣的道理。若你的坐法或站法無法好好運用雙腿，你的骨盆就只是一個更大的椎骨，或是脊椎鏈的活動節段。上半身過度挺直時，腰椎椎骨有塊堅硬的骨頭擋板，會擠壓椎骨與椎骨之間的小面關節。持續擠壓腰椎小面關節會引發很多問題，包括下背痛和肌肉緊繃。

你的脊柱是個不可思議的機械系統，耐受性極強，所以我們很容易將有效且重要、能防止脊柱過度挺直的骨骼構造與脊椎本身具有支持功能的主要機制搞混。當你上半身過度挺直，將腰部固定在腰椎伸展動作幅度末端時，確實感覺很穩定。有了這麼理想堆疊的椎骨，表示你不需要動用到其他支撐整條脊髓神經的主動施力結構。但對於動作一直維持在關節活動範圍末端，我們已經有一個大家普遍接受的迷因。你聽過大人告訴小孩站立時膝蓋不要鎖死（過度伸展）嗎？觀念是一樣的。這塊骨頭是關節活動範圍終端的保護機制，避免骨骼從中折斷，這顯然是長期演化而來的適應機制，非常好用。但平時用這種骨頭壓骨頭策略（bone-on-bone

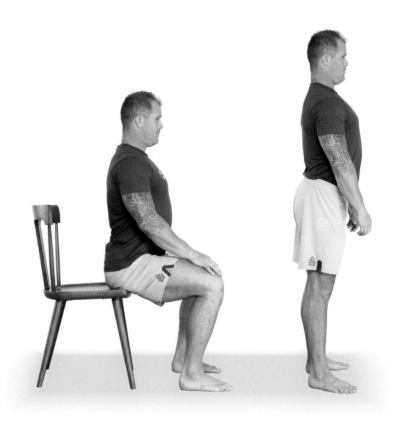

strategy），就像用保險桿停車一樣。你可以這樣做，但絕非長久之計。記住我們先前說過的，「練習只是在鞏固你的習慣」。如果你每天花很多時間待在某個過度挺直、骨盆前傾的姿勢，你覺得你平常活動時會怎麼移動身體？

將你的骨盆想像成一碗水。你不會希望水從碗的後緣（屈曲情況下）或前緣（上半身過度挺直情況下）濺出。

脊椎往前弓起

過度伸展、搖擺背（swayback）、脊椎往前弓起，這些全是形容脊椎過度挺直的字眼。

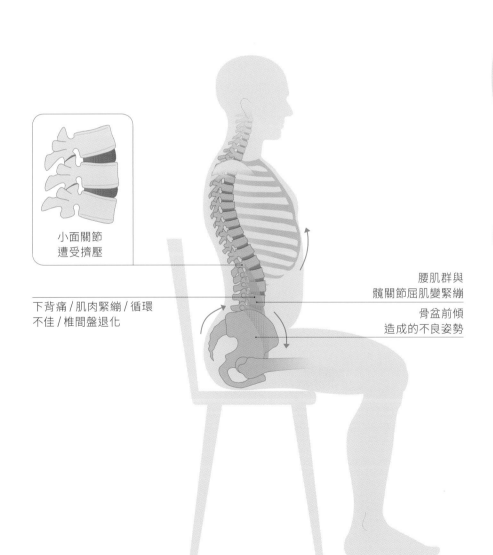

小面關節
遭受擠壓

下背痛／肌肉緊繃／循環
不佳／椎間盤退化

腰肌群與
髖關節屈肌變緊繃

骨盆前傾
造成的不良姿勢

下背痛

每當你為了要站直或坐直而將骨盆前傾，你會在脊柱和臀部之間製造一股相當強勁的橫向剪力（見第 46 頁）。這時支撐你上半身的，不是整根脊柱及軀幹的肌肉組織，而是由脊椎局部的數塊椎骨相互擠壓而成的動作節段。在美國的運動文化裡，連教練都要為培養出這種失能的模式而扛起責任，因為教人有效地支撐和穩定脊椎有難度，教人將下背刻意挺直的伸展姿勢則容易許多。另一個原因是，這種骨頭相互堆疊挺腰駝背的「搖擺背」，腰椎的弧度不是向後的圓弧形，因此表面上好像解決了屈曲造成的椎間盤傷害。這種想法有很多問題，但重點是我們必須記住，身體在進行高階運作時，必須將基本幾何結構組織好，否則會喪失功能及輸出功率。

讓我們舉個例子。我們有個朋友叫約翰，他趁美式足球聯盟休賽期間參觀我們的健身中心。他 196 公分高，141 公斤重，是精實的進攻鋒線球員，當時是他在聯盟的第 10 個賽季。約翰和凱利當時正在做負重行走訓練，肩膀上都掛著 yoke 架，扛起幾百磅的重量。約翰力大無窮，像頭怪物，是我們見過最優秀的運動員之一，不過當天負重才 600 磅（272 公斤），結果凱利每次都走得比他遠。為什麼？因為約翰伸展過度，他腰部和骨盆的相對位置沒組織好，沒對齊，因而比凱利更早失去力量。千萬別誤會，約翰其實比凱利強壯多了，只是凱利會將脊椎組織好，將負重有效轉移。

只要我們為下背痛的人做物理治療，或是看到運動員在訓練期間不斷扭動背部，脊柱力學會是我們首要解決的問題。我們把脊柱視為驅動身體的車架或底盤。當一個人的脊椎組織不良時，我們會發現他不太能控制肩與臀的上下游。好的動作始於脊柱。我們甚至認為功能性動作始於脊柱（近端），然後才向外移動到四肢（遠端）。

但是大多數來我們這裡上課的人，情況正好相反：他們的動作是從四肢開始啟動。這是本末倒置了。脊柱組織不良的問題出在違反「核心到四肢」規則。例如，骨盆前傾的小女孩和女性，每當在跳躍和著陸時，膝蓋控制力會比骨盆中立的人要差得多。看似虛弱的運動員，實際上只是移動時身體結構組織不良，就像我們的美式足球員友人約翰。

若一直將脊椎的緊急擋板當成動作策略，會引發下游連鎖效應，對原本就不該如此使用的組織施加持續且不當的壓力。腰椎的負荷週期一旦耗損光了，你對伸展會變得非常敏感。在那樣情況下，伸展過頭會導致疼痛，造成功能失調。隨著年齡增長，椎間盤厚度流失是正常的。但如果你的脊椎不動就伸展，再加上椎間盤厚度正常流失，那麼脊神經離開椎管的孔洞往往會變小，更容易阻塞。在醫學上，這叫狹窄症。

簡單講，應該把狹窄症視為長年累積的結果。健康的背部若一直做過度挺直的姿勢，椎管會變狹窄。幸好有這些骨頭，你才不會完全夾止神經。等這些部位的骨骼健康開始拉警報，而你平日仰賴的韌帶也鬆動了，伸展敏感問題便開始浮現了。椎管原本是寬闊又平坦的，而為了保持身體穩定而採取脊椎過度挺直的策略也看似無害，但等到你美麗又充滿活力的神經系統組織（神經）必須在粗糙又狹窄的隧道內滑行，我們可能到這時候才開始看到過度挺直的後果。

下背疼痛快速處置

想知道如何處理背痛，甚至一勞永逸？答案是定期保養，請見第278頁的處方5。處方8、9、10（第298-319頁）對處理下背痛也很有效。

肌肉「緊繃」

持續過度挺直除了不利脊椎健康外，還會以有害的方式引起肌肉代償。例如，姿勢不佳造成腹肌群的位置受困，虛軟無力。由於脊椎對我們的生存很重要，因此身體有許多備援系統。如果主要的穩定方法失效了，便可以動用我們的備用系統，像是大塊「主動肌」或是其他大肌群。若你的臀肌和腹肌不參與動作，其他大引擎（肌肉）就得執行雙重任務：既要穩定身體，又要形成動作，最後就以僵硬、緊繃、潛在疼痛來表達不滿。

何不測試看看？你只要坐著或站著，然後骨盆前傾。你可能會感覺大塊背肌正啟動著。維持同樣骨盆前傾、下腹凸出的姿勢，現在把腹肌收緊看看。你可能會發現你必須先離開這姿勢，才會開始感覺腹肌重新啟動。如果你曾經想過為什麼長時間站或坐著，背部會如此僵緊，答案可能就是過度挺直。

緊繃腰肌群修正

如果你因為久坐或上半身過度挺直造成腰肌緊繃或軀幹僵緊，可做第278頁處方5的技巧，協助背部回到基準。

腰肌又是另一個好例子。這塊肌肉負責幾個動作，讓軀幹往髖部的方向屈曲，髖部往脊椎方向移動，扭轉上半身，穩定你的脊柱。一旦過度挺直，你的腰肌便喪失在脊椎組織良好的情況下所具備的力學優勢，而原本正常的腰椎弧度，彎曲幅度也開始加大。腰肌實際上是把腰椎的弧度拉向骨盆。

客觀來看，想像你手上握著 1 公斤的東西，手肘成 45 度角。頭 1-2 分鐘你可能感覺不到任何阻力，但撐個 5 分鐘，手肘和二頭肌可能開始出現灼熱感。現在每天維持這姿勢 10-12 個小時。這就很像你上半身過度挺直坐著時的腰肌情況。由於缺乏支撐，整個軀幹的重量便形成阻力，腰肌群必須很努力才有辦法支撐。這就是我們所說的「被動負載」。這姿勢持續好一陣子後，腰肌群就會開始做必須要做的事：支撐你組織不良、穩定度差的脊椎。腰肌群會變僵緊。長時間久坐後，剛站起來會感到無比僵緊，一開始很難站直。更糟的是，即使你想把脊椎組織好，但僵緊的腰肌卻不斷將脊椎節段往伸展的方向拉。表示身體肌肉組織正在你脊椎上拔河。這就像人邊開車邊拉緊急剎車一樣。你知道為什麼改用立式辦公桌（見第 4 章）起初很困難？其中一項原因正是這個。

肌肉僵「緊」

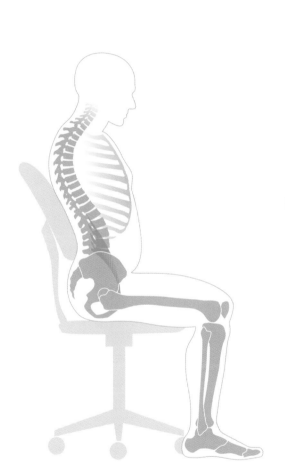

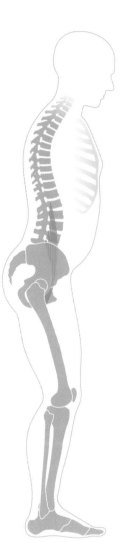

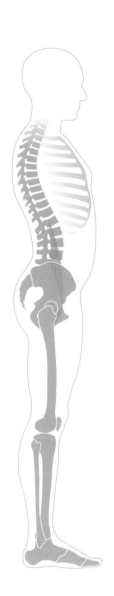

1. 長時間久坐，腰肌群會產生適應性僵緊。

2. 腰肌群一旦變僵緊，會把軀幹往前拉。

3. 於是現在你站直時，臀部無法完全伸展，將你固定在上半身過度挺直的姿勢上。

側彎：兩側髖／肩不等高的問題

如果你到辦公大樓觀察久坐上班族，你可能會看到他們不斷變換姿勢，在屈曲和過度挺直之間來回轉換，緩解不適。等到兩種姿勢都無法忍受了，你可能會看到他們採用第三種更缺乏效率的姿勢，我們稱之「側彎」。不是屈曲，就是過度挺直，頭歪一邊，臀部一邊抬高，肩膀一邊垂下，將重量從一側轉到另一側。想像一個老氣的孩子，邊鬧脾氣邊模仿時尚模特兒。

側彎姿勢可能引發的潛在後果，跟長期屈曲和過度挺直是一樣的，例如下背疼痛、損害呼吸機制、喪失活動度、肌肉失衡、組織受限等等。如果你發現坐著時你會將更多重量擺在臀部某側，或站立時重心偏向單側的腳及臀部，恐怕也會造成身體兩側不平衡和限制。

經常有人問我們，為什麼他們走路時只有一隻腳會像鴨子那樣向外轉，或是為什麼蹲下時會偏向一邊。答案是，經過無數小時反覆練習後，組織不對稱已經深植體內。已有充分研究顯示，若有運動員出現不對稱的運動模式，他受傷的可能性幾乎是常人的三倍。側站或側坐，實際上只是另外一種彌補脊椎組織不良的方式，不過當這些代償功能的組織若在日常生活的動作負荷時，反而會衍生功能失調的問題。我們訓練年輕運動員時會教他們如何站直，站直的第一件事是雙腳站立，重量平均分布在兩隻腳上，腳趾向前。

關鍵是要能看出為什麼會側彎：身體在尋找一個穩定又持久的姿勢。

側彎

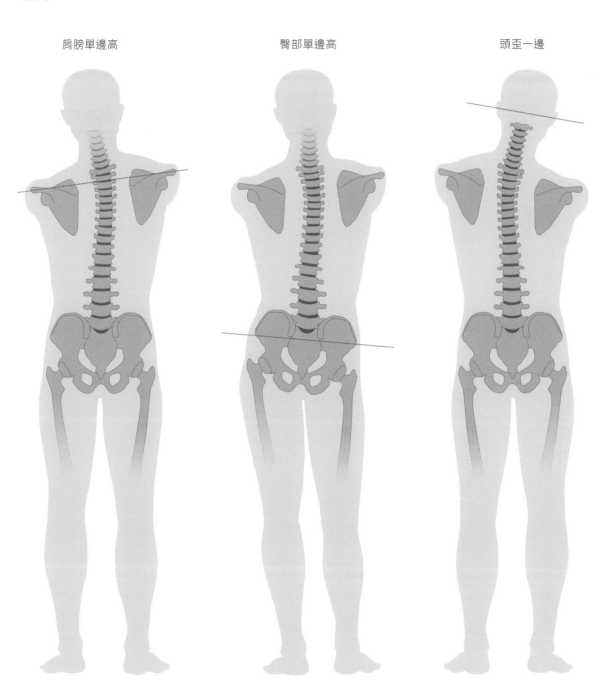

肩膀單邊高 臀部單邊高 頭歪一邊

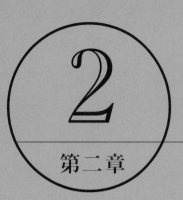

2

第二章

人體與生俱來的法則：
如何整合及穩定脊椎、髖部和肩膀

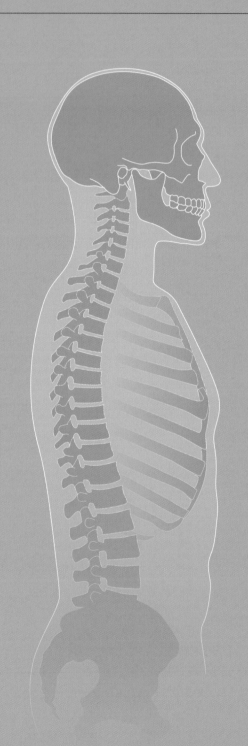

NATURAL BODY PRINCIPLES:

HOW TO ORGANIZE AND STABILIZE YOUR SPINE, HIPS, AND SHOULDERS

· 整合及穩定脊椎的重要性
· 讓脊椎作好準備
· 轉動的關鍵：穩定髖部和肩膀
· 穩固步驟：找回良好的脊椎排列狀態

依照人體設計，我們能輕而易舉維持直立的姿勢。但現代生活習性卻將我們某些天生的能力和技能扼殺掉了。例如，你習慣彎腰駝背坐著，站起來也會很難打破駝背習慣。長時間久坐，髖關節屈肌群、髖關節囊和軀幹肌肉會產生適應性僵緊，使人更難正確站立。

倘若難以正確站立，其餘動作都會變得更加困難。過了一段時間，即使是很簡單的日常運動，也會對你的身體造成壓力，傷害脊椎、臀部、雙腳。對此，多數人會怎麼做？他們於是又坐下來，想要舒緩壓力，但這樣做只會使問題更加棘手。

遺憾的是，站立成了一門需要學習的技能。然而，站立是所有動作的基石，正確站立有其必要。一旦你學會如何正確站立，就可以將這最基本的技巧應用到多數動作上。

對於許多人來說，重新學習站立技巧聽起來不是很誘人，這點我們完全了解。而且，我們也不可能一夕之間就會站了。本書後面會提供許多活動度技巧，有助消除坐久的蹂躪，修復你先天的生物力學，但現階段最重要的是確實掌握正確站立的訣竅。換句話說，站立時你必須知道如何以安全持久的方式來組織全身。

人體按原始設計可以有百年無痛的使用壽命，但如果你不掌握基本原則，便無法開始利用全套人體功能。會跑之前，必須先學會走路，學走路又必須從如何組織和穩定你的脊椎開始。

無論你是精英部隊士兵還是中學排球隊員，無論你要參加奧運會還是只是去散步，一切從脊柱開始。我們通常會從脊椎開始談。總之，唯有先告訴大家如何穩定脊柱、保持中立姿勢，往後才能解決疼痛，處理關節和組織受制的問題，或矯正功能失調的運動模式。如果我們想要超越「應急手段」，必須從基礎開始。

THE IMPORTANCE OF AN ORGANIZED AND STABLE SPINE
整合及穩定脊椎的重要性

暫且先回到林中散步的話題（翻回第 40 頁複習一下）。你四周巨松參天，樹幹筆直，根系盤根錯節，深深扎入地底。冬天，上千公斤白雪覆蓋在每棵樹的樹枝和針葉上。儘管寒風呼嘯，凜冽刺骨，巨松依然挺拔，屹立不搖，數十年如一日。

現在把你的身體想像成一棵松樹。樹有樹枝，你有手臂；樹有樹冠，你有沉甸甸的大腦袋。頂著那麼多的重量，你的軀幹（也就是脊椎）必須很穩定，組織良好。雖然沒有根系，但你有自己的支撐工具：軀幹和下肢的肌肉組織。這些肌肉結合不可思議的結締組織，從而打造出你的「根系」，展現驚人的技巧與輸出。

我們單憑本能就知道怎麼穩定脊椎，以使用終生。好比說，我們很少看到小孩子以彎腰駝背的姿勢跑步或玩耍。就像松樹一樣，人類擁有在自然環境中茁壯成長所需的一切工具。而「環境」正是關鍵。若環境不斷要求我們的關節和組織做出完整的動作幅度，人體就很容易發展和培養。例如，日本療養院的居民是睡在地板上（每天都要從地板上爬起來躺下去），卻很少傳出有人摔倒。事實上，美國人最後住進養老院的首要原因是再也無法自行起身。[1]問題跟無知愚昧或懶惰散漫無關，而是我們的環境不鼓勵我們動。

脊椎若能保持穩定，組織良好，身體就能做出驚人的事，好比說舉重，且終生都可以完成這樣的壯舉，不會造成嚴重後果。遺憾的是，姿勢不良和長時間久坐會壓制自然本能，引起各式各樣功能失調。要打破這些習慣，減輕負面影響是很困難的，但本節會提供清晰又扼要的藍圖，教你以我們原本站立的方式來站立。

穩固中立的脊椎

這張插圖讓大家一目了然脊椎如何維持穩固、中立或自然的脊椎形狀長什麼樣子、
涉及哪些條件。如果無法馬上理解，別擔心。本章稍後會教你一步步穩定脊椎，維持
中立的姿勢，第三章則是教你移動時脊椎如何保持中立。但現在最重要的是了解脊
柱如何演化成組織良好、穩定的狀態。

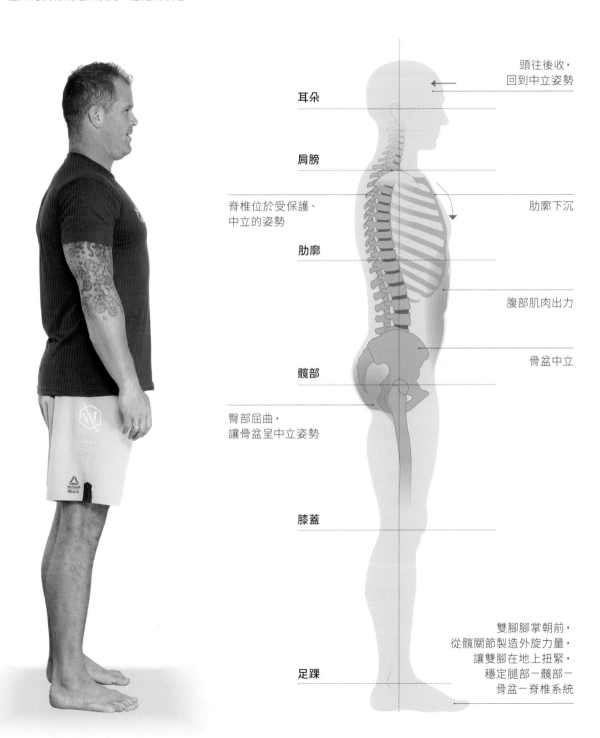

頭往後收，
回到中立姿勢

耳朵

肩膀

脊椎位於受保護、
中立的姿勢

肋廓下沉

肋廓

腹部肌肉出力

骨盆中立

髖部

臀部屈曲，
讓骨盆呈中立姿勢

膝蓋

雙腳腳掌朝前，
從髖關節製造外旋力量，
讓雙腳在地上扭緊，
穩定腿部－髖部－
骨盆－脊椎系統

足踝

在詳述這簡單的穩固步驟前,我們想先解釋背後的哲學。如果你錯誤啟動筋膜系統、包覆和支持脊椎的結締組織和肌肉,那麼,你不是掛在軟組織、椎間盤和韌帶(發生在駝背、脊椎屈曲),就是脊椎活動節段相互碰撞,用骨頭壓骨頭的方式創造穩定度(發生在過度挺直)。

一些運動教練和姿勢專家會告訴你,如果你姿勢組織良好,你可以完全放鬆。他們認為脊椎如果整齊排列,也就是椎骨一節節疊好,維持組織良好的姿勢並不需要花什麼力氣。如果你靠在躺椅上,這可能是真的,但是 90% 的日常活動都涉及動作。即使是坐在桌子前,也要動一動。如果你不使用這些穩固工具,原本組織良好的脊椎很快就會鬆垮、崩解。

只有晚上沉沉睡去後,脊椎才會獲得穩定的休息。否則,規則總是適用的。

我們一直認為,缺乏脊椎完整性是人體功能受限的一大因素,這不只發生在運動員身上。保持脊椎的完整性可能意味著更快走上 5 公里,或者不用擔心拿起一籃子衣物背部就扭傷。無論我們跟誰合作,都是從穩固步驟教起。

如果你仍然不相信,我們告訴你四個優先把脊椎穩定在中立姿勢上的理由:

1. **預防中樞神經系統受傷。**中樞神經受傷會讓你人生不再前進,影響睡眠、性、工作和整體幸福。有些脊椎損傷可能可以恢復,有些傷害則帶來終生痛苦。我們經常看到年輕人年紀輕輕不到 21 歲脊椎就受傷了,如骨折和椎間盤損傷。脊椎的結構本來是要維持很長一段時間的,當然比 20 年還長!而防止脊椎損傷的最好方法——你猜對了,是學習如何將脊椎穩固在中立姿勢上。

2. **提高關節的動作幅度。**脊椎組織不良,會限縮你自由活動的能力,因為中樞神經系統會保護自己,而方法就是限制發力、改變組織適應動作的方式。離開脊椎的神經不會伸展,所以當你在脊椎系統中製造鉸鏈、扭轉等不穩定因素時,身體會將這些動作視為脊椎的負擔,並收緊脊椎周圍的肌肉組織,限制你的動作幅度,減少受傷的可能性。例如,如果你過度挺直腰椎,

那麼股四頭肌、大腿後側肌群、甚至小腿都會緊縮起來，以保護中樞神經系統。另一方面，如果你把脊椎固定在中立姿勢上，你的肌肉就會放鬆，讓你有機會運用到更多活動度。

3. **能夠安全有效地從一個功能性姿勢轉換到另一個功能性姿勢。**
你必須能在不損害脊椎完整性的情況下改變姿勢。例如，想一想你從一邊旋轉到另一邊的次數。大家多半都同意，駝背抬重物並不好。如果在這種情況下又加上扭轉的動作，你必須花費很長時間去尋找，才能找到鼓吹這種不良形狀的人。我們很少留意單調動作中組織不良的脊椎，比如坐下和從椅子上起身，但是用組織不良的脊椎做出這些看似微不足道的動作，不僅要付出多年的代價，還會造成不良的動作模式。所以當你舉起重物並扭轉時，你會用不穩固的脊椎來做，而這很可能會導致脊椎扭到。

如果你做瑜伽，想想有多少瑜伽體式需要你以控制的方式做轉身動作。由此可見一千年前的瑜伽修行者對人體狀況是有所理解的。

4. **當你無法保持最佳動作形式時，脊椎中立能幫你緩衝糟糕的工作環境和生活狀況。** 例如，想想一個身穿防彈衣、繫著槍械腰帶的警察在巡邏車坐了 8 小時。或是遭攻擊的母親伸手到後座將哭鬧的嬰兒從汽車座椅拉出來。穩固、中立的姿勢，是你創造一切動作的基礎。然而，我們並不希望你像機器人那樣動，也不期待你每次改變姿勢時背部都保持完全筆直。相反地，組織和穩定脊椎將開啟你做出驚人動作的潛能，脊椎就是設計要來做這些動作的。關鍵是要建立一個基本姿勢，或起始形狀，而這要不加思索便能自動做出來，這樣你就不會整天、天天用糟糕的姿勢蹂躪身體。穩固、中立的姿勢讓你保持強大的身軀，這樣當你分心、動作不正確的時候，才有辦法處理姿勢不良的動作。當你在各地走動時，最不應該考慮的就是脊椎在做什麼。但要實現這種終極自由，需要一些練習、一些初始意圖。

CREATING A READY SPINE
讓脊椎作好準備

我們教的這套組織和穩固步驟十分簡易明瞭，人人都適用。我們還將這套方法應用在美國職業棒球大聯盟投手、美式足球聯盟線衛、美國職業高爾夫球協會高爾夫選手和專業芭蕾舞者身上。一旦開始做，你可以在幾秒鐘甚至更短的時間內學會這套方法。最困難的部分是適應這套方法。但就像生活中的任何事情一樣，練習成就永恆。

在久坐社會中，多數人長年都用不太理想的方式坐、站、活動。好消息是，我們有能力學習新技巧，尤其當這些技巧早已深植DNA。新技巧可能不會像自動啟用的舊習慣那麼容易。在你開始習慣穩固步驟時，大腦很可能超速運轉，以苦苦對抗使用多年的低效率姿勢。你可能得花幾星期反覆檢查姿勢，直到穩固步驟變得自然而然、根深柢固。沒關係。學習如何動得好是門學問，這門學問永遠學不完，只能精益求精。但就像學雜耍一樣，一旦你學會了，就甩也甩不掉。

穩固步驟雖然只有四個，不過當你重新調整脊椎姿勢時，會發生很多事情。你必須讓骨盆、肋廓、頭部重新對齊；你必須用軀幹的肌肉組織來穩定姿勢；你必須調整肩膀和髖部，為整個系統增加關鍵穩定性。相信我們，只要多加練習，可以很自然做到這一切。現在已經有成千上萬的成人和兒童學會穩固步驟。

跟所有艱困任務一樣，一步一步慢慢來很重要的。因此我們先排除重力，告訴你如何躺著組織好的脊椎，然後再教你把穩固模式應用在站姿中。

平躺在地，雙手放在身體兩側，掌心朝上，然後夾緊或啟動臀肌。

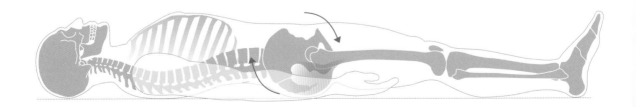

從平躺開始的原因很簡單：躺在地上讓過程變得簡單。站著的時候，你必須對付好幾股對抗重力、保持直立的力量。當你著手找出中立姿勢時，熟悉的身體模式只會做過去一直在做的事，也就是將背部拉回你知道的模樣。躺在地上調整，可以將脊椎在調整過程中的負荷降到最低。有了地板幫忙對齊，肋廓、頭部、肩膀就能自動採取較中立的姿勢。

準備開始了嗎？平躺在地，手放在身體兩側，掌心朝上。（練瑜伽的人，應該知道這是攤屍式。）除非受傷，否則起初幾分鐘你會感覺很舒服，不過多數人很難長時間維持平躺，尤其躺在堅硬地板上。平躺在堅硬平坦表面時，身體缺乏張力，通常會自動進入輕微過度挺直的姿勢，在某些人身上可能表現成下背痛或不適。這就是為什麼人平躺時喜歡雙腿交叉。下一章我們會講解旋轉髖關節和肩關節有助於穩定脊椎，但為了這次的練習，我們不希望你雙腿交叉。

第一步，夾緊屁股或臀肌收縮。你不必使盡全力，只要使出施力峰值的四分之三，或者緊到足以將下斜的骨盆稍微往肋廓上傾。這姿勢維持一陣子後，各位應該能察覺下背組織拉長了，下背緊繃感消失了。

動用（夾緊）臀肌時，只是在重新排列骨盆和腰椎的關係。地面會讓你的頭、肩膀和肋廓自動對齊，然後你屈曲臀肌，將骨盆拉到組織得更好的自然姿勢。恭喜你！你剛才找到中立姿勢，這基礎恰能反映脊椎複合體正常、功能性的解剖關係。注意，我們並不是在講骨盆傾斜或找到某個模糊的「完美」骨盆角度。相反地，我們相信你個人的身體結構會對應相關的肌肉組織。你的臀肌是專門為你的骨盆設計的。

別以為這動作太簡單，不夠精密，無法捕捉複雜無比的深層生理機能。情況恰恰相反。使用背部的強健肌肉其實是一門技術，用來確保脊椎穩定、組織良好。打從體操問世的那一刻，體操教練就一直對運動員喊：「屁股夾緊！」

再說兩件事：

- 啟動臀肌後，如果你感覺不到骨盆姿勢改變了，別擔心，你的骨盆可能已經跟腰椎建立良好關係。

- 你不需要像瘋子一樣，整天走來走去，不斷夾緊屁股。臀肌夾緊只是為了重新調整姿勢，讓身體回到正確的幾何結構。

下一步是啟動軀幹的肌肉組織，讓剛獲得的脊椎姿勢穩固或定型。在深入討論前，我們需要花點時間談談呼吸力學。在我們身體執行的所有神奇功能中，呼吸是最被忽視跟低估的。我們剛才讓你重新調整骨盆的姿勢，這樣就可以開始講解呼吸和脊椎穩定度是如何相輔相成。還記得我們說過脊椎組織不良——不良姿勢會抑制身體組織的功能，對橫膈膜尤為如此。橫膈膜是整個呼吸系統的心臟。既然你已經在骨盆和脊椎之間創造了更好的關係，我們就可以開始有趣的交談了。

失落的藝術：良好呼吸力學

呼吸跟動一樣，是與生俱來、是維繫生命之所需，因此我們通常認為呼吸技巧不具發展性，不值得多費心思。但正如身體在站、坐和移動時，組織的品質有優劣之別，我們呼吸的品質也一樣好有壞。現代人的問題是，周遭環境對身體產生重大影響，導致我們適應不良。還記得一年級小學生腳跟著地的例子嗎（見第13頁）？沒錯，很多人呼吸時都犯了腳跟著地這類錯誤。我們前面說過，一切都從脊椎力學談起。但這麼說吧，我們在談脊椎時若不一併談呼吸，就像是忘了頭是位在脖子上。身體是由各個部位組成的整合系統。

事實上，我們可以進一步討論這種關係，擴大脊椎組織的定義，將中樞神經系統涵蓋在內。（實際上，這一步並不大。）無論是短淺的頸部呼吸，還是由橫膈膜發動的強力呼吸，都會影響身體對壓力源的理解。簡言之，脊椎力學不良會改變你呼吸的方式（見第45頁開始的「橫膈膜功能失調」）。

身體會將短淺的頸部呼吸解釋成發動「戰或逃」化學反應的信號，我們通常會在久坐族及運動時喘不過來氣的人身上看到這種呼吸。辨識壓力呼吸並釋放適量壓力荷爾蒙的能力，在追逐獵物或保護孩子免遭獅子攻擊時，是一種相當有用的適應機制。但就像整天喝咖啡使人難以放鬆入睡，整天用頸部呼吸也會向大腦傳遞壓力信號。這是許多研究的基本主題，這些研究都顯示久坐會破壞我們的生理機能。

要打破這種緊張的呼吸模式，第一步很簡單：將呼吸時脊椎的狀態調整到更好的形狀。當你保持中立姿勢時，身體會比較容易進入自然又有效率的呼吸模式。

跟上次練習一樣，平躺在地，但這次不用夾緊臀肌或努力對齊。雙腿彎曲，後腳跟往髖部的方向移動。彎曲雙腿的目的是透過放鬆下肢來消除軀幹和橫膈膜的張力。平躺時，軀幹的肌肉組織可以不用出力支撐身體去對抗重力，這樣比較容易把氣吸到腹部。

接下來，手放在腹部，雙手交疊。然後用鼻子緩慢而穩定地呼吸，將空氣吸入腹部。吸氣時，想像用你的胃將手舉高。動作如果做正確，胸部應該是靜止不動的，但腹部鼓脹，雙手跟著腹部上升。

不用刻意深呼吸或將空氣從肺部完全排盡。跟平常一樣呼吸就好，用鼻子和腹部吸吐。如果可以，把書放下，專心練習 2 分鐘。目標是輕鬆地做腹式呼吸，不會感到費力。

讓我們再回到咖啡店觀察人體姿勢。上次你花一杯濃縮咖啡的時間觀察每個背部呈圓形的人。這次換偷偷觀察大家呼吸的方式。如果你看到有人用橫膈膜進行腹式呼吸，就請對方喝超大杯無咖啡因榛果香草豆漿拿鐵。別擔心，你不需要這麼做。我們坐著的時候，很容易失去呼吸力學。問題出在我們每天呼吸兩萬次，但大部分都是用功能失調的模式在呼吸。

休息和進行日常活動時最好使用腹式呼吸。用橫膈膜呼吸，會喚醒副交感神經系統，抑制交感神經系統的戰或逃反應。想知道為什麼我們會對壓力大的人說「深呼吸」？沒錯，正是如此。

橫膈膜呼吸

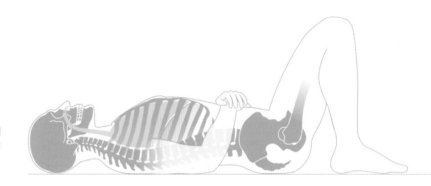

1. 平躺在地，雙手交疊放在肚子上。為了減少軀幹和下背的緊繃，雙腿彎曲，腳跟移到髖部附近。

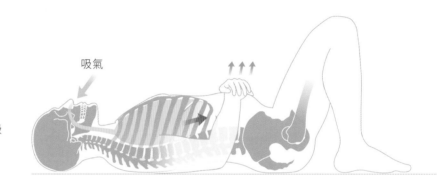

吸氣

2. 用鼻子緩慢而穩定地吸氣，引導空氣進入腹部。

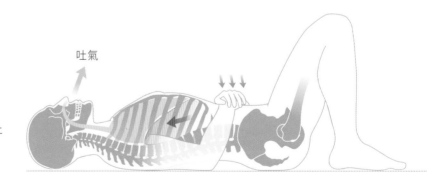

吐氣

3. 吐氣時，手應該跟著降低，用意是讓手隨著呼吸上下移動。這就是用橫膈膜呼吸的方式。

深呼吸又稱腹式呼吸，是放鬆或減壓的最佳捷徑。除非做劇烈運動，好比說跑步或舉重，否則大部分時間應該用鼻子和腹部呼吸。

你或許會問，橫膈膜呼吸還有什麼其他的好處？其中一項好處是，用鼻子呼吸可以放鬆頸部、臉部和下巴的肌肉。你有沒有想過，跑步教練為什麼暗示選手運動員飛速奔跑時還要放鬆臉部肌肉，甚至用力呼吸？而且鼻子的氣管要比嘴巴的氣管窄得多。除了避免被貼上「嘴巴呼吸者」（雙關語「愚蠢」）標籤，橫膈膜要克服鼻子呼吸所產生的阻力，有利於進行深長的呼吸。

再說明一件事，深呼吸時，脖子、胸部、背部和肋廓都會擴張。如果你準備閉氣潛入水底，下水前會盡可能大量吸氣，這時不僅要用腹部吸氣，更要通過頸部、胸部和背部的擴張，達到最大肺活量。至於每天的日常呼吸，則考慮從腹部開始。用這種方式呼吸，會帶動肋廓兩側。想像自己是奧利歐夾心餅，把氣吸入肋廓內，就像把空氣吸到餅乾夾住的奶油餡內。

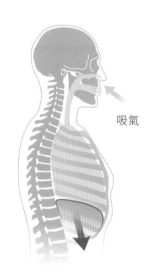

吸氣

不管你是在電腦前工作、回覆信件或只是過平常的日子，都用橫膈膜來呼吸。如果承受極大的壓力，或發現自己落入從前的不良呼吸模式，將注意力轉移到呼吸上。你很可能會察覺自己正用胸部和頸部呼吸。這種情況發生時，休息 2 分鐘，控制跟調整呼吸。

你可以用橫膈膜呼吸告訴身體，一切都很好，沒有危及生命的迫切威脅。橫膈膜呼吸最棒的一點是在任何地方都可以練，不必躺下，儘管平躺令人放鬆，也能確保椎骨排列整齊。你可以坐著、站著，甚至走路時練。沒人知道你正在做呼吸練習。只要把手放在腹部，鼻吸鼻吐，將空氣導入腹部，提高肋廓兩側。

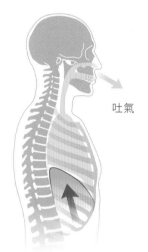

吐氣

箱式呼吸

人在焦慮或恐慌的狀態下，很難採取橫膈膜呼吸，尤其是過度換氣的時候，會一直用嘴巴和胸部快速呼吸。面臨極端壓力時，我們建議採取箱式呼吸。前海軍海豹部隊隊員迪范（Mark Divine，SEALFIT 健身中心的創辦人）將這項技術傳授給軍警消人員，讓他們面臨壓力時可以控制呼吸，回復正常節奏。如果你發現自己處在高壓情況下，花 2 分鐘練習箱式呼吸法。千萬記住一件事：這是呼吸練習，不是日常呼吸模式。箱式呼吸的方法如下：

1. 鼻子吸氣，吸入腹部，盡量吸氣，至少持續 4-6 秒。
2. 肺部充滿空氣後，閉氣 2 秒鐘。
3. 慢慢吐氣，花 4-6 秒鐘的時間將空氣從肺部排出。
4. 肺部排盡空氣後，再閉氣 2 秒鐘。
5. 重複以上步驟，至少練習 2 分鐘。

穩定脊椎（同時保持呼吸）

現在你可以找到組織良好的脊椎形狀，也學會橫膈膜呼吸，接下來就是穩固這個中立姿勢。

跟之前的姿勢一樣，平躺在地，臀部夾緊，重調骨盆和腰椎的相對位置。接著深吸一口氣，將空氣吸入腹部。呼氣時，讓腹肌平貼脊椎上，製造腹部張力，彷彿把軀幹當作塑膠包膜一般，收縮包覆著脊椎。這樣做的時候，千萬別讓腹部向內吸或內凹，這是很糟糕的活動和運作方式，等到你再度呼吸時，這就變成愚蠢的長期策略。「內吸」是下下之策，別這樣對待可憐的脊椎。不過腹部也不應該鼓起。你應該想像脊椎周圍變硬。我們認為這是呼氣期間最容易掌握的訣竅。呼氣時，把肚臍拉離褲子，用這種方式想像你正在替軀幹肌肉群創造正確的休息姿勢。

脊椎周圍的空間變小，比較容易穩定脊椎，對健康神經系統的運作至關重要。這種穩定性會提高腹部內壓力，避免椎間盤無時無刻承受一切負荷。

下一步要將脊椎周圍的張力劃分等級。無論坐直或站直，都應該

啟動軀幹的肌肉組織支撐脊椎。我們之前說過，唯有當人斜躺（見第 187 頁和 188 頁）、平躺或睡覺，才能關閉這個主要的脊椎穩定機制。不然的話，軀幹根本無法休息。為了簡化概念，我們建議維持 20% 的張力。

要如何判斷 20%？很不幸，這不是一門精確的科學。不過我們有個好方法幫你找到適量張力：首先完全放鬆，放鬆表示零張力；呼氣時，盡量繃緊軀幹，這是 100%。最後再根據你的個人判斷，縮小到 20%。

整天維持 20% 的張力是可以做到的，也讓身體處在準備就緒的狀態，需要時可以快速提升脊椎穩定性。這個背景穩固工程讓身體將天生就有的反射性脊椎穩定度提到最高。你不必瞬間做完穩固步驟，因為你已經穩固了。你要做的，就是從 20% 提升到 100%。這跟開車一樣：從每小時 30 公里加速到 100 公里的效率，總是比從完全靜止加速到每小時 100 公里要高得多。

維持 20% 的腹部張力讓你保有慣性，這樣就可以瞬間強化，滿足下一個動作的需求。我們如果知道接下來會發生什麼事，大多數人都可以在短短幾秒鐘「繃緊」。不幸的是，世界不是這樣運轉的。我們的目標是要創造一個持續運作又不需要刻意花太多心思關照的穩定性。你需要有能力快速將手伸進嬰兒床抓住哭泣的嬰兒，又不必從頭開始組織脊椎。

你應該一直受到脊椎穩定計畫的保護。要求你養成良好的脊椎衛生習慣似乎不公平，但想想，這跟睡前刷牙是一樣的，最後你其實就不必去想著要保持脊椎衛生。用正確的方式動是很容易練習的技巧。但就像任何新技巧一樣，需要練習才有辦法變得根深柢固。

我們不打算騙你，製造和維持預設的腹部張力似乎只是起步工作。你正在啟動的肌肉和組織系統很可能已經沉睡多年。但請相信我們，只要多加練習，腹部保持張力會變成本能。需要多長時間？視情況而定。有些人一週內便能學會，有些人需要幾個月。底線是，你不能回避你需要一套可靠、可重複的計畫來穩定軀幹。假使你上過皮拉提斯或瑜伽課，就會知道人類很久以前就承認這項需求，也早已嚴謹地思考如何傳授穩定技巧。

既然你現在已經知道如何創造日常活動所需的張力，現在我們來看看最大的張力又是什麼感覺？為了執行這項練習，請你想像有人站在你上方，準備將保齡球扔到你胃部。此時軀幹若放鬆，肚子充滿空氣，你想保齡球這一撞會發生什麼事？不太妙，對吧？為了吸收保齡球沖擊力道，你必須迅速釋放空氣，軀幹繃到 100%。

當張力提高到 100%，你很快就會意識到做腹部呼吸會比張力在 20% 時困難許多。重點來了：你已經在脊椎周圍打造出一層「外殼」。如果你想打破硬舉世界紀錄，動作期間你不需要呼吸。如果有人打你，擊中的那一刻也不需要呼吸。反之，你必須竭盡所能在腹部製造張力，在遭受重擊時保護脊椎。

最困難的地方是既要保持脊椎中立，又要維持橫膈膜呼吸模式，既要不斷把張力拉到最高跟調降，還要同時判斷特定時機該提供多少張力。眼鏡蛇可不會一直撐開頸部皮褶。跑 5 公里需要多少張力？比走到郵箱多，比搬運重箱少。穩定和呼吸無法同時兼顧是很常見的問題，連我們指導的頂尖運動員都會如這樣。你看過太陽馬戲團表演嗎？可曾注意人體金字塔底層的大力士？他們必須一面呼吸，一面支撐上層特技人員的重量。你或許不知道在高強度有氧要求下，要讓軀幹硬度逼近最大值有多困難。

我們談了許多，最後快速回顧一下重點：啟動臀肌，將骨盆、腰椎、肋廓排列整齊（這樣就把脊椎組織好了），接著動用腹肌，將一切固定好（或穩定好姿勢）。很簡單，對吧？但先別急著揪人出去聚會炫耀你閃亮嶄新的姿勢，別忘了還要一項因素要考慮：如何在穩固、組織良好的姿勢中呼吸。

有氧脊椎

人若欠缺穩固與呼吸同時進行的策略，到最後往往得二選一：要麼憋氣穩固脊椎，要麼呼吸卻犧牲掉脊椎穩定度。但我們有更好的辦法。

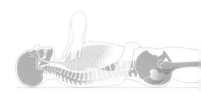

仰躺，啟動臀肌，讓骨盆進入中立姿勢。稍微收緊腹肌，製造約20%的軀幹張力，將一切固定在正確的位置上。接著一手放在胃部，一手放在胸部。現在呼吸。再一次想像將空氣吸入腹部，不是吸入胸部。放在胃部的那隻手應該會隨著呼吸而上下起伏，胸部的則不會。這項練習是要讓你明白你可以啟動腹肌，用胃部呼吸。腹肌的姿勢有點彎曲，但不表示無法擴張和收縮。如果你需要製造更多的張力，你已經準備好了。你只需要釋放一點空氣，同時提高軀幹的張力。

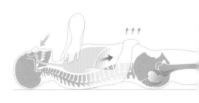

這項簡單練習足以應付奧運等級的重量。我們給肌力運動員的指示是舉起重量前，腹部先充飽氣。你聽過我們先前的說明，應該明白這項指示的道理。腹部內壓力較高，脊椎較穩定。但他們常常會錯意，並沒有讓軀幹變硬，然後才把空氣裝入腹部。你們可以自己試驗一下。腹部放鬆，盡可能吸滿一大口氣。現在試著讓空氣枕周圍的軀幹變硬。簡單講，你做不到。你必須先用軀幹組織打造鋼鐵般堅硬的圓柱體，然後盡可能將空氣吸入這封閉空間內。你有要搬很重的東西嗎？就照著這個動作計畫執行吧。

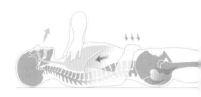

我們知道這一系列的練習很辛苦，但用橫膈膜呼吸的同時保持軀幹緊繃，是穩固步驟很重要的一步，你不應該跳過。為了穩定脊椎，你必須讓軀幹的肌肉組織收縮，縮小脊椎周圍的空間。等你繃緊軀幹，用橫膈膜呼吸，並夾緊臀肌，重設骨盆和腰椎的相對位置，你甚至已經做好準備，可以讓骨盆底變成脊椎呼吸系統的底部。

到目前為止，我們已經談過如何從頭到骨盆完成組織和穩固脊椎的模式。如果我們就此打住，我們的姿勢和動作還是會進步，但別忘了，你還有手臂和雙腿。你相信嗎？髖部和肩膀對穩定脊椎相當重要。事實上，正因為髖部和肩膀力學不良，才會導致那麼多人無法將精心培養的脊椎力學運用在現實世界的嚴酷狀況中。

THE ROTATIONAL KEY:
STABILIZING YOUR HIPS AND SHOULDERS

轉動的關鍵：穩定髖部和肩膀

組織良好、穩定的脊椎，是演化上一大奇蹟。現在想像這具優異的機器試著自行在你的大腿骨（股骨）上保持平衡。那只會搖搖欲墜。當然，你站著的時候不會發生這種情形，因為身體會利用一股很有效率的力量來穩定脊椎，而那力量是由特定的旋轉動作（扭轉）所提供。這原理你應當不陌生。仰躺，全身放輕鬆，你會發現雙腳像互斥的磁鐵般各自轉開。原來，身體用來穩定雙腳到髖部的自然旋捲機制鬆開了，就好像把橡皮筋扭轉幾圈後放掉其中一端。只要運用旋轉力量，雙腿組織自然變穩定。

但要如何運用旋轉力量？將骨盆組織好，站立時，雙腳腳掌朝前。股骨頭位在髖關節和骨盆的交界處，看起來很像一顆球包在結締組織內（髖關節結締組織囊）。為避免糖果從包裝紙掉出來，只需把包裝紙兩端扭緊就好了。同樣方法可以應用在髖關節構造上。旋轉（「扭緊包裝紙」）就是身體穩定髖關節和肩關節的方式。髖關節的構造跟肩關節十分類似，因此身體用同樣方法（旋轉）解決兩者穩定性也絕非偶然。

如果你從事過體育競賽，可能會注意到教練下達的指示分為兩種：一種是穩定軀幹的指示，一種是旋轉的指示。人類很聰明，對運動表現非常執著，所以開發出種種動作技巧，充分運用我們的解剖構造。

好消息是，我們可以將代代相傳的動作語言和教學轉化成實用方針，讓我們即使待在辦公桌前工作，也能改善自身的功能。

從髖關節創造轉動穩定性

還記得一首介紹人體骨骼的老歌嗎？這首歌將身體各個部位扣連起來發揮作用的本質刻畫得淋漓盡致。唯有當脊椎和骨盆穩定、組織良好，髖關節才能充分發揮作用。若能明白這道理，聽到穩定的髖關節會把穩定性也回報給骨盆，或許就不會那麼意外了。因此，為了讓我們開發的這套脊椎穩定模式更臻完善，有必要納入髖關節的基本功能和組織。如果沒有考慮脊椎系統的下游連結（骨盆／股骨關節），你不可能擁有堅實的脊椎。

聽起來有點複雜，但做起來很容易。以下是第一個練習。

站立，雙腳位在髖部正下方，進行穩固步驟（翻到 82-83 頁就會找到）。接著從髖關節發力，把雙腳扭緊在地上。右髖以順時針的方向轉，左髖則以逆時針的方向轉。想像雙腳踩著餐盤，努力把兩個餐盤朝反方向轉開。（注意：穩定髖部時，雙腳並不會真的向外轉，我們只是在製造一股向外轉動的力道，見第 76 頁。）這個扭轉力必須是從髖關節啟動的，不是用腳去轉。記住，好的動作都是從脊椎開始發動的，然後再帶動外圍的部位。這股旋轉力是把整條腿跟骨盆、脊椎連結起來的關鍵。

當你從髖關節發力，把雙腳扭緊在地上，請注意腰椎的變化。也許會發現腰椎和骨盆部位沒那麼緊繃了。這是因為你在髖關節製造的旋轉力正在發揮作用，為組織良好的骨盆提供有效支撐。這股外旋力將骨盆調整成更理想的形狀，讓你比較容易穩定軀幹和臀肌系統，這樣軀幹才能在股骨上保持直立、組織良好。

現在你組織良好的身體已經會旋轉髖關節，你可以再加上 20% 的力量。我們主張臀肌保持 20% 的張力，腹肌 20%，現在再加上髖關節旋轉的 20%。如果上過瑜伽課，應該馬上看出髖 – 腳旋轉是山式很重要的一環。從髖部發動的這股外旋力，不僅可以穩定髖關節和脊椎，還能穩定腳掌和足踝。事實上，如果你發現踝骨不是位於腳掌的中線上，髖關節可能需要多轉一點。打造堅實足弓的方法之一就是從髖部製造旋轉力，讓這股力量沿著大腿向下延伸至其餘部位。

旋轉力：髖部

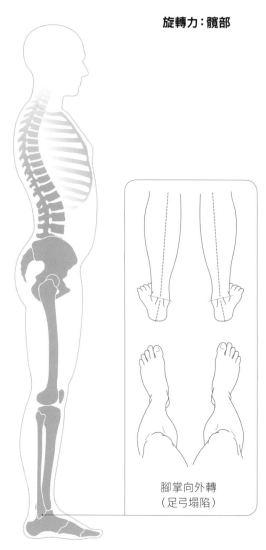

腳掌向外轉
（足弓塌陷）

沒有旋轉

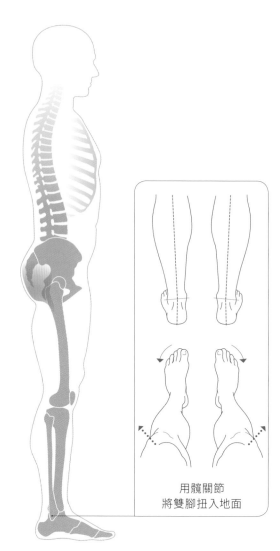

用髖關節
將雙腳扭入地面

旋轉

我們每次受邀辦講座，往往看到滿屋子的人足弓塌陷、走路外八。多數人把腳韌帶當作安全帶來使用，被動靠在韌帶上，卻沒考量韌帶的極限。雙腳會運用肌肉、結締組織和韌帶去保持形狀，是設計上的小奇蹟，但若欠缺積極有效的支撐，恐將落入長期的系統性塌陷模式。

我們親身訓練過成千上萬名教練和運動員，從來沒看過誰的足弓無法回復拱形。你不妨試做看看：步驟一、站立，雙腳腳掌朝前。步驟二，先把脊椎組織好、穩固好，接著髖關節外旋，雙腳在地上扭緊，記住，右腳順時針轉，左腳逆時針轉。*足弓是不是呈拱形了？現在試著把足弓放下看看。放不下來，對吧？你抓住重點了。

＊作者在此強調兩件事：第一，足部的位置為雙腳腳掌朝前，腳掌平行，不要有內八或外八。第二，踝關節的位置，運用髖關節肌肉的控制，轉動整個腿部來調整踝關節的位置避免足部塌陷，維持足弓。——審訂注

你可能會問，站定時雙腳腳掌若沒有朝前，髖關節有辦法轉那麼多嗎？答案只有兩個字，不行。腳掌一旦（向外）轉超過 12-15 度，髖關節就難以製造旋轉力。不過別輕易聽信我們的話，最好親自體驗一下。雙腳腳掌先朝前，髖關節盡量向外轉，轉到最大幅度。這次腳掌向外轉 30 度，接著再轉髖關節，試著轉到剛才的幅度。你會發現腳掌向外轉就使不出那麼多力了。

記住，把身體組織好，身體永遠能運作得更好。此外，我們這裡說的是長久之計。你應該花最少的力氣獲得最大的成果。

從肩關節創造旋轉穩定性

既然各位已經掌握原則，知道如何組織脊椎與髖關節，就把這觀念應用到上游的肩膀吧。肩關節與髖關節都屬於球窩關節，這點對創造這兩個部位的穩定性幫助很大，請務必牢記，因為不管站立或執行多數的動作，都是用一樣的技巧在肩膀和髖部創造穩定性。髖關節的旋轉力若虛乏，下脊椎的穩定性便不完整，同樣地，肩關節若不穩定，勢必大大削弱頸部和肋廓的穩度性。這也意味著若不處理肩膀的力學和姿勢，就無法完全矯正頭部和頸部的姿勢。從外表便可輕易看出脖子的組織和結構跟肩膀是一樣的。但我們卻往往以為脖子是脖子，肩膀是肩膀，忘記兩者是共生共存的。物理治療師在檢查頸部疼痛時，也會評估肩膀的結構，反之亦然。除非兩個部位都健康，否則一個不健康，另一個必遭波及。

為了打造功能穩定的肩膀，你應該把用在髖部複合體的法則應用在肩膀上。若無法將肩膀穩定在組織良好、外旋的姿勢上，會發生什麼事？肩膀會前傾、內旋，將上背拉成圓形，迫使頭部伸到身體前面去。這時不妨思考一下：我們坐著或站著的時候，有多少人的肩膀會在胸部前方往前凸？按理說，答案應該是「沒人」，但實際上卻是「幾乎所有人」。

讓我們測試一下，看這個原則實際上會如何運作。站定，雙臂與肩同高，向外伸，讓身體呈 T 字形。

旋轉力量：肩膀

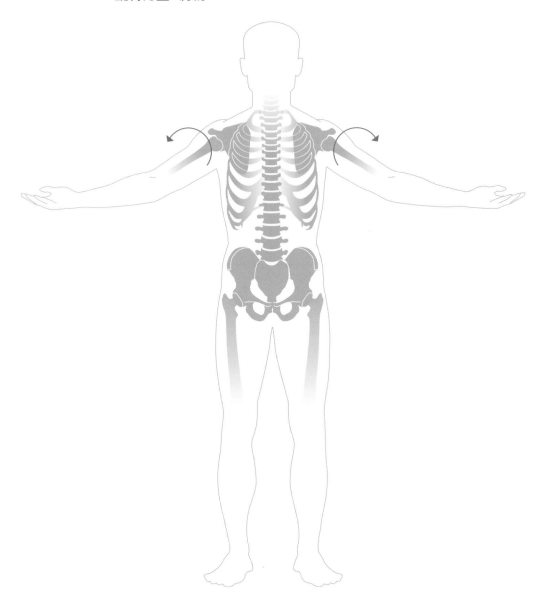

為了讓肩膀穩定在中立、外旋的姿勢，首先站定，手臂垂放身體兩側，接著雙臂抬到胸部的高度（手臂和身體保持在同一平面上，脊椎中立），掌心朝天。

接著，掌心往地下轉。注意腋下是不是也跟著往下轉。與此同時，大部分的人也會出現肩膀前傾（或「前推」）的情形。如果肩膀是前傾，而不是原地轉動，那麼你已經找到引發頸部－肩膀－手臂－手腕系統功能失調的根本原因了。

現在，我們要來修正這種效率不佳的姿勢，讓肩膀進入更持久的形狀。站定，手臂放在身體兩側，接著抬到胸部的高度，掌心往

上轉，肘窩盡量朝向天花板。剛剛做的這個外旋動作，能夠把肩膀收緊在關節囊內，將肩胛骨重新調整到良好姿勢、與肋骨銜接，讓肱骨頭以更好姿勢卡在肩盂內。

肩膀感覺更穩定了嗎？答案應該是肯定的。而且我們敢打賭，頭部會自動拉回更好的姿勢。現在放鬆，回到先前的模式。又出現肩膀前傾嗎？雙手拇指朝向彼此，而不是指向正前方，對吧？看你能不能用身體兩側的手做出同樣的組織旋轉。記住，目標是把肩膀轉到穩定的姿勢，不是只轉動手掌，那只是看起來有轉。

每當我們問大家如何調整肩膀姿勢，他們講的方式多半是調整肩胛骨。當他們想要穩定肩膀時，做的都是一些奇怪的聳肩動作，把肩部／肩胛骨「往後、往下」移。這麼做或許能把肩胛骨移到稍好的位置，但無法解決手臂對應到肩部的關係。最後調整出來的結果，還是姿勢同樣糟糕的肩膀和凸出的肋廓。應該把注意力放在肩關節內部的外旋動作。這樣你的胸肌群應該就不會比肩關節肌肉更提前用力，雙手如果放身體兩側，大拇指應該朝前。別擔心，肩胛骨會自動調整方向，你不需要額外做動作。

達文西畫出掌心朝前的解剖人，告訴我們應該如何組織肩膀，提醒我們如何打造穩定的肩頸系統。等你將肩膀組織好，放在穩定的脊椎姿勢上，新的目標變成保持肩膀方向的完整性，不會被手臂的動作所干擾。換句話說，打電腦、打電話或只是原地站立時，你可以任意變換手臂姿勢，唯獨肩膀的姿勢應該保持一致。

請注意，肩膀如果組織良好，負責調控和穩定肩胛骨的肌肉組織會變得活躍許多。許多人肩膀第一次轉到正確姿勢後，向我們反映支撐肩胛骨的肌肉組織感覺很疲勞。這種疲勞是好的，表示那個部位終於發揮作用了！發展和調整肌肉可能需要一些時間（提醒你，不會很久），但堅持下去。正如我們前面說過，你的肌肉和組織像隻聽話的狗，一旦強到足以維持新姿勢，就完全不會覺得在工作，而會感到自然與放鬆。

第三章，我們會教你怎麼將肩髖組織原則應用在人體基礎動作上，包括鉸鏈式身體前彎、蹲下、推姿動作。但首先讓我們把前面談過的概念組成簡單、流暢的步驟。

THE BRACING SEQUENCE:
RECLAIMING A GOOD SPINAL SHAPE

穩固步驟：找回良好的脊椎排列狀態

聽完我們講解後，大部分的人都能理解脊椎穩定、組織良好的重要性，但如果請他們一步步做給我們看，只見他們眼神茫然。就連有練瑜伽、皮拉提斯、武術、體操或其他把脊椎排列到最理想的運動的人，也有相同反應。每當我們要求他們穩固脊椎，許多人只是做做該死的表面工夫。若再進一步要求他們一步步做完全程，破綻馬上出現了。十有八九會說：「步驟？沒有任何步驟，我都是這麼做的。」或是「繃緊就對了。」

為什麼這會是個問題？因為不管你從事的運動或選擇的訓鍊有多麼重視脊椎穩定性，最終你還是會處在陌生的環境或姿勢。而且我們都知道，受傷和身體扭到不一定都發生在劇烈的動作中（如把重物高舉過頭）。脊椎在欠缺保護的情況下更容易受傷。你需要一個可觀察、可測量、可一再重複的模式，且這模式適用於任何年齡、任何任務、任何情況。

凡是有價值的系統，都必須是可調整且容易轉移的——必須容易掌握，辦公室員工上手速度跟世界級運動員不分軒輊。無論是練一個瑜伽體位、下場格鬥或彎腰撿鑰匙，用的都是相同原則。不管動作快或慢，舉重物或丟擲輕物，都會得到相同結果。你需要循序漸進、按部就班的流程，不是「繃緊」或「強化核心」這類無意義的口號。

穩固步驟正是這樣一套系統，每次都會給你同樣可靠的結果。

目標是讓穩固步驟成為你日常生活的一部分。每次抓到自己姿勢跑掉時（比如在電腦前工作或只是原地站立），馬上停下動作，做一遍這套簡單流程，重新調整姿勢。

我們知道，整天花心思注意姿勢實在很煩。但請放心，只要勤加練習，維持組織良好的身體就會變成本能。隨著姿勢改善，你不需要再像以前那樣頻頻進行穩固步驟，調整姿勢，因為你已經能夠維持良好姿勢。

我們已經把重要基礎都完整介紹過了，讓各位更容易從坐姿轉換成站姿，但本節涵蓋的這些原則都是人類動作的基礎語言。很多人還沒掌握基本的文法、拼寫和標點符號，就想要馬上寫詩。現在你掌握到了。電影《小子難纏》的宮城先生說得對：「先學走路，再學跑步。」

穩固步驟

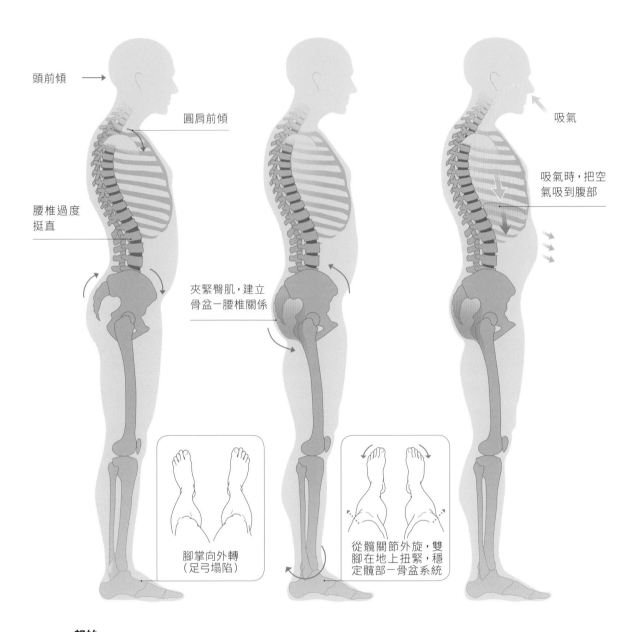

頭前傾 →

圓肩前傾

腰椎過度
挺直

夾緊臀肌,建立
骨盆─腰椎關係

吸氣

吸氣時,把空
氣吸到腹部

腳掌向外轉
(足弓塌陷)

從髖關節外旋,雙
腳在地上扭緊,穩
定髖部─骨盆系統

起始

不良姿勢

步驟1:骨盆保持中立

雙腳位於髖部正下方,兩腳腳掌互相平
行。夾緊臀肌,重新調整骨盆角度。髖關
節外旋,將雙腳扭入地面,左腿朝逆時針
方向轉,右腿朝順時針方向轉。你不是真
的把腳掌往外轉,而是在雙腳腳掌朝前的
情況下,施加拴進地上的力量。臀部不用
一直保持最大張力,只需足以將骨盆轉到
中立姿勢即可。

步驟2:肋廓和骨盆對齊,穩固好姿勢

2.1 臀肌保持緊繃,髖部維持外旋力,
用橫膈膜(腹部)深呼吸。

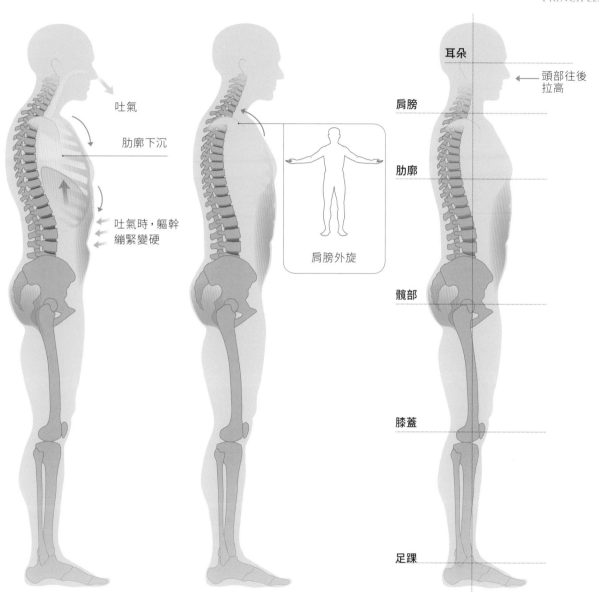

吐氣

肋廓下沉

吐氣時，軀幹
繃緊變硬

肩膀外旋

耳朵

頭部往後
拉高

肩膀

肋廓

髖部

膝蓋

足踝

步驟3：組織肩膀
雙手放在身體兩側，肩膀向後轉
動，直到掌心朝前。將手臂骨的頭
端向後拉，當你肩膀往外旋時，要
將鎖骨往兩側伸展開來。不要撐開
或傾斜你的肋廓。

步驟4：頭部保持中立姿勢
在肩膀上把頭平衡好，眼睛直視前
方。耳朵對齊肩膀、髖部和足踝的
中點。最後，前臂和雙手放鬆，垂放
身體兩側，拇指朝前，肩膀保持在
稍微收緊、穩定的姿勢上。

2.2 吐氣時，肋廓和骨盆對齊，
將腹部拉離褲子（不是把腹部往
內吸或「內凹」），繃緊變硬。記
住，你是用臀肌和髖部調整姿
勢，再用軀幹的肌肉穩固姿勢。

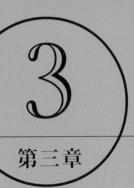

3

第三章

動得好：行走、鉸鏈式身體前彎、蹲下和穩定的肩膀

MOVING WELL:

WALKING, HINGING, SQUATTING, AND STABLE SHOULDERS

· 行走
· 鉸鏈式身體前彎和蹲下
· 可用上百年的肩膀

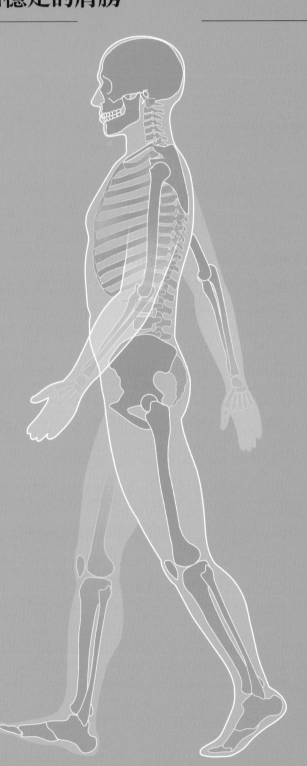

人類身手矯健，但最大問題是日常動作好像欠缺串連的主線。我們自然表現出來的動作極其多樣，看似迥然不同，但若將基本架構套在全部動作上，人類動作語言就變得無比清晰，一目了然。

聽完我們講解如何組織及穩定脊椎，基本上你已經掌握所有日常動作最重要的構成要素。以坐下為例：脊椎保持基本形狀，身體以髖部為轉軸往前彎，降低重心。而伏地挺身就是推離地面時要以適當的方式穩固中立的脊椎。不管跑步、行走、蹲下、從地上撿東西，脊椎形狀應該跟你剛才練習的中立姿勢是一樣的。各位不妨換個角度想：大部分人體動作只是在活動四肢，而脊椎始終維持中立姿勢。若能這樣想，事情不僅變簡單，還可指引我們找到不良身體力學的潛在問題。

你可以把脊椎（從頭部到骨盆）想像成一根柵欄柱或杆子。你做什麼並不重要（除了體操和翻滾的動作），脊椎並未真正改變形狀。動作的複雜度、速度、負重多寡等等也不重要。如果把動作最精華的部分提煉出來，你會發現多數動作表現出來的脊椎形狀幾乎是一樣的。

目標很簡單：先學習用組織良好的脊椎行走、蹲下、穩定肩膀、做鉸鏈式身體前彎，再將這些原則應用到現實世界中。掌握人體基礎動作後，不僅可以消除久坐及長期伏案工作所引發的種種問題，還會大幅降低日後疼痛纏身的可能性。為了協助各位達成目標，本章將提供一切必要工具。

WALKING
行走

想提高運動量，增加日常活動（見第 18 頁），行走是最安全也最簡單的方式。建議每天至少走 1 萬步，並確保行走方式正確，這樣對你才有好處。如果每次走超過 1.5 公里下背就受傷，或腳掌出現蹶趾滑液囊腫（蹶趾外翻）、長出奇怪的繭，就表示行走技巧不佳、組織受限，或是兩個問題都有。

好消息是改善行走技巧很容易。只要遵照幾項簡易方針，便能大大提升行走力學。

把肩膀組織好，保持穩定

頭部保持中立，視線聚焦正前方，下巴與地面平行

手臂輕輕擺動，手肘微彎

軀幹微微出力

腳尖離地時要啟動臀肌

拇指朝前，以協助肩膀保持中立

後腳膝蓋微彎

重量移到前腿時，膝蓋要打直

雙腳腳掌朝前

行走力學

步驟 1：站姿和預備動作。

如果腳穿鞋,請把鞋脫掉。雙腳擺在身體正下方,相距約一個拳
頭寬。腳尖朝向正前方。接著進行穩固步驟(82-83頁)。

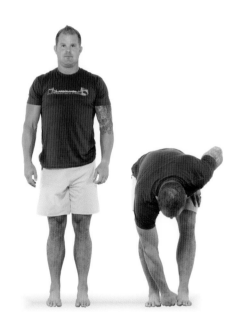

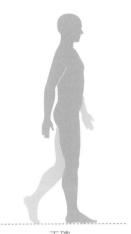

正確

步驟 2：腳跨出去,從髖部下方通過時,體重轉移至前腳。

行走最常見的問題是腳跨到身體前面時踩太遠或步幅過大。步幅
如果太長,每跨出一步都像在踩剎車。有效率的行走方式是,腳
跨到身體前面就好,當腳從髖部底下經過時,順勢將重量移至前
腳。步幅短而頻繁會比步幅長來得好。

為了讓各位了解原理,來做個有趣的練習吧(見下一頁)!試試
身體往前倒,脊椎保持穩固而中立,頭別往下看,髖部不屈曲。
記住,務必從足踝往前倒,彷彿足踝是你唯一可動的部位,快要
倒下之際,再走幾步路。

如果你和大多數人一樣,最後一定會邁出平常慣用的那隻腳,免
得摔得鼻青臉腫。千萬別跨大步,等腳已經踏出去、落在身體前
方,才開始轉移重心,將重量分配至前腳(像你穿避震緩衝鞋時

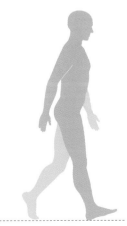

不正確

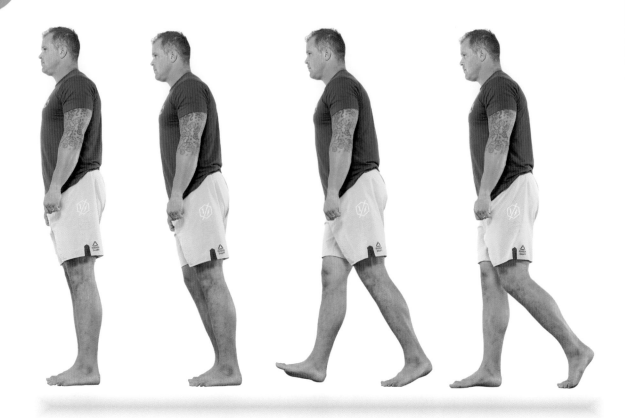

以穩定中立的脊椎姿勢站立

從足跟往前倒

腳跨出去踩在身體前面，恢復平衡。

腳通過髖部下方時，重量轉移至這隻腿上。

的走法）。正確做法是，前腳落在身體前方十多公分即可，而且應該在腳通過髖部下方之際，就把重量轉移到這隻腳。因此整套練習流程為，身體往前倒時，腳踏出去踩穩，恢復平衡，接住身體重量。如有機會觀察小孩走路或跑步，你會發現他們實際上是靠「跌倒」來開啟前行動作。

正確行走方式其實跟跌倒練習頗為相像，只是巧妙得多。

另一個重點是腳觸地的方式。跨太遠、步幅過大，通常是足跟和髖關節的動作幅度不足造成的結果。好比說，髖關節伸展的動作幅度不足（想像你的腳移到身體後方），身體通常會用跨大步的方式代償。後方無法完成的事，便由前方來彌補。若再加上穿厚底避震緩衝鞋，可以想見腳跟著地的情況會有多誇張。把鞋拿走，這種極具破壞力的行走模式就不復存在。緩衝鞋對腳後跟衝擊太大了。身體不允許你長期這樣走。

不妨做個實驗：穿上你最喜歡的運動鞋，拍你用正常速度走 10-15 公尺。現在把鞋脫掉，赤腳再走一遍。兩相比較有何發現？

我們敢打賭兩種行走方式大不相同。沒穿鞋子時，步幅短，步伐更加頻繁，前腳最早觸地的地方離重心較近，你不會再像瘋子一樣猛用腳跟踹地。還有別忘了，不論穿什麼鞋，行走力學應該是一樣的，關鍵點是把你的腳從腳跟滾到腳趾，像下頁圖：

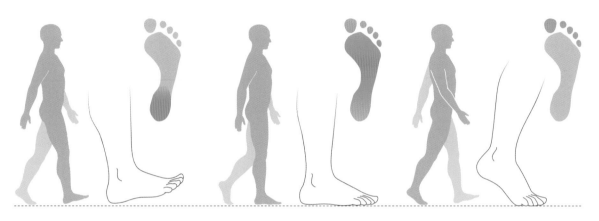

著地期
著地期是用腳跟觸地。記住，腳踩在身體前面就好。

站立中期
後腳會把你往前推進，前腳腳掌完全貼地，位在髖部正下方，大部分重量都分配到踩地這條腿上。

站立末期
另一條腿往前擺盪時，踩地腳自然會滾到蹠骨球上。這時，你會感覺臀肌微微啟動，準備進入下一個循環。

步驟 3： 腳掌朝前

步驟三需在地板上畫條參考線，可利用地磚的填縫線或貼膠帶。雙腳踩在線的兩邊，同樣保持一個拳頭寬的距離，進行穩固步驟。接著，一樣從步驟二「跌倒練習」開始，但這次要注意腳落地的姿勢。行走力學正確的話，腳掌到直線的距離，應該跟起步前是一樣的，兩兩平行。如果趾尖朝外，步驟三重做一遍，這次要專注在腳掌朝前落地。

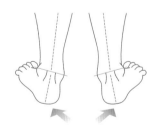

外八行走／站立問題（要進一步了解此一問題及矯正方式，請見92-93頁）

行走問題和矯正

* 負面適應泛指各種習慣性的不當動作方式讓組織構造產生不好的適應變化。──審訂注

如果你沒有負面適應*和動作幅度受限的問題,那麼要依照剛才介紹的簡單三步驟來矯正行走方式相對容易,只需要多加練習。但現代人多半長期姿勢不良,根本無法以正確方式行走。雖然可用第 7 章活動度技巧來解決負面適應及動作幅度受限,但仍有必要了解幾個不利於行走技巧的障礙。矯正坐及站的方法能夠協助你往正確方向前進,但是說到行走,有些障礙需要格外注意,其中之一便是鞋子。

讓你注定失敗的鞋子

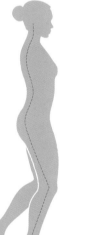

除了椅子外,行走力學第二大敵應該是穿錯鞋。雙腳是人體工學奇蹟,但不是設計來穿人工支撐墊、數公分厚的緩衝泡棉鞋底。

高跟鞋:這種鞋會限縮足踝的動作幅度,而且就像椅子會縮短髖部肌肉,穿高跟鞋會導致小腿後側肌群及腳跟腱過度短縮。足踝若失去正常動作幅度,身體就會以腳掌外轉來代償。累積一段時日後,你勢必要去面對和處理相當嚴重的負面適應。而且情況會越來越糟。除了縮短肌腱、扼殺足部活動度外,穿高跟鞋行走還會把重心往前推,迫使脊椎進入過度挺直的姿勢。高跟鞋會毀掉你的步態、姿勢、雙腳,避都避不掉。如果可以,高跟鞋留在特殊場合穿就好。

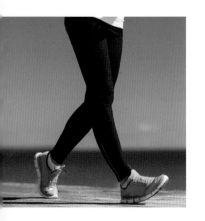

西裝皮鞋:光亮如新,穿上顯得卓爾不凡,不過請想想那方形高鞋跟、堅實的天皮及堅硬皮面。這種時髦鞋款跟高跟鞋一樣,會慢慢扼殺足踝的動作幅度,將柔軟雙腳封在閃亮的拘束衣內。穿太過堅硬的鞋子,腳會虛軟無力,摧毀足部本體感覺(感覺身體姿勢和動作的能力),破壞行走力學。鞋跟一抬高,彷彿在告訴身體「腳跟儘管往前踹吧」,等到腳跟觸地的那一刻,衝擊波便經由足底進入骨骼。環境應該能反映人體演化結構的實際情況,可惜這種鞋子做不到。

高緩衝運動鞋:如果腳跨太大步,步幅拉太長,軟鞋墊確實可以幫忙吸收部分腳跟著地的衝擊力。但話說回來,你一開始就不應

該跨那麼遠。鞋子越舒適，越容易助長負面適應。緩衝鞋鞋跟雖然不像西裝皮鞋那麼高，但還是會扼殺腳掌及足踝的動作幅度，干擾行走力學。想像自己雙手包在鬆軟連指手套內，接著開始一天的工作，期間若要撿東西，需做出哪些代償動作或誇張手勢呢？鞋子的作用應該是提供抓地力，避免雙腳風吹雨淋，遭尖銳物割傷，但也不能保護過度，對行走力學造成負面影響。

夾腳拖：穿夾腳拖，大姆趾必須緊緊把鞋勾在腳上。這樣不僅會改變行走方式，還會造成足底筋膜拉傷、足踝過度僵緊，引發腳跟腱毛病及各式各樣疼痛。行走時不該把大姆趾和二腳趾夾在一起。雖然多數涼鞋都是平的，但涼鞋的好處遠遠不及赤腳走路。

凡是會影響姿勢、力學的鞋子，全部等到特定場合才穿，像婚禮或其他特殊活動。平時請參考以下選擇：

打赤腳：盡可能常常打赤腳，人打赤腳時不僅會用自然的方式行走，還能提高本體感覺，改善平衡感和姿勢，強化腳和腿。不必極端到光著腳出現在孩子的學校裡，像個怪物（凱利可能確實這樣做過）。不過有機會就盡可能打赤腳，尤其是不需要穿鞋子的場合，如在家工作。除非腳底需要鞋底保護，否則家裡最適合打赤腳了。一些個案聽從我們建議打赤腳，再搭配減少坐著的時間，背部、膝蓋、足踝問題果然大大減少，甚至完全根治。

薄墊平底鞋：20 年前大家只在乎款式好不好看，但近來製鞋公司開始意識到市場上有許多人關心健康。於是，更平、墊子最薄的鞋子（零落差）正式生產上市。

各位可能嫌平底鞋不夠時髦，不過凡事皆有變通之道。你可以穿高跟鞋或擦得晶亮的西裝鞋從辦公室門口走出去吃午餐，回到座位再換平底鞋，你想真的會有人發現？每週穿幾小時的高跟鞋、西裝皮鞋或夾腳拖，不會永久改變身體或徹底顛覆身體力學。你或許會覺得小腿緊繃、腳掌痠疼，但這些問題都可以用軟組織鬆動法緩解。唯有天天穿糟糕的鞋子才會釀成真正的問題。

這裡要告訴各位的是，鞋子跟其他環境負荷（如久坐）一樣，會對力學產生不利的影響。所以將這些束腳硬殼全部拆除，不管站立、行走、活動，腳掌要朝前，藉此修正力學。

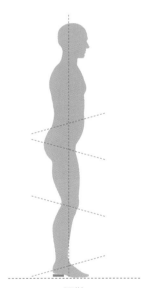

跟鞋

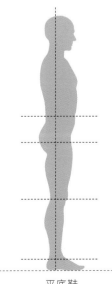

平底鞋

走路外八

大姆趾問題：大姆趾問題：走路外八對大姆趾傷害很大。大姆趾根部如果突出一塊骨頭（俗稱的姆趾外翻，也就是姆趾滑液囊腫），或因為參加運動比賽、大量跑步而罹患人工草地趾，請密切注意接下來的內容。

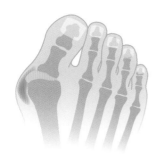

行走時，若雙腳腳掌朝前，大姆趾會自然彎曲，並對齊正後方的第一蹠骨。正因為有這樣的鉸鏈設計，大姆趾才能上下活動。如果走路外八，大姆趾會側翻，在第一蹠骨處形成歪斜的離軸力，簡單講就是大姆趾往其他腳趾偏移。如此一來，大姆趾不會朝前上下彎，而是彎到側面去，對大姆趾和腳掌造成一連串破壞。偏斜的離軸力很野蠻，足以幹掉最強悍的傢伙。加上腫脹、發炎的腳趾離心臟很遠，位在重力井底部（所有血液和體液都會流到腳掌），各位可以想見整個區塊將持續腫脹疼痛，直到你矯正行走姿勢。

姆趾滑液囊腫
（姆趾外翻）

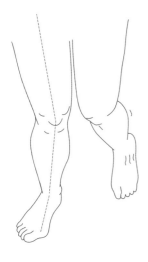

腳踝問題：依照人體設計，足踝主要靠足弓在支撐。如果失去支撐，足踝會以向內塌陷（旋前）的方式來尋求穩定度，這通常發生在站立或移動時腳掌向外轉、足弓無力、腳掌僵緊的時候。不管問題是出在力學或活動度，這種形式的穩定度會引發一大堆問題。例如走路外八，每走一步，足踝就翻轉一次，整天下來足踝至少輕微扭到上萬次。離軸動作會造成腳跟腱功能失調、小腿緊繃、腳跟腱無力，以及足踝動作幅度受限所引發的種種問題。

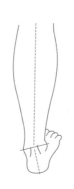

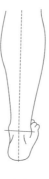

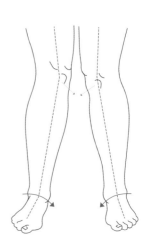

旋前
（足踝向內塌陷）

中立

要記得腳掌是整個身體的基座，如果走路外八，足弓遲早會向內塌陷，繼而引發一連串沿著動力鏈往上蔓延的問題。

鞋內墊塊足弓支撐墊並非正規的解決之道，無法矯治足部無力、外翻、塌陷的狀況。唯有當腳掌嚴重塌陷，一站立或行走，雙腳便疼痛不已，或穿上滑雪靴或自行車鞋時，稍加施力足弓和膝蓋就塌陷，才會考慮用支撐墊。

好消息是，雙腳天生有復原能力且耐用。足部是由骨骼結構、結締組織和肌肉組成的神奇系統，塌陷的足弓可修復再生。修復處方在此：

1. 別再穿會破壞自然行走力學、縮短腳跟腱、使足部僵緊不靈活的鞋子。簡單講，慢慢改穿平底鞋，盡可能赤腳活動。

2. 不管站立、行走或做任何動作，腳掌都要朝前。有些人身體結構異常，無法用中立的雙腳行走，但就我們大部分人而言，腳掌朝前可以解決許多問題。腳掌朝前是有效率的走法，人體就是設計來這麼走路的。

   跟保持組織良好的脊椎一樣，腳掌朝前需要全神貫注。建議整天不斷檢查足部姿勢，這樣才有辦法養成腳掌朝前站立、行走、活動的習慣。如果逮到自己外八站立，把腳轉成筆直的中立姿勢，重新對齊。如果發現走路外八，就稍微留意這動作，等腳掌朝前之後才起步行走。

3. 對足部進行基礎保養。如果髖部前側（髖關節屈肌群）、小腿、足踝或腳掌的動作幅度不足，身體很自然會啟動代償，把腳往外轉。如果髖關節伸展（腿部朝身體後方抬起）的動作幅度不足，身體會用大腿外旋的方式（把腳掌往外轉）解決此問題。足踝也會出現相同情況。如果小腿的肌肉和組織很僵緊，身體會啟動代償，把腳往外轉。要解決小腿僵緊問題，請執行 326 頁處方 12。想改善髖關節伸展的動作幅度，執行 304 頁處方 9。要改善踝關節的動作幅度，讓腳趾及腳掌底部恢復彈性，請執行 334 頁處方 13。

   足弓很重要，別再摧殘他們！

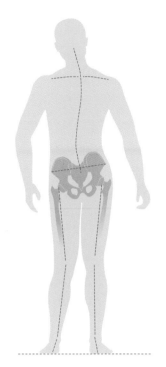

HINGING AND SQUATTING
鉸鏈式身體前彎和蹲下

如果請 100 個人從地上撿東西，一半的人會彎腰撿（鉸鏈式身體前彎），另一半的人蹲下撿。彎腰撿的人，膝蓋微彎，軀幹大幅往前傾，有時低到幾乎跟地面平行。蹲下撿的人，膝蓋彎很深，但軀幹仍保持直挺。至於人會選擇哪種方式撿東西，其實受到許多因素影響，如物品重量，以及年幼時大人怎麼教他們撿東西。彎腰撿和蹲下撿都在活動度操控範圍內，因此我們評定動作好壞不是看他們採取哪種方式，而是看他們彎身跟蹲下的技巧。

彎身與蹲下，應該是人人都能有效執行的自然動作。假設這100 人在活動時脊椎都保持完整（好比說沒有駝背），那麼彎腰撿和蹲下撿最大的差別就只在髖部和膝蓋彎曲的程度。

鉸鏈式身體前彎和蹲下

鉸鏈式身體前彎和蹲下很類似，都是以髖關節為轉軸，身體向前彎，脊椎保持中立，只差在軀幹和地面的相對位置，及髖部和膝蓋彎曲的程度。這兩點差異很重要，鉸鏈式身體前彎與蹲下的形式看似相近，但應用方式稍有不同。

鉸鏈式身體前彎　　　　　　　　蹲下

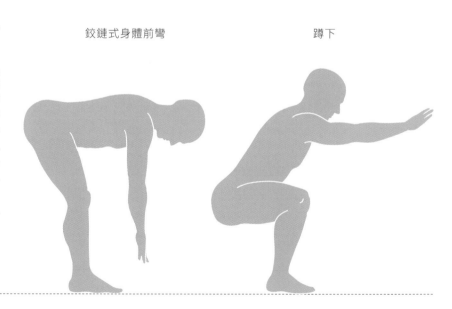

各位如果來我們健身中心學撿東西的技巧，我們會教你兩個訓練動作。第一個是硬舉，算是「健身房版」的彎腰撿東西。硬舉看似簡單，身體往前「彎」，抓住地上的槓鈴，然後身體打直，槓鈴舉到腰部，接著再放回地上。只要看看來我們健身中心練習的世界舉重冠軍做大重量硬舉，就能明白如果正確執行，人體前彎的效率有多高。如果問那位舉重冠軍硬舉多「簡單」，她會告訴你，她數十年來一直在改進鉸鏈式身體前彎和舉重的技巧。

硬舉

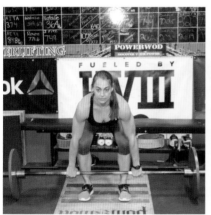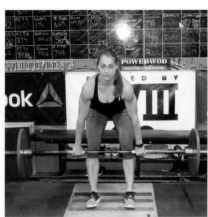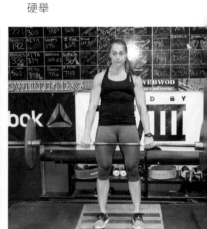

背蹲舉

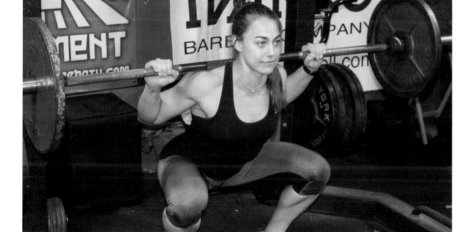

再來,我們會把你拉到健身房槓架區教你深蹲,深蹲相當於平常蹲下的動作。深蹲同樣看似簡單,只要把槓鈴放在肩上,往下蹲,接著回到站姿。如果碰巧又遇到另一位世界舉重冠軍(沒錯,我們健身中心很多這等大人物)做深蹲,你會看到對方舉的重量等於一輛福斯金龜車。

但問題是,多數人無法把健身房舉重跟平常輕量的下蹲動作連起來,看不出兩者只是重量不同。各位或許能僥倖抱起輕量花盆或嬰兒而不會面臨明顯負面後果。不過在此要提醒各位,只要有個動作出差錯,背部就會扭到。這就是為什麼我們需要改善平日撿東西的方式,不管東西多輕,技巧跟我們舉重冠軍舉起 350 公斤巨嬰是一樣的。

鉸鏈式身體前彎與蹲下的基本原則

原則 1:從髖關節開始轉動

以強大的髖關節為轉軸,讓脊椎這根長槓桿緩緩往前倒,這對多數人來說陌生又不自然,但是強大的髖部肌肉組織和大腿後側肌群就是設計來做鉸鏈式身體前彎的。這也是為什麼有人可以硬舉或蹲舉 350 公斤重卻不會造成脊椎或膝蓋碎裂。只要懂得穩固脊椎、利用髖部力量,就能避免許多折磨現代社會的傷害。

鉸鏈式身體前彎技巧按理說小時候就要學,但我們卻被灌輸各種瘋狂觀念。很多人用腰部(下背)和聳肩(上背)來前彎,造成不可收拾的後果。另一些人則被教導挺直背部(這在深蹲時是正確的),舉起時用的卻是膝蓋而不是髖部,這又造成另一場災難。你必須用身體最強大的引擎(髖部)來發起動作,才能以安全又有效率的方式做鉸鏈式身體前彎和蹲下。

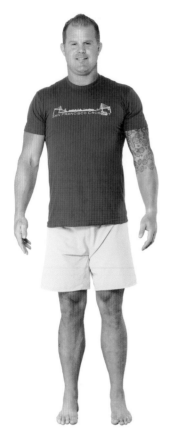

步驟1：腳的姿勢和穩固。

鉸鏈式身體前彎要做正確，第一件事就是進行穩固步驟（82-83頁），組織及穩定脊椎。

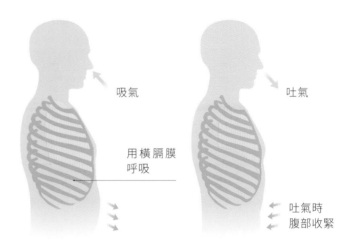

吸氣

吐氣

用橫膈膜
呼吸

吐氣時
腹部收緊

步驟2：肌肉緊縮，包緊脊椎。

展開動作前，要先收緊軀幹的肌肉組織，提高脊椎穩定度。深吸一口氣，吐氣時，繃緊脊椎周圍的腹肌，藉此啟動「核心」。

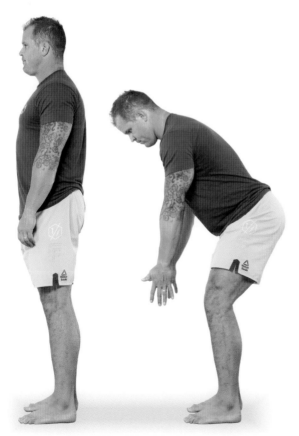

步驟3：髖部往後坐。

核心肌肉出力，髖部往後移，軀幹朝地面方向降低。由於現在的目的只是練習，因此以髖關節為轉軸往前彎，彎到軀幹跟地面成45度角就好。髖部往後挪，軀幹向前、向下移，兩個動作結合起來，不僅讓重量分配至腳掌正中心，也讓你從髖部往前彎時不至於往前、往後跌倒。小腿保持垂直，背部打直，這兩個重要細節我們稍後再談。

有時我們很難知道是否每個地方都做對，所以現在要告訴你以髖關節為轉軸向前彎是什麼感覺：

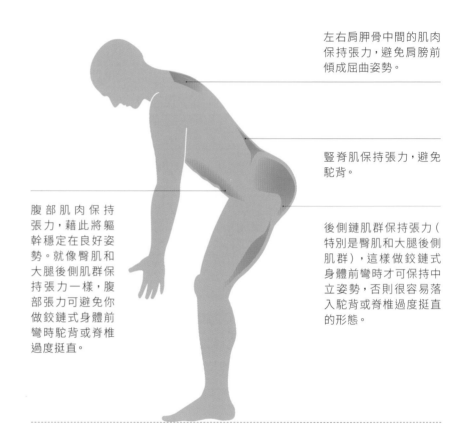

左右肩胛骨中間的肌肉保持張力，避免肩膀前傾成屈曲姿勢。

豎脊肌保持張力，避免駝背。

腹部肌肉保持張力，藉此將軀幹穩定在良好姿勢。就像臀肌和大腿後側肌群保持張力一樣，腹部張力可避免你做鉸鏈式身體前彎時駝背或脊椎過度挺直。

後側鏈肌群保持張力（特別是臀肌和大腿後側肌群），這樣做鉸鏈式身體前彎時才可保持中立姿勢，否則很容易落入駝背或脊椎過度挺直的形態。

現在如果無法立即感受這一切，別擔心，畢竟重新訓練身體用正確方式活動需要時間。不過在此提醒各位一個常見的錯誤：如果你感覺不到身體背部肌肉出力繃緊，代表髖部推得不夠遠。最穩當的做法是低頭看膝蓋，膝蓋若超過腳趾，表示犯了常見錯誤。這時，別從完成式（鉸鏈式身體前彎）修正姿勢，直接站起來，從頭開始。重做動作會比修正糟糕的姿勢更容易。

另一個常見問題是做鉸鏈式身體前彎時，軀幹很難保持緊繃，特別是長年久坐又缺乏規律鍛鍊的人。如果你跟許多人一樣欠缺必要肌力，建議做鉸鏈式身體前彎時雙手放大腿或前面凳子上，這樣會有幫助。別擔心自己肌力不足，無法正確執行動作。如果你每次進行穩固步驟或做鉸鏈式身體前彎時都啟動核心，以後會越來越強壯，技巧越來越純熟。

人類先天就會以髖關節為轉軸做身體前彎，只是現代社會把我們訓練成用背部彎身、靠膝關節舉重物，因此現在需要花點時間重新連接大腦，培養所需技能。

原則 2：膝蓋外推，雙腳腳掌朝前

做鉸鏈式身體前彎和蹲下時，要在髖部、膝蓋、足踝製造穩定姿勢，以維持最佳身體力學。各位對此應當不陌生，我們在旋轉章節已經教你怎麼讓骨盆就良好姿勢，以穩定下半身：夾緊臀部，從髖關節製造外旋力，雙腳在地上扭緊。這動作雖簡單，卻可引發一連串重要力學，既能將骨盆放在脊椎的良好位置上，又能幫助足踝、膝關節、髖部自然向外轉，而這股旋轉力會製造張力，穩固整個下半身。

不知各位有沒有發現，一做鉸鏈式身體前彎，便明顯失去臀肌支撐。換句話說，此時你很難夾緊臀部以保持髖部的張力和穩定度，因此必須靠小臀肌和髖旋轉肌製造的外旋動作來維持穩定。如果不這樣做，膝蓋和足踝可能向內塌陷。為避免這種情形，建議從髖關節轉動軀幹時，膝蓋稍微往外推。這跟我們教各位站立時要夾緊臀部肌肉，髖關節往外轉、腳掌在地面扭緊是一樣的道理，「膝蓋外推」（或「膝蓋張開」）可在足踝、膝蓋、髖部製造外旋力，為下半身提供穩定。

此外，還要注意膝蓋和足踝的關係。腳掌朝前，膝蓋沿著同一垂直線上下移動，大約落在小腳趾外側。也就是說，在做鉸鏈式身體前彎、彎曲膝蓋時，膝蓋或足踝不應偏向某一側、搖晃或不穩定。如果膝蓋、足踝向內塌陷，表示你沒製造足夠的張力（外旋）。確定大姆趾有緊貼地面，這樣腳掌就不會滾到外側了。製造足夠的外旋力（或膝蓋外推力），可避免膝蓋和足踝往內倒。這裡提供一個簡易評估方式：下蹲時觀察足弓，足弓不可塌陷。

不正確   正確

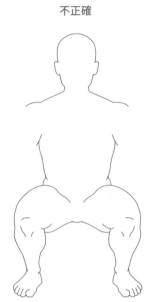

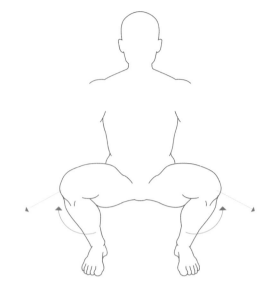

這張圖告訴我們，若沒有製造
外旋力或沒把膝蓋往外推會發
生什麼事。沒在髖關節製造對
應旋轉力，膝蓋和足踝會向內
塌陷。膝蓋、足踝塌陷，除了會
在膝蓋和腳掌造成各種磨損和
撕裂傷外，還會讓髖部和脊椎
失去穩定基座。

下蹲的時候，膝蓋往外推，將
髖部、膝蓋、足踝穩固在力學
正確的姿勢裡，如此一來，便
能製造外旋力。

原則 3：小腿保持垂直

做鉸鏈式身體前彎和蹲下時，如果有確實遵照前兩項原則，小腿
自然會保持垂直。但由於我們看過很多人的小腿在第一次做鉸鏈
式身體前彎時斜得很瘋狂，所以決定把「小腿垂直」列為第三項
原則，不再只是小小的提醒。無論是前彎、蹲下或結合這兩個動
作，關鍵是把重量導入髖部大引擎，由髖部來承擔所有繁重工作。
如果任由膝蓋往前衝、大大超出腳趾頭，會將所有負重轉移到膝
蓋和股四頭肌。不管上健身房做負重深蹲，或僅僅只是從地上爬
起來，各位若想保全膝蓋和背部，都應該好好運用髖部。凡是從
髖關節發動的動作，都會啟用大腿後側肌群防止小腿突到前面去。
讓我們舉幾個例子，加深各位對這一點的理解。

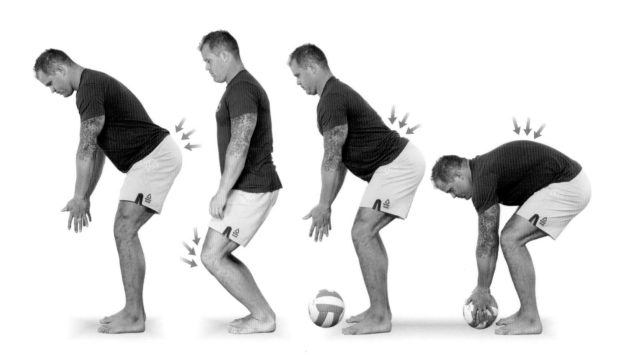

髖部負重才正確：
注意照片中凱利的小腿是垂直的。你只需要將臀部往後移（原則1），把膝蓋向外推（原則2），小腿就能保持垂直，並做出簡易的鉸鏈式身體前彎。在這姿勢裡，你會感覺上半身重量落在髖部和大腿後側肌群，而不是膝蓋和股四頭肌。

用膝蓋負重，不是用髖部負重：
這裡凱利甚至還沒有轉動髖關節往前彎，就已經出問題了。他並沒把髖部往後推、以髖部負重，而是把膝蓋向前推。在這種情況下，如果凱利轉動髖關節往前彎，就是在用膝蓋支撐上半身全部重量。

用背部負重，不是用髖部負重：
在這兩張照片裡，凱利的髖部往後移，小腿也相當直，但他已經失去穩固的中立脊椎姿勢。如果沒做到原則1、原則2，只達成原則3，這樣根本沒意義。因為你把脊椎當成髖關節來使用，這樣若不是屈曲就是過度挺直腰椎。表示你將脊椎當引擎，而不是傳動裝置。

降低身體

一旦學會從髖關節往前彎，以後清空洗碗機頂架就可以派上用場，但不是每樣你要抓的東西都放得那麼高。各位需要學習如何保持這三項原則，同時又能往下蹲低，這樣才算真正掌握蹲下與鉸鏈式身體前彎技巧（見 111 頁）。這確實是一大挑戰，畢竟身體蹲越低，就越難在髖部和大腿後側肌群保持張力。接近地面時，可能會發現動作幅度終端開始影響各位的力學品質及保持穩定、組織良好的能力。

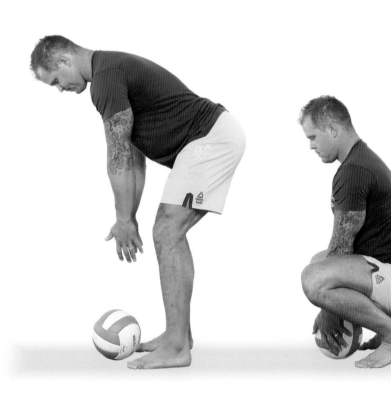

步驟1：
從髖關節往前彎，把球撿起來。即使每件事都做對：建立穩固的脊椎中立姿勢，髖部往後推，保持小腿垂直，卻發現由於長年坐著，動作幅度不足，所以拿球時無法在不破壞動作形式的狀況下，以髖關節轉軸往前彎。

步驟2：
不要駝背，而是膝蓋往前推，接著腳跟離地，用蹠骨球撐地，這樣便可移除髖部大部分張力。你實際上是坐在大腿後側肌群，減輕膝蓋上的重量。但如果要從這姿勢站起來，下場就是用難以承受的方式考驗膝關節。

蹲越深，足踝及髖部的動作幅度就扮演更重要的角色。如果髖部
及大腿後側肌群因為坐太多而變僵緊，用鉸鏈式身體前彎動作來
撿東西就很難保持脊椎中立、小腿垂直。為了碰到地面，你可能
認為自己不得不妥協，要麼打破脊椎中立原則、要麼打破小腿垂
直原則。我們希望各位永遠以維持理想脊椎姿勢為優先。碰到這
種情形，有正確的取巧方式，也有錯誤的取巧方式。

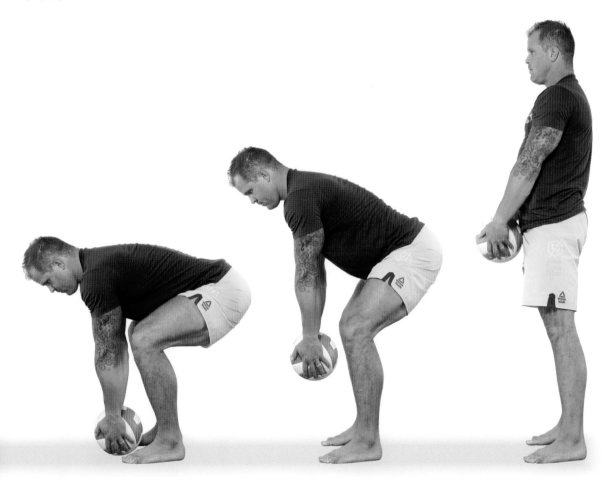

步驟3：
不要從「取巧」姿勢直直站起來。先把髖部往
後移，膝蓋向外推，小腿垂直。注意凱利背部
是平的，受到保護。

步驟4：
就穩定、有支撐的姿勢後，
你現在可以站起來，卻不至
於對背部或膝蓋施加不必要
的壓力。

步驟5：
回到直立姿勢，重新就
基礎站姿

甚至從地上爬起來也可採取同樣策略。

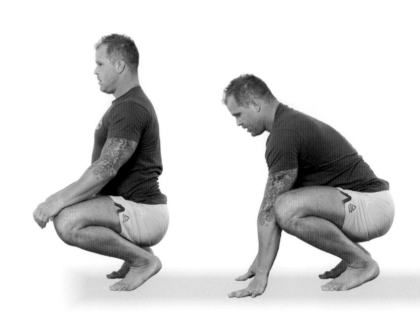

如果採跪姿（動作形式像深蹲），各位也可用同樣策略：
髖部往後推，前腳小腿盡可能保持垂直，接著站起來。
這裡提供幾項選擇：

選項 1

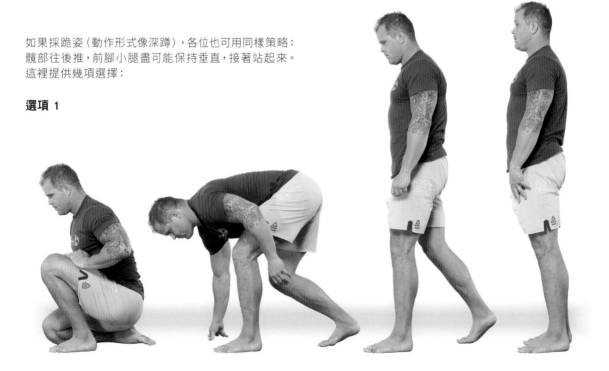

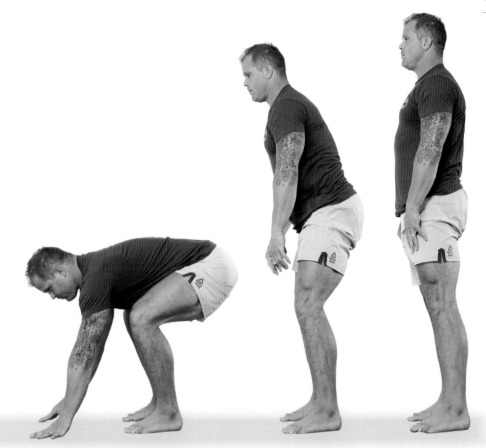

選項 2

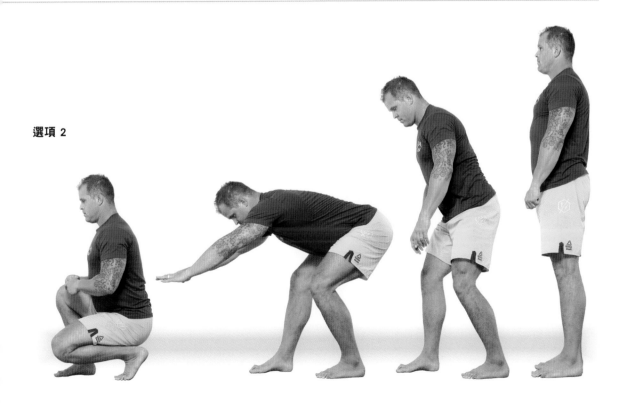

鉸鏈式身體前彎的力學

各位現在已經知道怎麼用髖部和大腿後側肌群負重、用膝蓋調整姿勢，接下來，你應該專注將鉸鏈式身體前彎的技巧調校至完美。請注意，一般人由於身體已經適應久坐生活，組織受限的情況十分嚴重，因此只有一小部分人能夠正確執行鉸鏈式身體前彎。

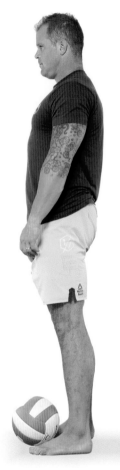
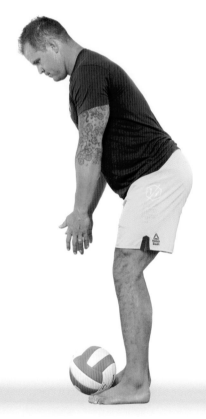
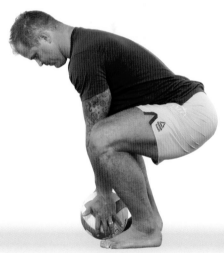

步驟1：
先進行穩固步驟（82-83頁）。雙腳位在髖部下方，與肩同寬。腳趾應朝正前方。雙腳保持中立，腹肌繃緊，肩膀和髖部維持穩定，準備開始做安全又穩健的鉸鏈式身體前彎。請注意，凱利要撿的那顆球離他身體很近，擺在雙腳中間位置。各位撿東西的時候，物品離腳越近越好，擺在髖部下方。離身體越近，力學越能發揮作用。

步驟2：
盡可能保持小腿垂直及中立脊椎姿勢，髖部和大腿後側肌群往後坐，軀幹前傾。為了讓足踝、膝蓋、髖部維持穩定姿勢，髖關節往外轉，雙腳在地上扭緊，藉此製造小小外旋力。

步驟3：
重量分配至腳掌中心，膝蓋微彎（依然稍微外推），髖部繼續往後坐。身體蹲低後，軀幹稍微往前傾，這樣才能碰到你要抬的東西。注意凱利的背部是平的，雙腳平貼在地。如果動作幅度不足，腳掌可能難以完全貼地。記得別用駝背來代償。

你如果動作幅度不足，建議用 102-103 頁的蹲低技術「取巧」。即使你很專注調整姿勢，並用本書介紹的技巧改善力學，還是要知道自己在追求什麼。乾淨俐落的鉸鏈式身體前彎的力學是人體動作的里程碑，更是衡量髖部和腰椎功能的絕佳指標。

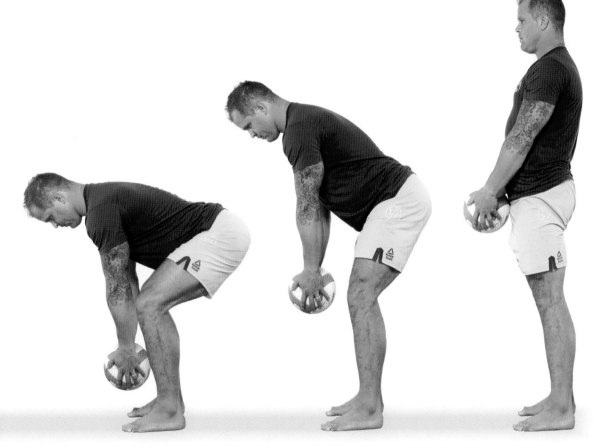

步驟4：
東西抬起來前，小腿保持垂直（原則3）。同時臀部抬高，膝蓋向後推。這樣會在髖部和大腿後側肌群製造張力，避免你將膝蓋和背部當作抬物舉重的引擎。

步驟5：
脊椎保持中立，並伸展髖部和膝蓋。站直時想像你夾緊臀肌，髖部保持張力。

步驟6：
站直後，夾緊臀肌，重新建立基礎站姿。

鉸鏈式身體前彎的問題和矯正

彎腰對背部的傷害比任何動作都要大，這點不容輕忽。如果你習慣從腰部往前彎，用駝背姿勢彎腰繫鞋帶、撿枕頭或趴在工作檯上工作，很容易扭到背部，引發下背疼痛。

有個場景相當常見：工作坐了一整天，全身緊繃，腦袋只能做機械式反應。桌上亂糟糟，於是你開始清理桌面，卻不小心撞倒一堆文件，紙張散落一地。你急忙彎腰撿東西，起身時感覺事情大條了。你倒吸一口氣，馬上伸手摸下背。背部剛才扭到了。

這裡先澄清：下背扭到並不好玩，但也不是嚴重的傷害，你並不會因此椎間盤突出或折斷背部，頂多只是軟組織拉傷。儘管如此，還是痛得要命，彷彿下背住著惡魔。背部基本上進入關機模式，周圍肌肉痙攣，引起不適和疼痛。

不過各位已經知道如何避免下背扭傷：注意自己的姿勢，脊椎保持中立、穩定，然後以髖關節為轉軸往前彎。就這麼簡單。我們知道有些人難免會落入舊有運動模式，犯了基本錯誤，畢竟大家都是平凡人。因此現在將注意力轉到鉸鏈式身體前彎的兩大常見問題，一是腰轉軸問題，二是上半身過度挺直問題。我們等一下會告訴大家為什麼會發生這些問題，並提供矯正策略。

腰轉軸問題

一般人身體往前彎時，最常犯的錯誤是用腰部而不是用髖部當轉軸。請看下方照片，用腰部當轉軸，不僅造成下背彎曲，更讓上背呈聳肩駝背姿勢。然而許多人卻採取這種不良技術，原因是彎腰的阻力最小。彎腰基本上是在欠缺張力的保護下往前彎，上半身塌在下半身之上，將軟組織拉到極限，要求背部做髖部的工作，然而背部的設計與構造並不適合做這些事。花點時間比看看脊椎和骨盆－股骨系統的大小。你認為哪個較能承受 450 公斤？

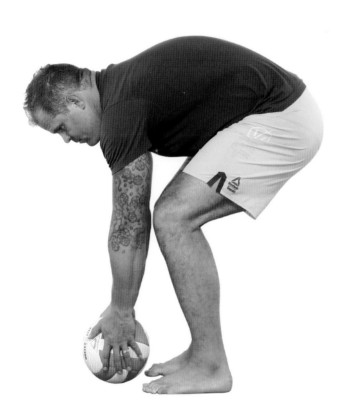

力學修正

如果你因為技術不良，無法正確執行鉸鏈式身體前彎，那麼請先掌握穩固步驟（82-83頁），學會用髖部和大腿後側肌群負重（96頁），練習鉸鏈式身體前彎的力學（106-107頁）。

扭到背部修正

目標是學會鉸鏈式身體前彎，用正確方式往前彎，避免扭到背部，如果背部已經扭到、疼痛不已，請用278頁處方5協助復原。

動作幅度修正

如果你因為軟組織受限或大腿後側肌群緊縮，無法做鉸鏈式身體前彎，請用膝蓋調整姿勢（108-109頁），並執行278頁處方5，改善軟組織力學。

上半身過度挺直問題

一般人常犯的第二個前彎錯誤是上半身過度挺直。雖然你很希望背部保持平直，但如果無法保持軀幹張力，讓骨盆進入中立姿勢，便有可能造成過度挺直。髖部一往後坐，骨盆就會往前傾，固定在以骨頭壓骨頭的穩定姿勢上。如果你也用這種脊椎型態坐在椅子上，你已經準備好複製過度挺直的前彎模式了。

脊椎過度挺直往前彎可以暫時發揮作用，讓朋友以為你沒有駝背問題，但過度挺直不是脊椎該做的事。很少人知道，許多發生在健身房、瑜伽課或運動比賽的脊椎扭到都是過度挺直造成的。坐著不動時，將脊椎門擋撞在一起已經夠糟了，如果在做動態鉸鏈式身體前彎時，又給過度挺直的脊椎加上負重和速度，脊椎恐怕無法支撐太久。為什麼一般人做訓練動作時容易過度挺直脊椎？原因之一是，當我們站起來時，因久坐而短縮的軟組織會把脊椎拖入過度挺直的形狀。脊椎像承受重量的彈簧一樣，長期往過度挺直的方向拉。

力學修正

雖然髖關節屈肌群緊縮很容易讓你脊椎過度挺直，不過，這比較是技術層面的問題。你需要了解穩固步驟（82-83頁），提升軀幹張力，以髖部和大腿後側肌群負重。重複步驟1-2，直到你可以在脊椎不過度挺直的情況下完成以上動作。可能需要多試幾次，不過你會成功的。

修正背部過度挺直

為了回到基準線，你要打破肌肉緊縮（見278頁處方5），解決錯誤力學。

上半身過度挺直問題多半是在你開始做鉸鏈式身體前彎時發生的。因此動作啟動前，如果骨盆沒固定好，感覺背部肌肉縮緊，骨盆往前翻，馬上回到站立姿勢，重新組織身體。打破不良動作模式的惡性循環很簡單：動作展開期間，若發現姿勢不良，立即停止，不要繼續糟糕的動作。停止，重來，然後再試一遍。經過一段時間後，你就不需要停下來重新調整姿勢了。先前的訓練開始發揮作用，你輕輕鬆鬆就能正確地活動。

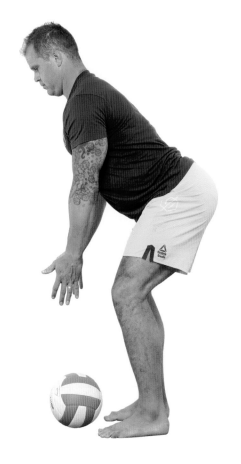

蹲下的力學

蹲下跟行走、前彎一樣，每天都要執行無數次。起床、上廁所、坐下吃飯、坐椅子工作、開車或坐沙發，都需要蹲下。總之，只要軀幹挺直並降低、抬高重心，就會做出蹲下的動作，涵蓋許多生活和體育活動。因此，蹲下是最普遍的轉換動作。如果你了解怎樣以良好姿勢蹲下，就可以將此技巧應用在任何體現蹲姿形式的動作上：坐、跳躍、著地、抬重物等等。簡單講，學習良好的下蹲技巧，對學習新技巧大有幫助，包含許多近似蹲姿的動作。

再次強調，蹲下的動作原理跟前彎是一樣的：脊椎保持中立，以髖關節為轉軸往前彎，接著用膝蓋調整深度。蹲下與前彎不同之處在於軀幹傾斜的角度，以及髖部、膝蓋屈曲的程度。蹲下通常要把軀幹挺更直。鉸鏈式身體前彎則是抬高髖部，軀幹跟地面較為平行。有時我們彎身繫鞋帶，有時蹲下或跪地繫鞋帶，有時結合兩者，身體先往前彎，再蹲下。

各位已經知道怎麼在不破壞脊椎力學的情況下做鉸鏈式身體前彎，現在我們就來看看怎麼將髖部張力製造原則應用在蹲下動作。我們從最簡單也最常見的類型開始：椅子深蹲，又稱箱上深蹲。執行椅子或箱上深蹲，需要一把硬座面、無滾輪或輪腳的椅子或長凳，或找個堅固耐用、至少 45 公分高的箱子。

許多常見的肌肉骨骼問題都源於活動時（如蹲低坐到椅子上）沒考慮基本的力學。如果距離短、速度慢，汽車輪胎螺絲鬆動並不會構成太大問題。但如果距離、速度都提高到一定程度，車輪肯定會脫落。深蹲也一樣，脊椎沒組織好，沒注意膝蓋和髖部該做的事，久了自然出毛病。

椅子深蹲（箱上深蹲）：坐下

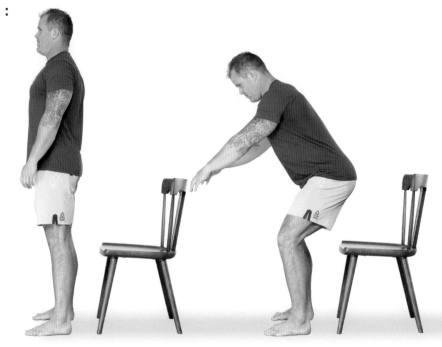

步驟1：
雙腳打開，稍微比肩寬，腳趾朝向正前方。椅子前面兩支腳應該距離腳後跟15公分遠。現在進行穩固步驟（82-83頁）。

步驟2：
將脊椎組織好，接著用髖部和大腿後側肌群負重：髖部和大腿後側肌群往後推，膝蓋微彎，整個軀幹向前傾。想像自己騰不出手於是用屁股關車門的模樣。當你這麼做的時候，膝蓋向外推，盡可能讓小腿垂直地面。軀幹往前傾、髖部往後推，這時需要提高軀幹張力，以保持脊椎穩定和中立。雙眼注視前方150公分處，重量分配至雙腳腳掌中心。

椅子深蹲：起身

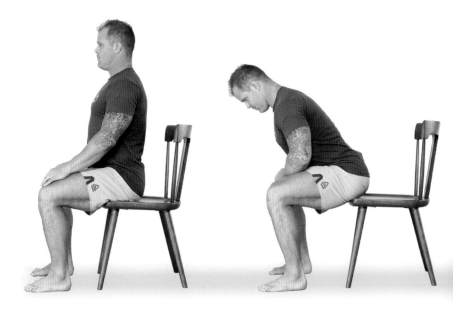

步驟5：
起身時，只需把剛才的步驟倒著做一遍。坐著，軀幹稍微前傾，直到髖部和大腿後側肌群感覺有張力。小腿保持垂直。別用前傾的小腿來代替大腿後側肌群負重。

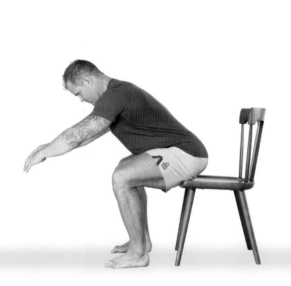

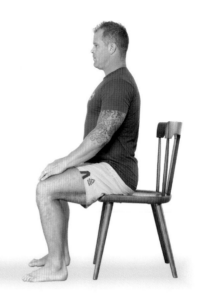

步驟3：
髖部蹲低，彎曲膝蓋，小腿依然保持垂直。不用刻意看，試著將臀部放在椅子前半部，坐在骨盆的骨頭部位（坐骨粗隆）。

步驟4：
接著，背部調整成直立姿勢。這就是理想坐姿。

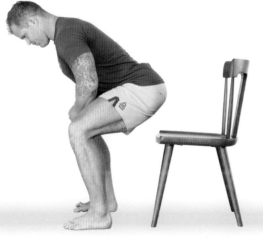

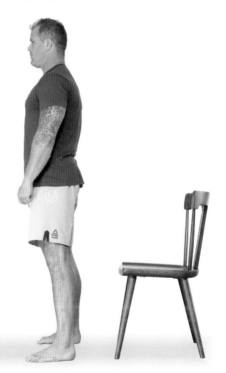

步驟6：
臀部從椅子上抬起來，用髖部和大腿後側肌群負重。半蹲時，別人應該看不出你要起身或坐下。步驟是一樣的。如果你是深蹲「新」手，軀幹可能會比你預期的更往前傾斜。

步驟7：
髖部和膝蓋打直站起來，小腿完全直立，夾緊臀肌，重新穩固脊椎。由於脊椎剛才暴露在強大力量下，因此抵達動作最高位置後，要重新組織脊椎，將身體準備好，以利轉換到下一個動作（如行走）。

全深蹲

椅子會限制動作幅度，所以你大概認為現代人下蹲的幅度頂多到椅子深蹲。能用良好姿勢蹲到椅子的高度確實就可以做出大部分人體動作。但如果要蹲更低或從地上爬起來（人體是設計來做這兩種動作），就需要學習全深蹲的技巧。全深蹲起始動作跟椅子深蹲一樣，但不會蹲到一半停在半空中，髖部離地好幾十公分，而是繼續往下蹲，讓大腿後側肌群緊貼小腿後側肌群，髖部低於膝窩。如果圍在營火旁，地面是濕的，你就會採取全深蹲姿勢了。

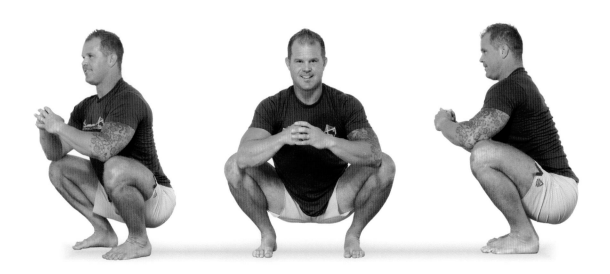

千萬不要為了蹲到底而犧牲動作形式。腳跟著地，腳趾朝向前方，膝蓋向外打開，背部保持平直。如果你無法在不破壞動作形式的情況下做到全深蹲，別擔心，絕大多數久坐戰士都面臨同樣問題。下一頁我們會告訴你如何改善蹲姿深度。而減少坐下的時間，執行日常活動度處方，也能協助你實現最終目標，找回全深蹲的能力。

有支撐的深蹲

如果因為動作幅度受限而無法蹲到底，請花 10 分鐘做下頁「有支撐的深蹲」。這動作我們稱為 10 分鐘深蹲測試。為了達到最佳效果，請各位務必蹲整整 10 分鐘。在這 10 分鐘內，你可以變換姿勢，從有支撐深蹲換成別種姿勢，或短暫起身伸伸腿，不過多數時候應該停留在最低位置。如果不用抓任何東西就能蹲到底，或蹲到底不會抱怨小腿出現灼熱感，恭喜你通過 10 分鐘深蹲測試！

但如果你動作幅度嚴重受限，做深蹲測試會十分吃力。如有必要，可將 10 分鐘深蹲拆開，在一天內分幾次做。不過要記得，想改善下蹲深度，就得花時間停留在深蹲動作形式。一天花 10 分鐘做全深蹲是很棒的人生目標。

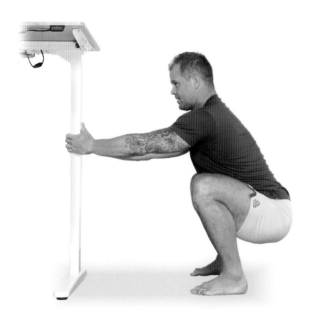

動作幅度修正

除撐在全深蹲姿勢外，還可使用304頁處方9，以及312頁處方10來改善深蹲的動作幅度。

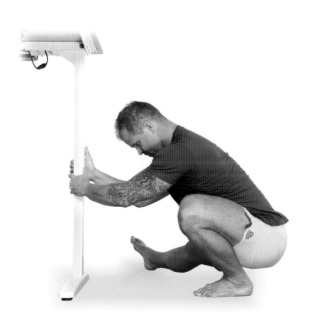

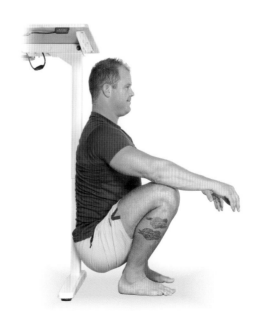

蹲下的問題和矯正

多數人坐下或起身都不會考慮自己的動作形式，而糟糕的動作模式同樣也會在你站立、行走、彎腰時引發許多問題，繼而影響蹲下動作。好比說：腳掌向外轉，膝蓋和足踝塌陷。如果各位停下來想一想整天坐下、起身的次數，就可以想見累積效應有多大。

更糟糕的是，你在桌邊所做的每個不良蹲下動作，都會讓身體記住糟糕的動作模式，連帶影響類似蹲下的進階動作。如果你一直用不良姿勢坐到椅子上，我們不必去健身房看你舉重就知道你會受傷。見微知著，從你做一件事便可看出你做每件事的方式。如果各位希望身體堅若磐石，足以承受任何負重，先從良好徒手動作做起。

雖然使用前面描述的正確蹲下技巧會讓你走上正確的道路，但你不可能一直留意姿勢，尤其是當你全神貫注於工作的時候。在你放下這本書之後去做其他日常事務時，為了防止你回到舊模式，我們將在這一節指出最常見的蹲下錯誤以及如何糾正。研究這些錯誤，你會更有能力找出自己的動作缺失。而且，教孩子怎麼動是你責無旁貸的責任，所以能夠看出孩子在動作中常見的錯誤是一舉兩得。

膝蓋前推導致脊椎過度挺直的問題

一般人最常犯的蹲下錯誤就是把膝蓋往前推，由此展開動作。這可怕的膝蓋動作直接導致脊椎過度挺直，好像在跳怪異的舞蹈。你在餐館或辦公室肯定見過有人用脊椎過度挺直的姿勢從椅子上站起來，情況大概是這樣：

臀部往前挪、挪到座位邊緣，膝蓋的位置超出小腿。接著起身站立，聽到膝蓋發出吱吱嘎嘎的聲音。在這脆弱姿勢下，由於膝蓋力學遭破壞，腰椎容易往前塌。順帶一提，這種「扭捏」的動作模式只有在以座椅為重心的環境中才會大行其道，加上高跟鞋和鉛筆裙流行，難怪美國的背部開刀和膝關節置換技術獨步全球。

各位現在知道做蹲下動作應該靠髖部負重，小腿盡可能保持垂直。而剛才講的錯誤技巧則是把重量全部放在膝蓋上，落入糟糕的力學姿勢。雖然短期內不會造成傷害，但持續這樣靠膝蓋負重，會提前耗盡你的膝蓋壽命，導致膝蓋疼痛，甚至退化。別讓功能失調的動作模式烙印在體內。就像茱麗葉在孩子做出堪慮行為時總會提醒他們：「做更好的決定。」

力學修正

進行穩固步驟（第82頁），腹部繃緊，用髖部和大腿後側肌群來負重。要避免膝蓋向前移，小腿盡可能垂直，展開動作之後，再稍微把膝蓋往外推。準備站起來時，想像把膝蓋後側往身體方向拉。

不正確　　　　　　　　　　　　　　　　正確

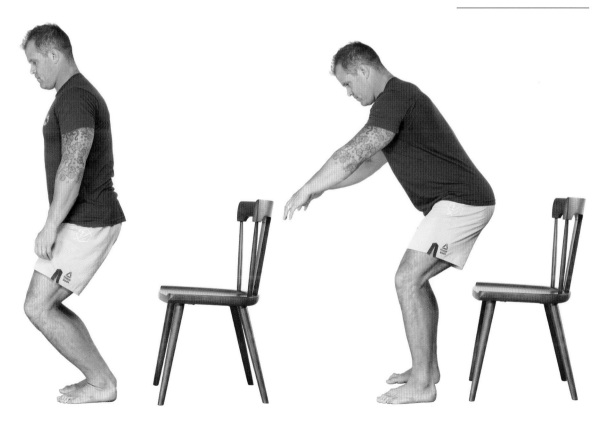

膝關節和踝關節塌陷

要做出正確的蹲下動作，有幾道步驟。除了保持小腿垂直外，第二個最常忘記的步驟是把膝蓋往外推，在髖部製造外旋力。不管是蹲到地上或從椅子站起來，如果忘記製造穩定度，膝蓋和足踝會很容易向內塌陷，這問題通常稱為「膝關節外翻塌陷」。

還有一點要注意，塌陷問題常常跟腳掌外開同時出現。腳趾朝向外側（如下圖所示），足踝容易向內塌陷，使優秀的足弓變扁平。一旦足踝、足弓塌陷，膝蓋也跟著塌陷。

正確

不正確

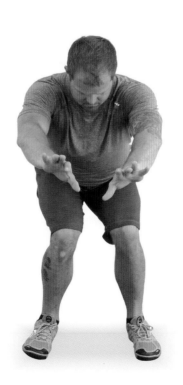

力學修正

雙腳腳掌朝前，膝蓋稍微外推，製造外旋力。

「屁股眨眼」問題或下背晃動

另一個常見問題是「屁股眨眼」，蹲到最低位置時，骨盆塞到身體下方。「屁股眨眼」是教練用語，指骨盆－腰椎之間失去穩定，這會在下背及周圍引發連環傷害。做負重深蹲時如果犯了「屁股眨眼」，表示你用整個身體結構在負重，但依照原始設計，身體並不適合既當支柱又當輪子用。

不正確

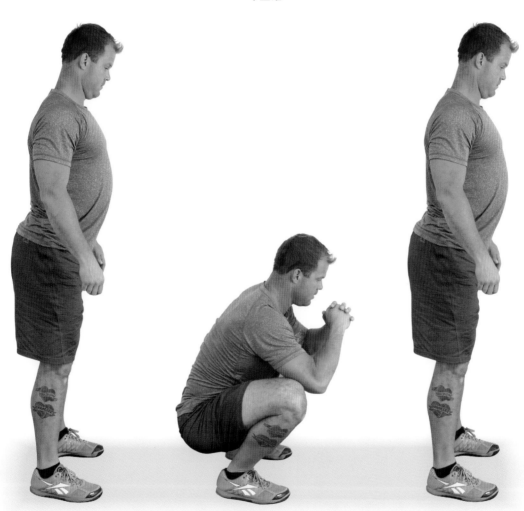

步驟1：
髖部往後推，準備做深蹲。由於沒確實執行穩固步驟來穩固脊椎，造成脊椎過度挺直，骨盆前傾。

步驟2：
由於沒做完穩固步驟，整個身體不穩定，蹲到最低位置時，骨盆後傾、塞在身體下方，像小狗夾著尾巴。

步驟3：
起身站立後，身體仍不穩定，骨盆再度前傾，脊椎回到過度挺直的姿勢。

蹲到底，骨盆塞在身體下方，用這種方式蹲坐對你未必有害。其實，我們上廁所或在地上做事（如營火旁做飯）都應該這樣子蹲。只有在加上動作（骨盆旋轉）、負重、速度或一再重複時，骨盆塞在身體下方才會變成問題。坐姿環境造成脊椎習慣性過度挺直，因此身體往下蹲，腰椎自然反轉，反而有利脊椎的恢復。

做 10 分鐘深蹲測試（114-115 頁）時，別擔心脊椎用力的狀態。即使蹲到最低，整個人放鬆下來，髖部的動作幅度應該足以讓你回復穩固脊椎。想像自己蹲到底，接著有人遞重物給你。你的脊椎可以通過考驗嗎？從安全姿勢轉換成全深蹲，你最終應該朝蹲到底、脊椎保持穩固的目標努力。畢竟兩歲孩童都做得到。

力學修正

開始深蹲時，維持穩固的中立脊椎，同時讓髖部和大腿後側肌群負重。身體蹲低時，膝蓋稍微往外推。如果活動度受限，不要為了蹲到底而犧牲動作形式。可以不要蹲那麼深，或者，也可以膝蓋前傾，破壞膝蓋槓桿，達到你想要的深度。

動作幅度修正

如果因為動作幅度受限而出現「屁股眨眼」，需要花點時間改善蹲下的動作幅度。建議做114-115頁有支撐的深蹲，或執行以下活動度處方，改善動作幅度：處方9（304頁）、處方10（312頁）、處方13（334頁）。

ONE-HUNDRED-YEAR SHOULDERS
可用上百年的肩膀

各位如果已經讀完 82-83 頁的穩固步驟，並依照書中指示按部就班練習，就已經學會怎麼站著組織肩膀。提的東西重，必須在肩膀製造大量轉動穩定度；提的東西輕，只需一點轉動張力即可。要牢記這觀念，正確的觀念是套防護盔甲，可避免你過度使用關節和組織。

觀念雖簡單，但實際應用起來恐怕有困難，習慣久坐生活型態的人更是如此。記住，脊椎是髖部和肩膀的底盤。簡單講，脊椎沒對齊，髖部和肩膀的引擎根本無法順暢運行，比如身體呈屈曲姿勢時，肩膀可能會不穩，落入駝背姿勢。

要打破惡性循環，第一步是在日常活動中建立正確的肩膀姿勢，如傳簡訊、提公事包，之後再進階到費力的動作，從中找到肩膀穩定度。

提物

穩定的肩膀型態

在組織和穩定你的肩膀來做大部分的手臂動作時，有三個基本的姿勢需要考慮：手臂向下，手臂平舉，手臂向上。無論是在鍛鍊還是在健身房舉重，你都有可能用這三個肩膀姿勢中的一個或多個姿勢來做出動作。如果你知道在這些動作型態中組織好肩膀，你就有了基模，能為大多數肩部動作創造出安全、穩定的姿勢。把小孩從地上抱起來？沒有問題。推著笨重的推車沿著通道走？沒有問題。在飛機上把手提箱舉到頭頂的置物櫃上？你猜對了，沒問題。

手臂往下　　　　　　　　　　手臂平舉　　　　　　　　　　手臂往上

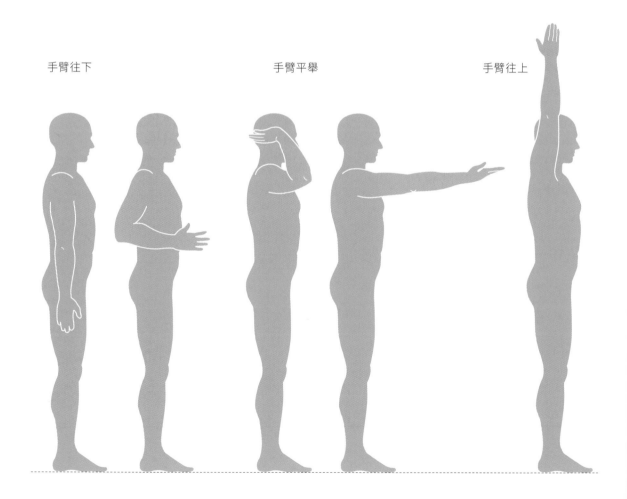

手臂放身體兩側

穩固步驟如果已經練得很純熟，應該很快就能掌握組織肩膀的訣
竅，不管是側提或將東西拿在身體前面。首先進行穩固步驟，各
位要特別注意步驟三，掌心朝天。肩膀出現張力後，手臂垂放身
體兩側，大拇指朝前。接著，單手拿輕一點的東西，如空筆電包。
首先要注意肩膀張力。由於東西輕，你感受到的張力應該跟剛才
做完穩固步驟差不多。張力如果消失不見，東西放下，從頭開始。
再來，檢查姿勢，確保拇指朝前，手肘沒有外張離開身體，也不
會圓肩前傾。

如果一切順利，試著彎曲你的手臂，創造同樣穩定的肩膀姿勢。
例如，一手拿著筆記型電腦，手掌朝上，大拇指朝外。正如你從
穩固步驟知道的，這個手的姿勢（拇指向外，手掌向上或向前）
形成外旋動作，增加肩膀的穩定性和張力。同樣，注意這股張力，
並檢查你的姿勢。

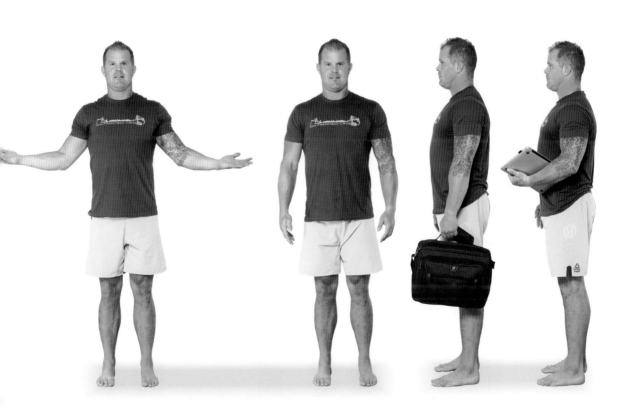

最後談兩手抬東西。我們拿椅子當例子，但如果椅子對你來說太重了，可以改拿別的東西，像是雙手伸到身體前方，捧著筆記型電腦。

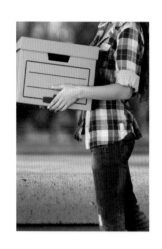

從力學角度看，拿東西時，掌心朝上是最簡單的方式，能自然而然把肩膀帶到更穩定的形態。但如果是抬椅子、搬箱子或拿有把手的東西（如洗衣籃），就不一定能掌心朝上。遇到這種情形，手肘緊靠身體，肩膀外旋，雙手提起把手或東西，好像要把掌心往上轉一樣，藉此增加肩膀張力。雙手其實固定住了，並不會真的轉動，但外旋動作卻能製造必要張力。如果你覺得這聽起來很像髖關節往外轉、雙腳在地上扭緊，沒錯，你聽懂了。手臂彎曲，雙手伸到前方，這是各位打字的姿勢。在肩膀不穩定的情況下打字，會使整個手臂動力鏈面臨功能失調的風險。要避免這種情況，敲打鍵盤前，記得在肩膀製造穩定度：手掌往上轉，製造外旋和張力（各位開始融會貫通了嗎？），肩膀姿勢維持穩定後，再把手掌翻過來打字。

不管你要抬什麼東西或雙手要怎樣擺，重點是拿東西或做預備姿勢前，要製造外旋力，增加肩膀張力。如果桌邊工作時感覺肩膀前傾，別繼續待在不良姿勢裡。花點時間，重新調好肩膀姿勢。

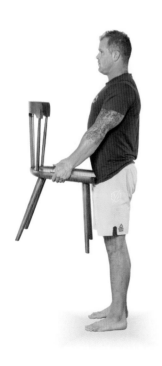
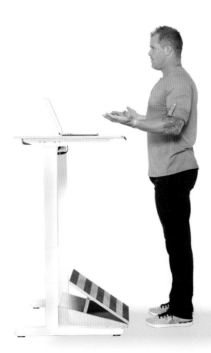
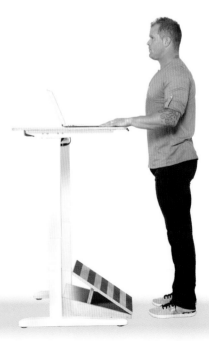

正確的提包方式

各位可能從未想過自己怎麼拿包包，不過確實應該想一想。錯誤的方式會破壞姿態，引發疼痛，導致活動受限。例如，用一側肩膀揹筆電包時，所有重量都壓在身體的一側，於是你用單肩抬高的方式來代償，破壞了脊椎椎骨的整齊排列。更糟糕的是，肩膀還要往前傾，以免肩帶滑落。另一常見方式是用臂彎提包包，同樣會對肩膀和脊椎造成類似的破壞。臂彎其實不太擅長提重物。有機會不妨觀察喜歡把包包掛在手肘的人，各位肯定會看到他們的肩膀傾到身體前方。

幸好這些常見錯誤很容易避免。你只要依照背帶的用途來運用背帶即可。好比說，如果你揹雙肩後背包，就使用兩條背帶，不要只用一條。如果你拿筆電包或手提包，就對角斜揹。這種包包是設計來斜揹的，所以稱為斜背包！這樣可減輕肩膀、下背負擔，由軀幹肌肉負重。別用臂彎提包包，試著改握提把。還有記得經常變換包包位置或握法，並調整背帶，減少擺動。

不正確

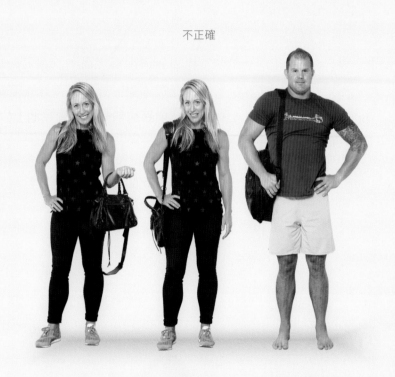

正確

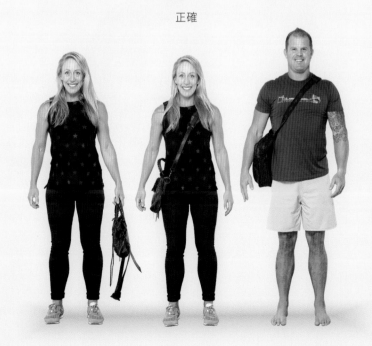

手臂平舉

各位覺得自己花多少時間滑手機？數據有點複雜，但根據最新統計，美國智慧手機使用者平均一天花 2 小時上網、瀏覽社交網站、玩遊戲、傳訊息、講電話。[1] 我們寧可保守一點，就假設平均每人一天花 90 分鐘滑手機好了，等同一年花 23 天、一生花 3.9 年使用手機。

現在想像你滑手機的姿勢。要做到不低頭、不伸長脖子、不圓肩實在很困難。但如果不修正姿勢，人一生有將近四年的時間處在這種不良姿勢裡，還不包括上班打電腦、看電視、吃飯等等。

好消息是，有個簡單又不會破壞姿勢的持機方式。就像預備做其他動作或姿勢一樣，先進行穩固步驟，肩膀就中立姿勢。接著將肩膀組織好，頭和身體保持一直線，雙手移到臉部前方。大拇指朝外，手肘緊靠身體。目標是讓二頭肌朝向天花板。這種持機方式才符合身體力學。

如果你正在講電話，方法一樣：二頭肌朝上，手肘緊靠身體。就這麼簡單。

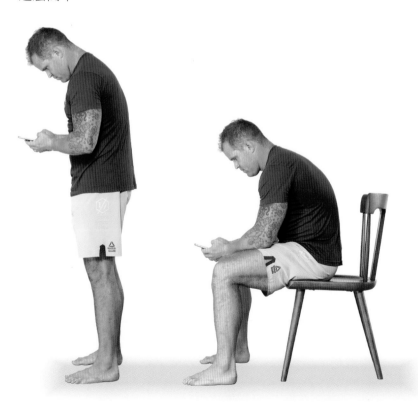

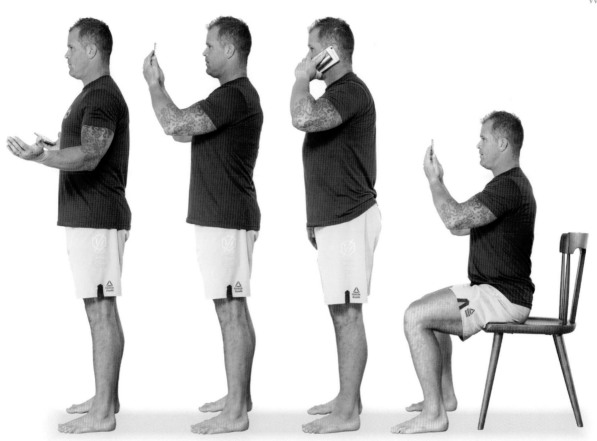

雖然我們以手機為例，告訴各位手臂平
舉時該如何把肩膀組織在穩定中立的姿
勢，但不管手臂是不是伸到前面，你都
應該這樣組織肩膀。好比說，抱著包尿
布的小孩或舉重，二頭肌應保持朝上，
手肘緊靠身體，藉此穩定肩膀。

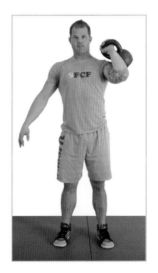

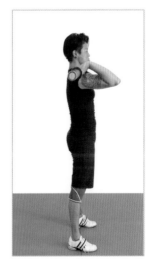

手臂往上

做過頭動作時，很多人只注意脊椎姿勢，卻忽視肩膀姿勢。這樣不對，如果舉重物，問題會更明顯，如果只是重複做「輕」的過頭動作（如游泳）依然存在潛在問題。幸好，要在過頭姿勢找到肩膀穩定度很容易，反而是雙手如何擺正確比較棘手。

這裡提供簡單易記的動作指令。手臂伸到身體前方或身體兩側時，要記得「掌心朝天」。若要避免手臂高舉過頭時出現不穩，記得「掌心對掌心」或「拇指往後指」。或是想著把腋窩轉向前，製造穩固的過頭姿勢。

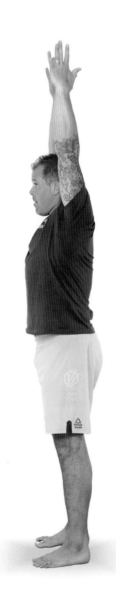

推和拉

無論把汽車推到加油站，或雙手攀爬窗臺，都需要靠外旋來製造
肩膀穩定度。真正讓事情變得稍微有點複雜的，不是推或拉的動
作，而是你要推或拉的東西。我們在此討論三種情境：

1. 推或拉可用雙手抓握的東西，如槓鈴或購物推車。
2. 推你無法抓握的東西，如地面或汽車保險桿。
3. 推或拉只能用單手抓握的東西，如啞鈴或行李袋。

「折彎槓鈴」：推或拉可用雙手抓握的東西

如果請健身狂說個通常會用雙手推或拉的東西，對方很可能回答
槓鈴。不上健身房的人可能說手推車或割草機。幸好，教人正確
推拉只需要解釋一項原則。凡是要雙手推拉東西，都可以用這項
技巧。唯一需要注意的是，東西必須夠堅固，不會一施壓就彎曲
或斷裂。

跟提東西一樣，我們的目標是製造外旋力，為肩膀複合區提供張
力和穩定度。各位在穩固步驟及提物章節已經學過手臂側伸，掌
心朝上，藉此提供穩定度。但如果手上握有東西（如槓鈴），就
不可能這樣子穩固肩膀。不過別擔心，沒有任何東西能阻止你掌
心朝上。執行「折彎槓鈴」技巧時，你不是真的折彎或折斷槓鈴，
卻能帶動手肘靠緊身體，在肩膀產生張力。練習一段時間後，各
位會發現你可完全掌控要製造多少張力，這一點跟掌心朝上很不
一樣。

這正是用雙手抓住一個堅固物體的美妙之處：構成一個封閉的迴路系統。如果有人準備臥推 500 磅，他需要製造大量外旋力，以確保肩膀在大負重下保持穩定，這時「折彎槓鈴」就是很傳神的形容。舉起槓鈴前，他應該用力試著從中折斷槓鈴。但如果是推或拉空的手推車，這用語就不太適合了。要記得外旋力應該跟你推或拉的重量一致。推空的手推車，你只需要少量外旋力，但手推車若裝滿東西，就要增加「彎度」。

職業安全指導員一般都認為「製造穩定肩膀來推重物」太艱深，沒辦法教，所以碰到太重的東西，通常鼓勵勞工改用拉的。為什麼？因為在工作環境中，最常造成肩傷的機制就是推重物。不過我們有信心告訴各位，如果你在推倒牆壁前就把脊椎和肩膀組織好，除了自尊心外，身體幾乎不會受傷。

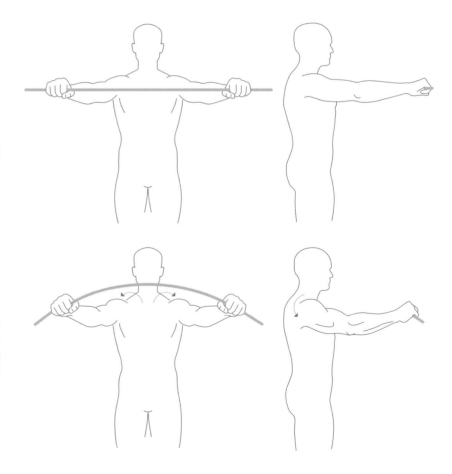

練習「折彎槓鈴」要備好一根PVC管或木棍。

步驟1：
雙手握住管子，與肩同寬。管子可舉在身體前面、降低至髖部或舉到頭頂上。技巧完全一樣。

步驟2：
握好後雙手開始扭轉，好像要把管子折成兩段。一定要從肩膀開始轉動。除非做臥推或引體向上，否則平常活動大多只需醞釀少量外旋力即可應付。

「雙手在地上扭緊」：推你無法抓握的東西

如果問人有什麼東西你抓不住又要常常推開，對方大概會猜「地面」。沒錯，這動作叫伏地挺身，我們就拿伏地挺身當例子。如果再請剛才那個人示範伏地挺身，對方應該會趴在地上，雙手與肩同寬，開始反覆推撐。很遺憾的是，你看到她手肘向外打開，肩膀前傾，表示她在不了解身體基礎原則下拚命鍛鍊。雖不至於馬上嘗到苦頭，但長期下來肯定受影響。

如果我們把伏地挺身當作起身離地的方式，就能明白這樣推不僅是為了鍛鍊腹肌，更是一門終生受用的技能。前面說過，人進安養院終老的首要理由正是無法自行從地上爬起來。就連瑜伽士都知道伏地挺身值得練習，難怪招牌瑜伽動作「鱷魚式」的技巧會跟伏地挺身如此相似。

要把糟糕的推姿轉變成健全的推姿很簡單，只要加個外旋動作就行了。不過做伏地挺身時，既不能像穩固步驟那樣掌心朝天，也不能像握推（推動可以用雙手抓握的東西）一樣「折彎槓鈴」，情況看似很棘手，其實不然。

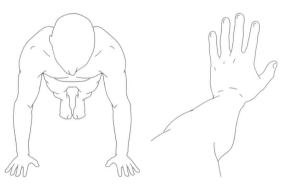

步驟1：
就伏地挺身姿勢，雙手與肩同寬，手指朝前。如果撐不住，膝蓋放地上。如果還是覺得太困難，站起來，雙手抵住牆壁。

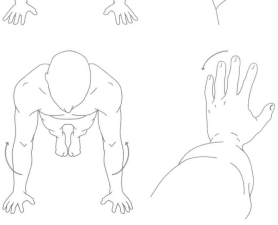

步驟2：
肩關節外旋，把二頭肌轉到正前方。肩膀外旋的方式很簡單：把雙手扭進地上。雙手保持不動，不過彷彿要用肩膀把雙手扭進地上一樣用力按。訣竅是把手肘移近身體，穩定肩膀，施加足夠外旋力，但別太多，別讓手掌像時鐘的指針一樣轉。不是每個你推、拉、拿的東西都跟你的軀幹一樣重，所以得留意你要製造多少張力。要感受手臂多貼近身體，感受肩膀的穩定度。

推或拉只能用單手抓握的東西

先澄清這裡要談的內容。我們不是講單手抓握固定物，如引體向上拉槓。如果東西是固定不動的，而你選擇單手抓握，那就用前面的技巧製造外旋力，以穩定肩膀。在這裡，我們說的是可移動的東西，好比說啞鈴或公事包。在這種情況下，「折彎槓鈴」的技巧起不了作用，東西只會在手上打轉。同樣道理，「將手『扭』進固定物」也無法發揮作用。

要在這情況下製造外轉，各位需回頭複習穩固步驟（第82-83頁）。抓握固定物能產生推動力去讓肩關節轉動，而這在抓握可移動的東西時是做不到的，所以應該要先調整肩膀姿勢，進行穩固步驟，以調整張力程度。例如舉輕啞鈴，只需要比站立工作稍微多一點的張力。若是推或拉重啞鈴，你會想要收緊肩膀組織。

最佳實例是把整瓶牛奶從冰箱拿出來。有沒有注意到牛奶離開架子後馬上下墜幾公分，直到「肌肉」開始發揮作用？牛奶瓶之所以下墜，並不是因為太重，而是因為你必須收緊你還沒組織好的肩膀。若有機會跟肩膀受傷的人聊天，他會告訴你，避免疼痛的唯一辦法就是在舉起那有如上百公斤重的牛奶瓶之前，先扭緊肩膀。

肩膀問題和矯正

由於在物理治療及肌力和體能訓練的世界裡工作、生活，我們看過無數肩傷：夾擠、脫臼、旋轉肌群撕裂、肩關節唇撕裂、二頭肌肌腱炎（僅列出幾項）。這些傷都疼痛難當，難以痊癒，加上平常我們做每件事幾乎都會用到手臂、手掌，讓肩傷變得很麻煩。肩膀受傷時，連刷牙、開車等日常活動都會變得困難重重，有時甚至做不到。好消息是，肩膀跟身體其他部位一樣，是建造來使用 100 年。因此每當有久坐運動員跑來尋求緩解疼痛的建議、抱怨肩傷，或問為什麼他一活動手臂就會傷到肩膀，我們都會告訴對方：「首先，我們必須讓你擺脫肩內旋姿勢。」

內旋問題

只要肩膀前傾進入圓肩姿勢，就會引發內旋問題。原因不外乎不
良習慣或肩膀動作幅度不足，多半是彎腰駝背的時間太長所致。

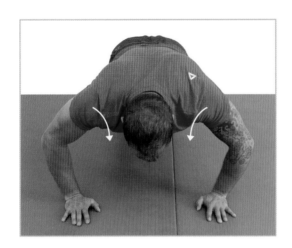 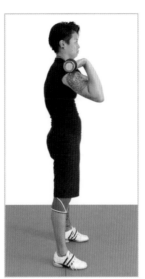

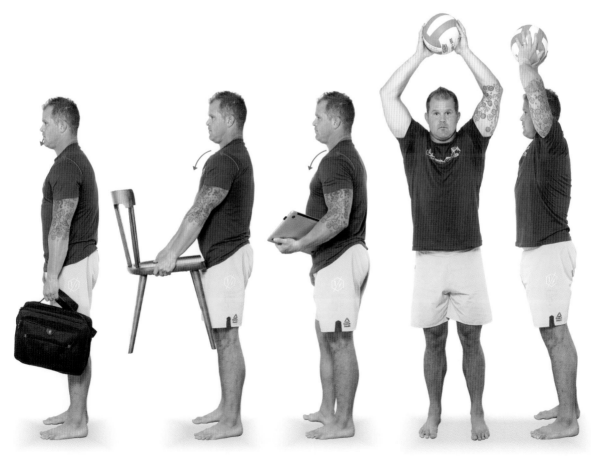

內旋會造成兩種情況：

1. 肩膀過度伸展及適應性僵緊：想像自己駝背坐著，背部彎曲，肩膀前傾。花點時間觀察這姿勢，你會發現手臂的重量把肱骨的頭（上臂骨）從肩關節的關節窩往前拉。你除了讓旋轉肌群處於艱難的工作姿勢外，更依靠肩膀的被動結締組織來保持關節完整。就像拉著 T 恤兩端，T 恤過幾分鐘就拉長變形了，長期下來有些肩膀結締組織也會變得鬆弛。更嚴重的是，肩膀和胸肌的前側在適應了姿勢之後變得僵緊，在不良姿勢周圍形成一層外殼。如果各位的肩關節囊鬆弛了，胸部和肩膀的肌肉發生適應性僵緊，請用下一頁的方法，努力保持肩膀穩定。組織總有一天會甦醒過來。

2. 肩關節動作幅度不足：想像你將手臂伸到背後，如果肩關節內轉的動作幅度不足，肱骨的球狀頭部構造會在關節窩內朝前方平移，同時肩胛骨會翹起來代償，好讓你繼續執行重要任務。換句話說，內旋動作幅度不足會導致整個肩膀複合區向前、向內塌陷。為協助各位了解問題的成因，我們舉個簡單的例子。

凱利仰躺，掌心往地面放，這就是肩內旋。

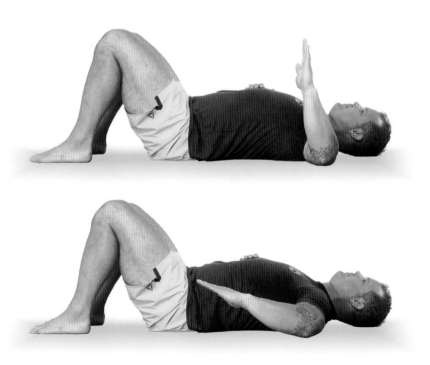

如果動作已經超出你的力學限制，而你沒有停，繼續內旋手臂，肩膀就會往前傾。由此可見內旋的動作幅度不足，你會以肩膀前傾的方式代償。

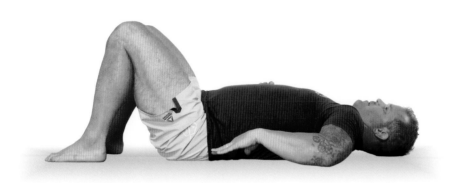

多麼了不起的適應機制，給你更多動作幅度來移動手臂。肩膀的構造是為了維持必要動作（如：吃飯），而有了肩胛骨，就好像肩膀後面又長了另一個肩關節。肩膀構造若不是長這樣，你能想像情況會如何？如果肩膀變得跟久坐的髖部一樣僵緊，身體便無法正常運作。問題是，肩胛骨能讓你用不良動作應付過去，除了肩膀失去力量外，幾乎不會造成什麼力學後果，直到肩膀組織舉白旗投降為止。也就是因為這樣，物理治療師和脊骨神經醫師都認為「肩關節」系統包含肩胛骨。

內旋的肩膀很脆弱、容易受傷。因此如果組織受限造成你肩膀前傾，就發揮你的工作精神，努力改善內旋動作幅度。

力學修正

把肩膀組織在中立姿勢，並製造外旋力穩定該姿勢。做大多數肩膀動作時，手肘緊靠身體，拇指朝外指或轉離身體，就能把肩膀穩定在良好姿勢。

動作幅度修正

用272頁處方4喚醒肩膀後側長期固定住的組織，讓胸部及肩膀的前側恢復彈性和動作幅度。要改善肩關節內旋，請執行266頁處方3。

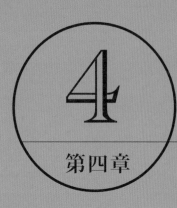

動態工作站

第四章

THE DYNAMIC
WORKSTATION

· 立式工作站指南
· 活動式工作站：打造可常常
　變換動作的環境
· 從坐到站：如何安全轉換到
　立式工作站

4

站著工作遠比坐著好，因為要活動，就要先站起來。但是改用立式辦公桌，比更換家具相對複雜許多。優良的立式工作站設置必須正確，也要能增加活動身體的機會，同時你也必須有次序地轉換，給身體時間去適應。我們將這一章分成三節，幫助你成功改造。

第一，我們將討論立式工作站的人體工學，從螢幕和鍵盤的適當高度，一直到最適合的鞋子。這一切是為了打造一種環境，讓你工作一整天也都能輕鬆保持身體力學。

第二，我們的目標不是讓你像雕像一樣，整天站著不動，所以我們提供了幾個站姿，讓你輪流替換。經常改變你的姿勢可以讓你的肌肉活動起來，讓血液在身體裡徹底流動，並使你輕輕鬆鬆站一整天。

接下來，我們會介紹許多各位可以做的實際動作，來避免身體長期靜止所產生的有害副作用，這就是改用立式辦公桌的真正好處。

最後，我們會提供一個簡單計畫，可以安全有效地從坐式工作站轉換到立式工作站。在這一節，我們會說明改用立式工作桌之後，這看似巨大轉變的應注意事項。

設置立式工作站

桌子
理想的立式辦公桌可以讓你把螢幕、鍵盤和滑鼠移到適當高度,以符合你現在的身體力學。

腳凳、斜板、腳欄杆或足鞦韆
把一隻腳擱在一個抬高的平面上,會自然鬆開許多牽引著脊椎的被動力量,讓你可以站得更久。可使用腳凳、斜板(如圖所示)、腳欄杆或足鞦韆,高度約在小腿中間。

鞋子
最好選擇赤腳,但對大多數人來說,這樣不切實際。所以,能讓你感覺像打赤腳一樣,就是理想的鞋子。可以考慮穿只有薄墊的平底鞋。盡量避免穿高跟鞋、較緊的西裝皮鞋或夾腳拖鞋。

螢幕
調整螢幕的高度，讓螢幕頂端和眼睛齊平。為了方便看到整個螢幕，可以讓螢幕向上傾斜。臉部距離螢幕大約45-75公分，這樣不必調整頭部姿勢就能看到整個螢幕。

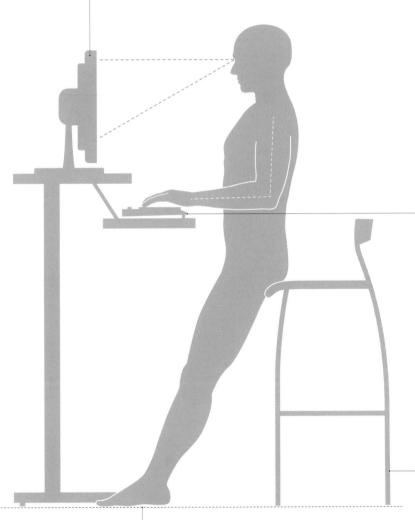

鍵盤和滑鼠
要找到適合你的鍵盤高度和距離，步驟如下：重新組織你的脊椎姿勢，接著彎曲手肘，使前臂大致平行於地板。然後把鍵盤和滑鼠放在你的手掌下方。注意把肩膀組織在中立姿勢，並使手肘和手腕保持一直線。

地板
如果你的辦公室是水泥地或其他硬式地面，你可以考慮鋪一張抗疲勞軟墊，或穿有薄墊的鞋子。如果地板鋪有柔軟的地毯，那就穿鞋墊更薄或沒有鞋墊的平底鞋，或者打赤腳最好。

高腳凳
高腳凳主要是用來倚靠，而不是拿來坐，所以只要讓你靠在椅子上不會傾斜或翻倒、椅面邊緣平直、座面夠寬，什麼樣的硬座椅子都可以。簡單的金屬吧檯椅或木凳就能用了。

STANDING WORKSTATION GUIDELINES
立式工作站指南

在深入說明建置立式工作站的細節之前，請你先放下這本書，站起來（如果你坐著），脫掉鞋子，保持有組織的脊椎姿勢。需要的話，可見第 82-83 頁的步驟。這就是你站在辦公桌前所保持的主要姿勢。應該改變桌子高度，來配合你最理想的姿勢形式，而不是為了要適應桌子而改變你的姿勢。

多年來，我們見過許多人精心打造了立式辦公桌，但卻建立在非常糟糕的姿勢基礎之上。比方說，螢幕太低，迫使他們低頭向下看。或者是桌面太高，身體為了配合鍵盤，而給肩膀帶來持續壓力。雖然立式辦公桌的設置方法無法化為精確的科學，但是令人樂於工作的關鍵，就在於確保你的辦公桌能夠支持並強化你改善過的身體力學。簡單說，一張好桌子，要能適合你組織良好的身體，也要讓你輕輕鬆鬆地坐、站和活動。

不當精確
misplaced precision

我們既了解也十分尊重人體工學專家和他們的工作，這些研究成果對本書有著莫大的影響。然而，我們發現一些辦公室人體工程學顧問都犯了「不當精確」的問題。當茱麗葉還在做律師工作時，公司的人體工程學顧問把她的滑鼠向右移動了0.3公分，給了她一個彎曲的鍵盤，說她那樣就符合了人體工程學的姿勢。過程中沒有人在討論姿勢或身體力學，最後她仍像隻蝦子蜷在椅子上。問題就在於，不管是花俏的鍵盤、鍵盤托還是軌跡球滑鼠，都不可能戰勝你那些糟糕的坐姿。請留意這種不當精確的問題。

穿平底鞋最好

這個標準雖然簡單，但效果強而有力。穿鞋挑平底鞋就對了，這對於姿勢和動作有著驚人的正面效用，所以平底鞋可以說是功能性立式工作站不可或缺的一部分。我們身體就是設計成平跟踩地來支撐，這是不爭的事實。

我們談過，我女兒所在的小學一年級班上，就大多失去了他們完美的跑步力學，部分原因出在他們穿的鞋子。成年人也是如此。你得要減少穿著鞋子的時間，因為鞋子會縮短你的肌腱和結締組織，並且扼殺了腳掌與生俱來的動作幅度。我們整個身體結構都是光著腳進化而來，而不是束縛在墊高腳跟的鞋子之中。當你的手部放鬆時，手指會一直併攏嗎？不會。那麼，你知道嗎？你的腳趾也不應該如此。

如第三章所述，穿著無法給予生物力學支撐的鞋子，後果不堪設想。如果你穿著厚軟鞋墊的鞋子站著工作，當你心不在焉地想找個可以支撐自己的姿勢時，很可能將身體重心轉移到腳掌的外側。軟墊鞋也會讓你的足弓更容易塌陷在鞋墊上，破壞你腳掌和腳踝的結構力學。你的足弓實際上是一個非承重面。想想在自然界或建築中看到的任何拱門，中間沒有任何東西支撐以維持圓拱形。同樣道理，你的足弓也不需要任何東西來支撐。脊椎就是建立在以雙腳腳掌為基礎的架構上，如果你的脊椎是建立在塌陷的足弓之上，就形同在沙子上建造城堡一樣。

高跟鞋是一個特別嚴重的問題。當鞋子從根本上改變了自然且具保護性的生物力學時，便會增加腳掌和腳踝問題，引起下背痛、骨盆底功能失調等等風險。而你穿高跟鞋站到不舒服的時候，第一件事就是坐下！如果這樣還不足以改變你的穿鞋習慣，那就問問自己，是否願意讓孩子站在 30 度的斜坡上一整天？如果答案是：「不！」那麼你就該拋棄每天穿的高跟鞋。若是你受邀參加奧斯卡頒獎典禮，我們完全支持你穿一些令人驚嘆的高跟鞋，我們只是建議你盡可能少穿高跟鞋。但現實就是，鞋子問題一日不解，就是在透支自己未來的身體健康。

平底鞋對你的生物力學好多了。平底鞋的「零落差」特點，就是

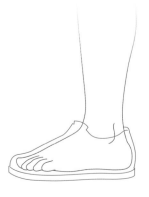

鞋跟不高於前腳掌，而且應有足夠的緩衝，當你走過粗糙的礫石車道時，也不會傷到腳。鞋跟高於前腳的鞋子都應該避免或別再繼續穿了。看看你鞋櫃裡的鞋子。我想絕大多數的鞋跟都較高。許多跑鞋的鞋跟高度都超過 1 公分，大多數男士西裝皮鞋也是如此。然而，這一趨勢正在改變，現在有很多品牌都有平底且時尚好看的鞋子。

理想的方法是，展現你與生俱來的力學，就直接赤腳站在辦公桌前。但我們知道，這對任何不在家工作的人來說，十分不切實際。如果無法赤腳工作，那麼就選擇一雙填充物最少的平底鞋。還記得上世紀 80 年代嗎？當時女性穿著舒適的鞋子去上班，一到辦公室就換上高跟鞋。如果你不能放棄你的高跟鞋，我們建議改成另一種模式：穿著高跟鞋去上班，然後站在辦公桌前工作時穿平底鞋，或不穿鞋。

如果你至今都穿著高跟鞋，你的腳踝很有可能動作幅度不足，足弓不穩，或者膝關節外翻（也就是 X 形腿）。對你來說，改穿平底鞋需要些時間和投資。如果你運動時穿的訓練鞋腳跟較高，我們建議你逐漸改穿較平的鞋子，直到你穿著「零落差」鞋子運動也能感到舒適。對於日常穿著，我們建議你買一雙極盡平坦、減震效果最小的鞋子，並按照 334 頁處方 13，將注意力集中在重建你的腳掌上。

以下這組標準會指導你走向正確方向。你的鞋子應該是：

· **平底。**
· **有適當的填充以保護腳底。**
· **不束縛，讓你的腳趾有足夠空間自然伸展。**
· **柔韌有彈性，可以彎曲。**

買鞋子時請帶上這張清單，試穿你想買的那雙鞋，看看是否合格。

地板很重要

想想金髮姑娘與三隻熊的童話故事。金髮姑娘把三隻熊的床都試了一遍。一個太硬，一個太軟，但是第三張床剛好合適，金髮姑娘就

決定在那裡休息。同樣原則也適用於立式工作站的地板。地板不能太硬或太軟，但要恰到好處。工作一整天，地板的硬度不但會影響你的感受，也影響你活動的好壞和頻率。所謂「恰到好處」究竟是多硬？每個人的耐受程度不同，這裡我們提供一些常識性的通則。

有個朋友在換成立式辦公桌之前打電話給我們，他問為什麼在工作一天之後，他的腳會無比疼痛。當我們了解他的整體設置後，得知他穿著西裝皮鞋站在水泥地上。我們建議他換雙鞋墊厚一點的鞋子，他的疼痛就立刻消失了。你看，他的裝設無法讓他的腳掌在工作時充分活動。硬地板沒問題，只是你的腳掌要多多活動。

如果你桌子下的地板太硬，另一個方法是買一塊抗疲勞的軟墊。這些墊子軟到可以讓腳掌做些小活動，但不能軟到讓你擺不出穩定的姿勢。

如果地板太軟，就會很難擺出穩定的足部姿勢。試著在你的床墊上站 10 分鐘，你就會明白，為了站在軟塌的東西上，身體的負荷有多大。好消息是，大多數地毯都屬於「剛剛好」的範圍內。

我們能給你的最好建議是，當你第一次換到立式辦公桌的時候，要檢視你的設置。如果你站在堅硬的表面上 1 小時後，你的腳開始抗議，那麼就試著增加緩衝物，直到情況好轉。一定要經常檢查你的姿勢，必要時就調整。

抗疲勞墊 有一點緩衝墊的平底鞋

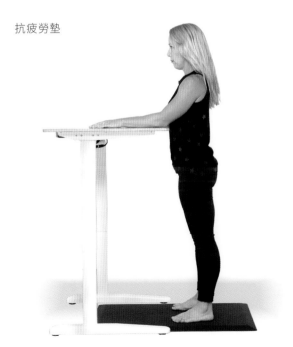

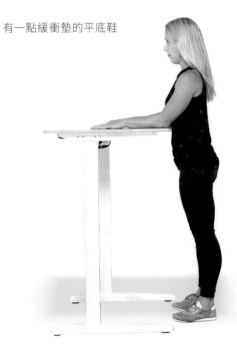

腳凳、斜板、腳欄杆或足鞦韆

你去過酒吧嗎？好吧，假設你們大多數人都去過，你們就知道吧檯下方有一個欄杆，也就是站在吧檯前，可以把腳踩上去的橫杆。原來酒吧老闆很聰明，老早就知道如果人們有一個地方可以把腳放在欄杆上，他們就可以站著喝得更久。「吧檯高度」現在更有道理了，不是嗎？調酒師可能是地球上第一個人體工程學專家。讓你可以倚靠在站姿高度的吧檯，並附上可以把腳放上去的橫杆？真是天才。

把一隻腳撐在欄杆上，是減少腰椎負擔最簡單的方法（也減少了吧檯的酒類銷售損失）。這種姿勢我們稱之為「摩根船長」（Captain Morgan，即同名酒酒標上的摩根船長一腳踩在酒桶上的站姿），會自動讓你的骨盆處在更好的姿勢，這意味著你不需要太費力來保持有組織的站姿。簡單說，腳欄杆可讓站姿更舒適，站得更久。事實上，有一些足部支撐格外重要，一張立式工作桌如果少了放腳的設計，就不完整也不理想。

那麼，在不把辦公室搬到酒吧的情況下，如何在立式工作站前安裝必要的腳踏呢？最便宜、簡單的方式，就是用高腳凳、盒子或

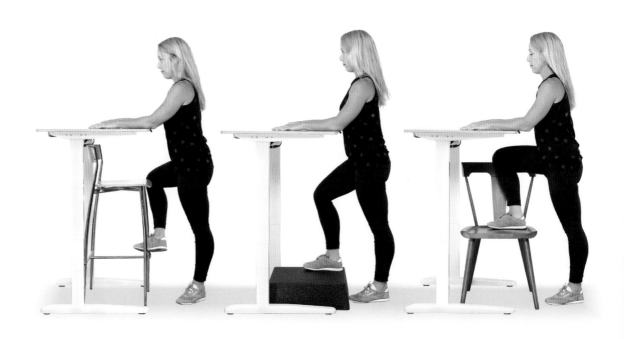

不要用的椅子。高度可高可低，原則是當你的腳放在上頭時，膝蓋不能比髖部還高。有人喜歡稍微低一點，有人喜歡高一點。自己實驗看看，別擔心搞得一團亂。

斜板是另一個選項。這也是我們的首要推薦，能給你更多選擇。斜板有點像簡單的平臺，但不是水平，而是斜面。這個斜面可以讓你在採用摩根船長式（選項 1）時伸展小腿和腳踝。你也可以雙腳站在傾斜的平臺上（選項 2），有助改善你的平衡，讓你在不影響工作流程的情況下，訓練腳踝和小腿的活動度。另外，當你靠著或坐在椅子上時，可以把斜板當成腳凳使用（選項 3）。

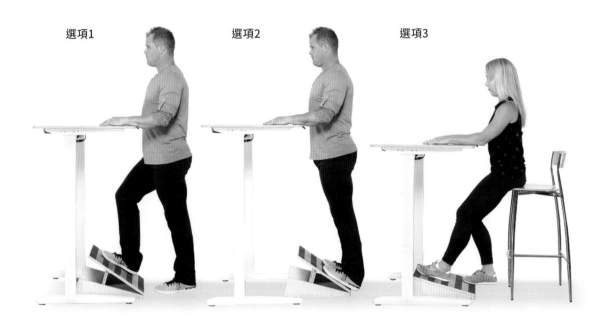

選項1　　　　選項2　　　　選項3

最後，你可以採取另一種較新的設計：給自己加裝擺動的腳踏杆，或是足鞦韆。基本上這是一根橫杆，可以讓你把腳擱在上頭，也能來回擺動。我們為女兒就讀的全日站立／活動學校提供的立式課桌，就有這些擺動的橫杆。足鞦韆讓孩子們一整天都能做一些不影響上課的小活動。學生和老師都說，立式課桌他們最喜歡的部分就是那根橫杆。

如果 450 名學齡兒童都能改用充滿活力的立式學習環境,那麼你也可以。請保持開放的心態和創造性。幫助你增加一整天的活動並支撐工作姿勢的工具其實很多。

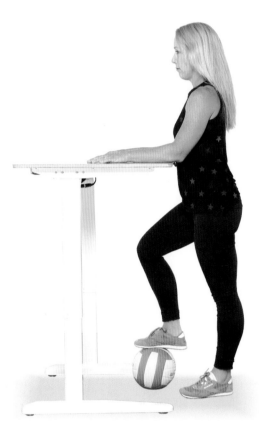

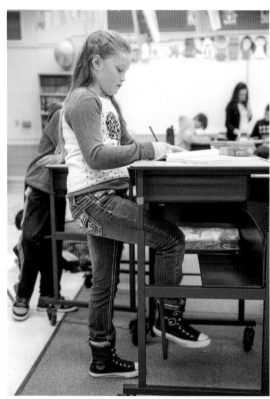

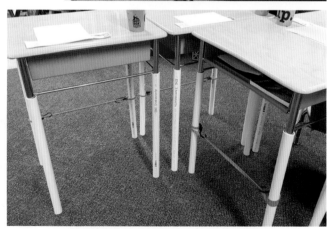

書桌本身

十年前，要找到一張立式書桌幾乎不可能，更談不上價格實惠了。
如今，有數十家公司正在生產升降式或固定高度的立式書桌。立
桌變得越來越普遍，人們也越來越買得起。

市面上也有許多創新的選項或 DIY 的解決方案，能把坐式工作桌
改裝成立式工作桌。有一家公司甚至販售一種價格不到千元，以
硬紙板製成的立式辦公架。還是太花俏？拿個空紙盒，自己動手
吧。以下是我們最喜歡的立式辦公桌改裝法，都是民眾提供的。

如果你手巧，也喜歡 DIY，就可以輕鬆利用家裡原有的材料，製作
自己的立式工作桌。有些人用空心磚或一般建材來抬高桌子的高
度，以配合自己的身高和身材比例。有人甚至在桌腳加上 PVC 管，
提高桌子的高度。帕姆是我們最好的朋友之一，她在家工作時，

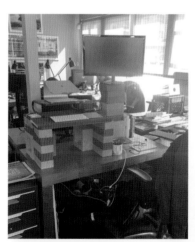
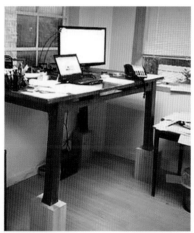
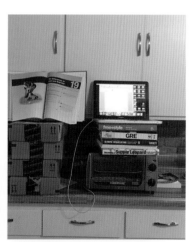

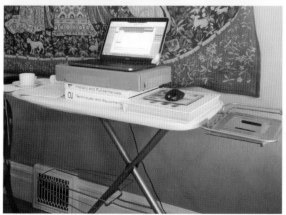
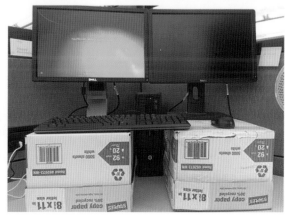

都用這款燙衣板立桌。此處的重點在於,你不必花費數千甚至數萬元,就能把桌子改裝為立式工作桌。如果你正在尋找新點子,只要在搜索引擎中輸入「standing workstation conversion」(立式工作站改裝),就會跳出一大堆解決方案。

可調高度和固定高度的立式工作桌

你現在可能已經明白立式工作桌的主要優點,它創造了一個動作豐富的環境,你可以在其中輕鬆或坐或站、改變姿勢和四處活動。立式工作桌有兩種:升降式的「坐立兩用桌」,以及固定高度的工作桌。當我們提到「固定高度」,意思是讓桌子的高度去配合你的身高,但不允許你坐著工作。每一種桌子都有優缺點,這取決於你的具體需求和個性,而我們比較推薦固定高度的桌子。

升降桌是較彈性的選項。按下按鈕或轉動手把,桌子就能從站姿高度改成坐姿高度。此功能之所以吸引人,是因為許多人似乎喜歡站著發郵件或打電話,但需要坐下來做需要專注力的工作,比如寫作。升降桌有幾個缺點。首先是價格,通常在 3,000-12,000 元之間,這足以嚇退任何收到員工要求立式辦公桌的雇主。其次,美國康乃爾大學有份關於坐／站工作站的研究顯示,人們傾向於在頭幾個月站著(也許是因為新奇),但最終還是會調降桌面高度,坐回去,再也不站起來。[1]升降桌很好,因為可以針對你目前需求,對你的站姿高度做些小改變。但是你要像對待一把上了膛的槍一樣看待這個升降按鈕。如果你買了一張升降桌,然後又坐了下去,那麼你只是從一張普通桌子換成另一張,而且很可能價格不菲。

固定高度的立式工作桌便宜多了,但缺少升降桌的彈性。實際上,我們就喜歡它缺少彈性的特點,因此我們向大多數個案推薦這種辦公桌。當你累的時候,有張凳子可以休息,但不會回到坐整天的可怕選項。我們贊成這個選項。在我們這兒有句諺語:如果不想在半夜狂吃巧克力,身邊就不要擺上成堆的巧克力。如果你有選擇的餘地,你就會繼續坐下去,我們毫不懷疑,你一定會這麼做。

桌面高度

立式工作桌最重要的考量是高度。大多數固定高度的立式工作桌都有 102-107 公分高。根據美國德州農工大學人體工程學中心（the Ergonomics Center of Texas A&M University）的教授和主任，同時也是《站著就瘦？上班族的減重秘密》（*Could You Stand to Lose? Weight Loss Secrets for Office Workers*）一書作者班登博士（Mark Benden）的說法，此高度能讓 90% 的健康成年人在站立時舒適地工作。[2]然而，在你衝出門買桌子以前，要先確定自己屬於這 90%。如果不是，升降桌可能是比較好的選擇。

首先，思考你要如何使用桌子。目標是要找到適合你工作類型的理想高度。如果你大部分時間使用紙筆，就要量地板到桌面的高度。如果你主要使用鍵盤和滑鼠，那麼就量地板到鍵盤托架的高度。如果你的工作兩者皆有，可能就要捨棄鍵盤托架，直接把鍵盤放在桌面上，如此就能在打字、寫作或繪圖工作之間輕易切換。

接下來，照著 82-83 頁的穩固步驟調整姿勢。確定姿勢正確後，彎曲手臂，讓前臂與地面平行。你的桌子或鍵盤托架應該在肘部高度。但也不要太拘泥，如果你在建議的高度上工作了 1 小時，並且認為如果將桌面向上或向下移動一點，會感覺更舒服，那就相信你的直覺。

如何設置
立式辦公桌的高度

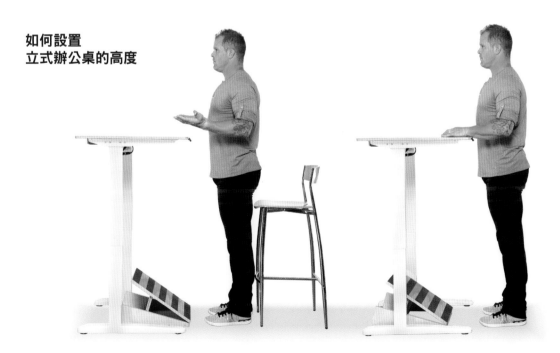

倚靠選項：高腳凳

高腳凳是立式工作站中十分重要的一部分，但不是所有的高腳凳都一樣。使用高腳凳的目的，並不是為了創造一組可以讓你坐得很高的桌椅，而是要給你一個平面，可以偶爾靠在上面，或者用來支撐單腿。

根據我們的經驗，高腳凳的座面最好是硬（或半硬）且是平直方邊，這樣既能抓住你臀肌的邊緣，讓你不至於滑下來，也給了你斜靠時最佳的支撐面。靠在一把椅緣帶有弧度或柔軟的高腳凳上會很不舒服，也很可能讓你從桌邊滑開，就像靠在有輪腳的凳子上一樣。

平直座面的高腳凳也比較容易讓你在工作中做些基礎身體保養。例如，你可以直接把腳掌抬高，直接踩在座面上，以活動大腿後側肌群，或是把腿橫放在座面上，以打開髖部（如右頁各圖所示）。硬座面的高腳凳除了能讓你活動筋骨，也有助於保持更好的臨時坐姿。正如你將在第五章學到的，想要保持良好的坐姿，硬座面至關重要。

大多數人都不知道 Herman Miller 辦公椅使用的座面材質，最初是為了防止久坐造成的褥瘡。總是困在像輪椅這樣的坐姿環境中的人都會告訴你，他們很重視椅子的座面。在非必要情況下依賴先進材料技術（比方可選用的工作椅）的問題在於，這會在原本並非用來承重的身體組織上產生持續壓力。另一方面，硬座面則會有巨大的力學反饋，你會感到不舒服，而這會提醒你最好換一下姿勢。

值得一提的是，高腳凳、平臺和動態座椅的選擇有好幾種，你可以坐在上面或倚靠著，同時保持直立的姿勢。這些座椅大部分是專為升降桌所設計。雖然我們提供了一個具體的建議，但我們也希望你明白你有其他選擇。只要能讓你多站，並能讓你直立靠著或坐著，就是把好椅子。

帶椅背的高腳凳好不好？有了椅背，會鼓勵你坐下來，而且彎腰駝背。如果椅子能支撐身體，你就不會想用自己身體的精美機制來支撐。當你決定坐在高腳凳上，沒有椅背反而會迫使你保持直

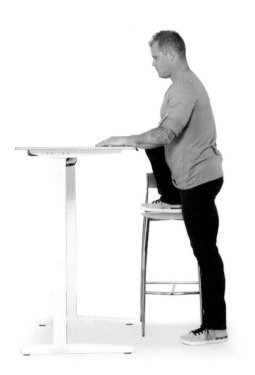

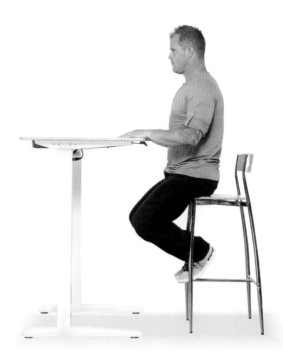

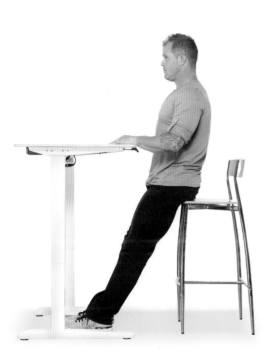

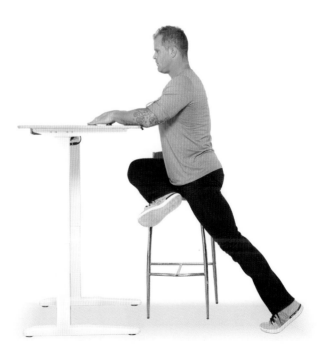

立姿勢，並啟動軀幹出力。如果你的高腳凳像右頁圖片那樣有椅背，就要抵擋住使用它的誘惑。

不久以前，舉重腰帶在工業工作環境中還很常見。當時的想法是，如果工人一直用腰帶來穩固脆弱的身體中段，那麼因為抬重物而導致的腰椎傷害就會減少。這很有道理，對……為搬運重物維生的人提供額外的支撐？正如你所想像，這適得其反，就和我們不提倡使用椅背作為支撐的理由完全相同。一旦工人開始用腰帶來固定脊椎，他們的軀幹肌肉組織就會休假去，造成核心肌群逐漸無力，每況愈下，受傷率突破新高。當你決定用椅子取代脊椎的穩定系統，同樣的事情也會發生在你的軀幹肌群。

和你的桌子一樣，高腳凳的高度也很重要。理想的高度大約與你的褲襠高度相同。另一種更簡單的測量方法，是選一把椅面恰好與你臀部同高的椅子。當你靠著高腳凳，要讓臀部的微笑線貼在座面邊緣，這樣就能提供同等的舒適感和摩擦力。如果座椅太低，你就搆不著鍵盤（如果你的桌子是固定高度）。如果座椅太高，你就無法有效倚靠。當座椅的高度恰好合適，靠著的時候，看起來既像坐著也像站著，這樣就能減少腿部的負擔。如果你搭過擁擠的歐洲火車，或任何形式的公共交通工具，你就知道你能一直保持這個姿勢很久。

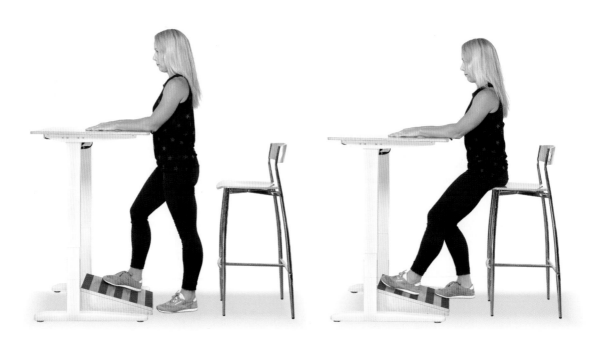

你的螢幕

要為你的身體創造最理想的裝置，不能只是把螢幕擱在桌上就算了。如果你正把螢幕直接放在新立式工作桌上，你也在壓垮你的生活。我們已看過太多出色的脖子被糟糕的螢幕位置給擊垮了。

要決定螢幕的理想高度十分簡單。先將身體組織到中立姿勢，眼睛直視前方，然後調整螢幕高度，讓螢幕的上緣對齊眼睛。如果可以調整螢幕角度，稍微讓螢幕呈仰角向上，這樣你就能看到整個螢幕。如此可讓你的頭部、頸部和軀幹保持在一直線上。雖然你能保持低頭俯視好幾小時，並不代表你應該這麼做。防止頭痛和肩頸痠痛的第一步，是控制和改變環境需求。

最難的部分不在於找出螢幕的合適高度，而是如何辦到。如果你的立式工作桌高度剛好，桌面下也有個鍵盤托架，那麼一切都會很完美。當你打字的時候，你的前臂會與地板平行，你的眼睛會直視前方。然而，如果你的鍵盤滑鼠放在桌面，你的螢幕就可能會太低了。有幾家公司販售帶有升降螢幕架的立式辦公桌，但得先提醒你，這選項通常需要自己動手組裝。

如果你所考慮的立式工作桌沒有這個配備，或是你正在搭建臨時的立式工作桌，就得找到將螢幕抬高到對齊眼睛的方法。最簡單、便宜的方式是把螢幕放在一堆書或盒子上，而桌上型螢幕立架會更美觀，也更適合辦公環境。儘管如此，我們還是喜歡臨時的方案，它就像在喊著：「至少這裡有個人關心自己的脖子！」

如果你的立式工作桌是固定高度，我們建議以你的站姿，而不是靠著高腳凳的姿勢來設定螢幕高度。後者往往會低幾英寸。跳水選手一直都是人體工程學界的冠軍：他們知道頭往哪裡去，身體就跟著往哪裡去。如果你的螢幕太低（就像有時你把螢幕的高度設置為倚靠姿勢那樣），你就會往下看。接著，你的脖子，然後是你的軀幹也會跟著往下。這樣要求自己如何？往前方看，你的未來在前方。或者，若電腦螢幕過低：不要往你不想去的地方看。

至於該距離螢幕多遠，我們倒不執著。但我們有些為此執著的朋友，提供了些基本通則。說到眼睛和螢幕間的距離，關鍵是在不

移動頭部的前提下，要能看到整個螢幕。精確的距離則取決於你螢幕的大小、你的視力，以及你的工作類型。有些工作會需要離螢幕近一些，有些則需要離螢幕遠一些。如果螢幕太近，眼睛很容易疲勞；如果太遠，你可能不得不伸長脖子看螢幕。一般的建議是把你的螢幕放在距離眼睛 45-75 公分之間，不過這數字還是有點武斷。請針對你的體型、工作和你的裝置，作最舒服的決定。

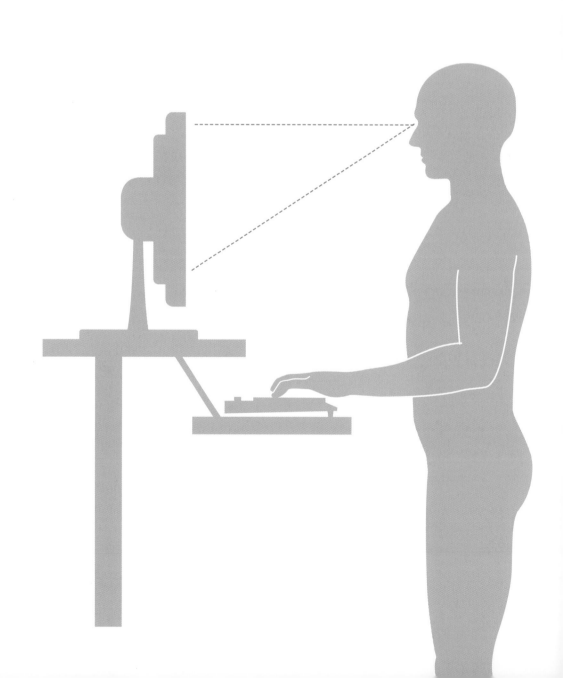

你的鍵盤和滑鼠

關於鍵盤與滑鼠的主要考量是，工作時要讓前臂與地面保持平行。在 149 頁我們已談過如何決定桌面的正確高度，如果你想把鍵盤滑鼠直接放在桌面上使用，應該參考此方式。如果想用鍵盤托架，那麼桌面高度只會影響你的螢幕高度，鍵盤托架的高度才會影響你的手臂姿勢。用同樣的方式找到合適高度：建立一個有組織的站姿，手肘彎曲約 90 度，讓前臂與地面平行。現在，再將鍵盤托架高度設置為與手肘同高或稍低，看你自己的偏好。有人覺得手肘呈 90 度比較舒服，有人則喜歡大一些的角度。而你的肘部高度會決定你的手、手腕、肘部是否能保持在一直線上。

我們也建議你站立或坐著的時候靠近鍵盤，如此可以讓你保持上半身的理想姿勢：肩關節外旋，肘部貼近身體，手腕、肘部和肩膀保持在一直線上。因為這個姿勢從解剖學觀點來看，很像瑜伽的蓮花座體位法，所以我們把這姿勢稱為「東方鍵盤法」。如果你離鍵盤和滑鼠更遠，手臂就得要向前伸展，這會讓手肘外開，肩關節內旋，手腕塌陷。在這姿勢下連續工作數小時，日復一日，便會造成拇指和手腕問題，這也會導致重複受壓傷害，比如腕隧道症候群。

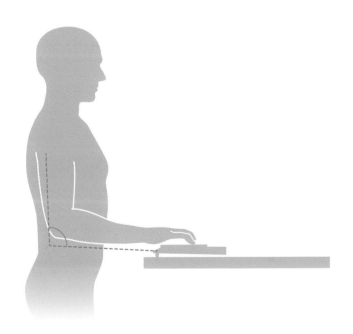

過亮：電腦如何影響視力和睡眠

美國驗光協會（American Optometric Association）的研究顯示，如果你每天盯著電腦螢幕連續2小時以上，會增加罹患電腦視覺症候群（computer vision syndrome）或數位眼睛疲勞（digital eyestrain）的風險。[#3]沒錯，電腦用太久，會導致眼睛症候群。與腕隧道症候群類似，電腦視覺症候群基本上是一種眼部的重複受壓傷害。你可能出現以下一系列症狀，從眼睛痠澀、眼睛疲勞、眼睛灼痛和發癢，到對強光敏感、視力模糊、頭痛，甚至脖子和背部疼痛。玩電子遊戲、看電視和使用平板電腦也會引起類似的眼部問題。和其他重複受壓傷害一樣，當你反覆做同樣的動作時，症狀就會出現。但是為什麼看著發光的螢幕這麼糟糕呢？有幾個原因。

首先，你的眼睛必須不斷調整，從盯著明亮的電腦螢幕，到讀報，再盯著窗外。再加上螢幕上的反射眩光、閃爍和圖像的變化。以上這些都會讓眼部肌肉出很多力。雖然還沒有造成長期傷害的證明，但短期的影響是很常見的。好消息是，有解決方法。

- **休息一下**：就像你的身體需要活動休息一下，你的眼睛也一樣，暫停一下不要看螢幕。我們的生理機制並不是為了讓我們在 65 歲以前，每週盯著固定距離 40 多個小時所設計。有個關於長時間凝視固定距離的研究，是針對長期被監禁在小空間的囚犯，觀察他們的生理機能會有哪些變化。由於囚犯大部分時間都待在小牢房裡，眼睛功能便日益退化。你的眼睛也被你囚禁了嗎？此時 20-20-20 法則就派上用場了。每隔 20 分鐘休息一下，看看 20 英尺（約 610 公尺）以外的地方，至少 20 秒鐘。很多人在使用電腦的時候不常眨眼，所以當你休息的時候，試著眨眨眼，滋潤眼睛，讓眼睛休息。如果依照本書先前的指南，你應該每隔 20-30 分鐘就要休息，請利用這段時間，看看電腦螢幕以外的東西。到外頭走走，或是望向窗外。

- **減少眩光和亮度**：調整你的螢幕設定和減少眩光可能會有幫助。確保光線均勻散布於桌子四周，調整電腦的亮度、對比和文字大小，找到適合你視力的最佳設定。

- **依照工作站設置指南**：確保螢幕放在正確位置，這樣你才不需要把頭往前傾或是瞪大眼睛才能看清螢幕內容。再次提醒你，一般建議距離是 45-75 公分。

或許你聽說過，夜間暴露在光線下有害健康，尤其是電子產品發出的藍光。為什麼？這與你的晝夜節律有關，也就是身體的生理時鐘。夜間暴露在光線下（特別是藍光）會擾亂身體的自然睡眠週期，降低睡眠品質。一旦睡眠品質不佳，自然會傷害身體運作。

電子產品的藍光尤其有害，會使身體抑制褪黑激素的釋放。褪黑激素是一種幫助調節睡眠和清醒週期的激素。天黑時，你的身體會釋放褪黑激素，告訴大腦該放鬆睡覺了。所以，如果你在電腦前工作到很晚，你的身體就一直收不到應該睡覺的信號。如果你晚上很難入睡，這恐怕就是問題所在。幸好我們有些簡單的補救方法。

· **避免天黑後使用電子產品：**
最直接的解決方法是關掉家中多餘的燈，在睡前 2-3 小時不要盯著明亮螢幕。然而，對大多數人來說這簡直是天方夜譚。

· **戴濾藍光眼鏡：**
研究顯示，戴上濾藍光眼鏡使用電子設備，身體還是會釋放褪黑激素。[#4] 不少人抱怨戴上濾藍光眼鏡看起來很拙，那倒未必，現在市面上有些時髦的款式供你選擇，可見第 352 頁清單。

· **安裝降低藍光的軟體：**
還有一種方式可以阻擋藍光，那就是在電腦上安裝一款名叫 f.lux 的軟體（www.justgetflux）。這軟體會根據時間調整電腦螢幕亮度。白天螢幕是亮的，但天黑後，f.lux 會防止螢幕發出藍光。雖然不如前兩種方法有效，但多少有幫助。甚至可在 iPhone、iPad 貼藍光濾片（lowbluelights.com）。

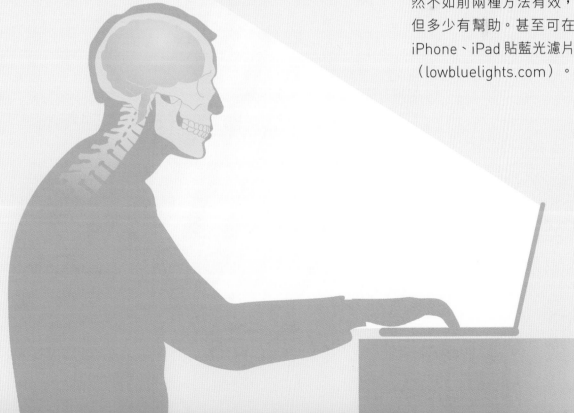

如果你覺得執行東方鍵盤法有困難，那麼可以考慮使用人體工程（弧形）鍵盤，會更有效支撐原本的身體力學。傳統平板鍵盤最能說明身體會怎麼適應科技產品。在理想的情況下，你可以將鍵盤一分為二，這樣當肘部彎曲，前臂伸直時，鍵盤就能在你雙手之間的合適距離下工作。

說到打字的力學，讓手腕與前臂保持在一直線上非常重要，而經常休息也同樣重要，要常活動腕部和雙手。關鍵在於，手腕不能靠在鍵盤底部、筆記型電腦底部或是滑鼠墊上。應該靠肩膀去支撐你的手，讓手腕浮懸在鍵盤之上，或輕輕掠過鍵盤。手腕靠在平面上，會壓迫通過手腕隧道的組織，進而壓迫神經，阻礙手部血液循環。而且，位置固定的手還會給身體下指令，結果是身體不再在上游的肩膀創造穩定的姿勢。

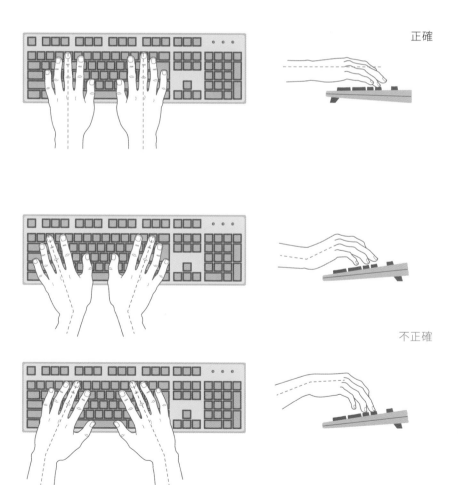

正確

不正確

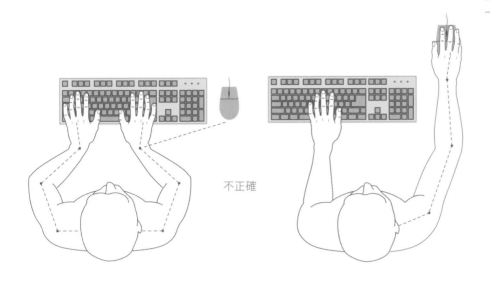

不正確

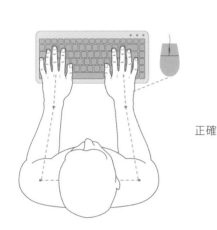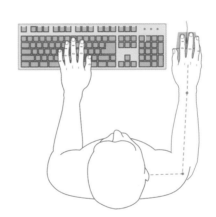

正確

這些原則同樣適用於移動、捲動滑鼠。目標還是一樣，讓手腕與
前臂保持在一直線上，將滑鼠放在鍵盤和身體附近。避免讓手腕
擱在滑鼠墊或書桌上，也不要只用手腕移動滑鼠。應該從肩膀來
移動。例如，想把游標移過整個畫面時，用肩膀來帶動，你會發
覺整條手臂都在動作。

如果手肘放在身體兩側，前臂與地面平行，掌心朝下、手掌保持
手刀姿勢，這就是滑鼠的正確位置。握滑鼠時，如果手掌轉往手
肘內側這個方向，將會導致肩頸功能失調。將滑鼠保持在前臂朝
前或是稍微朝向外側的位置，利用身體原有的力學結構和結締組
織來支撐整隻手臂。將滑鼠定位在這個位置，你就更能維持住有
組織、穩定的肩膀和頸部姿勢。

使用滑鼠時的力學是種很省力的方法，讓你可以改變周遭環境去適應身體構造，而不是強迫身體去適應周遭環境。你知道在你滑鼠慣用手的身體那一側，從肩胛骨到頸後之間有個結嗎？這塊扎實緊繃的組織是「滑鼠位置錯誤」症候群的標誌。如果想讓它消失，你得改善使用滑鼠的方式，讓這塊肌肉休息。

最後，我們也知道一直用符合解剖構造的完美姿勢打字是不可能的，因此我們建議做一些基礎保養，可見 290 頁處方 7，每小時用按摩球按摩前臂、手腕和手掌。如果打字工作很繁重或重度使用滑鼠，按摩頻率可以更密集。

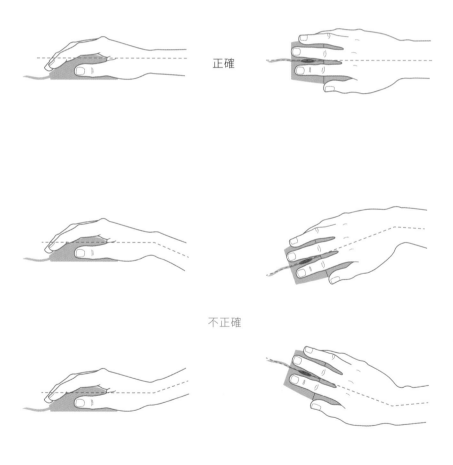

正確

不正確

筆記型電腦工作站

由於筆記型電腦將鍵盤和螢幕整合為一體，設置最佳的立式工作站就變得有點棘手。如果筆記型電腦鍵盤的高度，是我們推薦的一般電腦鍵盤的高度，那麼你的螢幕就會太低。記住，你的頭會跟隨你的目光，可以想像這最終將成為可怕的駝背姿勢。如果螢幕處於正確高度，那你的前臂就無法與地面平行。這個問題有兩個解決方案。比較好的解決方案是購買外接螢幕或鍵盤，就能把鍵盤和螢幕都放在合適的高度。

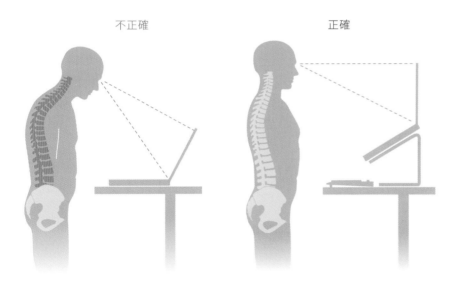

不正確　　　　　　　　　　　　　　正確

另一種解決方式是把高度差分散，讓筆記型電腦的螢幕頂端大致與頸部同高。這不適合長時間使用，但間歇使用不會有太大的問題。最糟糕的筆電姿勢就是坐在柔軟椅子上，彎腰駝背盯著那部摧毀你健康的小設備。是的，說的正是我們見過的每位商務旅行者。

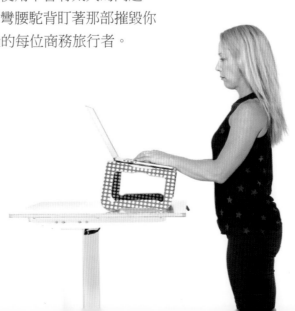

THE ACTIVE WORKSTATION:
CREATING A MOVEMENT-RICH ENVIRONMENT

活動式工作站：打造可常常變換動作的環境

使用立式工作站工作可以讓你燃燒更多的熱量，啟動更多的肌肉群，增加血液循環。站著還能降低罹患心血管疾病、肥胖症、糖尿病和某些癌症的風險。如果你一直習慣坐著，站整天就會感到很吃力。如果體重超重，或成年後大部分時間都埋首於桌案，更是如此。如果你感覺站著很吃力，代表你身體不正常，因為依照人體設計，身體應該保持直立，不斷活動。也就是說，我們理解一開始要從坐姿改為站姿很有挑戰性，而順利轉換的關鍵在於動作。在你驚慌失措，大喊「我的老闆不可能讓我整天在辦公室裡跑來跑去」之前，先來認識各種不同形狀與尺度的動作。

要從立式工作站上獲得最大的好處，有三種運動方式：

1. **變換姿勢：**這是最不激烈的活動，你不需要離開電腦或中斷工作。很簡單，每隔 2-3 分鐘，或者身體發出信號要你活動的時候，就要從一個穩固的中立姿勢切換到另一個。這一節會介紹三個基本姿勢，讓你輪流變換。

2. **活動休息：**即使你經常變換姿勢，仍要動一動，為工作日注入活力，讓身體做一下不同的動作。我們的目標是在工作時間內加入 2 分鐘的活動休息。如此可使血液循環到缺乏活動的部位，尤其是脖子、手臂、手腕和手指。每工作 20-30 分鐘，就休息一次。

3. **鬆動休息：**2 分鐘的身體保養（或活動度）休息，應該跟活動休息交替做。此時不是活動，而是依照本章末的例行保養技巧，或從第七章活動處方中，挑出一組來做。有些技巧會讓你暫時離開鍵盤，但另一些技巧也可以直接在工作站上做。

變換姿勢

就算你已經改用立式辦公桌、將身體組織得再好，連續幾小時保持同樣姿勢也不好。為了不再像過去那樣長期靜止不動，你得有意識地頻繁變換姿勢，盡可能創造活動的機會。俗話說得好，你的最佳姿勢或許就是下一個。

這裡提供三個基本的姿勢，供你交替循環著做：穩定的站姿、摩根船長式和直立倚靠。

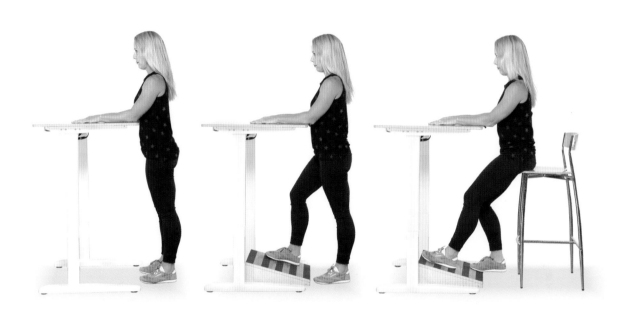

穩定站姿

雖然穩定站姿對身體來說很理想，但要長時間維持也不容易。長時間站著，到後來也會不舒服，而且相當費力。一直站著不動也違背人體以活動為基礎的設計方式。因此，你維持在這個姿勢的時間可能最少。多數人將穩定站姿當作是摩根船長式和直立倚靠式之間的過渡姿勢。

摩根船長式

一腳從地面抬起，會自動將你的骨盆引導進更中立的姿勢，減少下背潛在的張力和緊繃。因此摩根船長堪稱是立式辦公桌的最佳姿勢。

直立倚靠

嚴格說不算站著，但也不算坐著，而是介於兩者之間。直立倚靠和站姿有很多相同的特點：髖部打開，上半身直立，雙腿打直。但這姿勢又像是坐著，因為屁股放在高腳凳邊緣，有效分攤了腿上的重量。如果你每天要在電腦前工作8個小時，你可能會在直立倚靠姿勢中度過大部分時間。

如同第三章概述的基準動作，請將穩定站姿、摩根船長式和直立倚靠當成你的基本姿勢。一旦你能毫不費力地在這些姿勢間變換，就可以加入新的姿勢，如 166-167 頁所示範。剛開始練習時，關鍵是要保持身體中立，盡可能頻繁變換姿勢。當你只要在三個姿勢間變換時，這過程就容易許多。隨著時間適應後，你可以自由創造自己的工作姿勢，只是要記得尊重你的脊椎。

如你所知，身體不舒服的時候，會清楚讓你知道。有時這種不適會表現為疼痛，有時則是身體的躁動。不單單站姿如此，如果你把一個人坐在桌前整整 8 個小時的樣子拍攝下來，很可能會看到他擺出各式各樣的姿勢，比如低頭垂肩、過度伸展、翹二郎腿，或是直接把腿擱在桌上。他會擺出這些看來亂七八糟的姿勢，是因為他的身體叫喊著要他移動。但是當你坐著的時候，你的動作選擇是有限的。如你現在所知，站著會增加很多新的可能，儘管這三種基準姿勢並沒有太大不同，但都為你的身體提供了足夠的活動，讓你的關節、結締組織和肌肉不會像一群關在房裡的吉娃娃那樣狂吠。

動態站立的技巧，是在身體發出想要移動的信號時，訓練自己進入這些姿勢的其中之一。剛開始的時候，你會發現自己整天的姿勢都不太理想，比如將重心擺在髖部的單側。擺脫這種習慣的唯一方法是，當你注意到力學跑掉時，就馬上修正。當你全神貫注於某件工作時，你的姿勢最容易跑掉，所以你可能要請你的同事幫忙，一看到你姿勢不良就提醒你。我們辦公室就有條規則，在工作期間經常糾正彼此的姿勢。當然，我們的女兒也是如此，她們的工作就是提醒我們姿勢不良。訓練身體動得好是一種技術，而培養技術則需要時間。你知道嗎？幼童在習得一項新技能之前，需要練習約 10,000 次。這是很大量的練習。

你的身體信號將決定你在這三種姿勢之間切換的頻率。如果你的腳開始痛，下背變得緊繃，或者感到不適，就該換姿勢了。我們觀察到有些人能在一個靜止姿勢站立一個小時或更久，而不會感到不適。我們對這種情況的結論是，他們太過專注於工作，沒注意到信號。如果你是這樣的人，我們建議你每 2-3 分鐘就提醒自己變換姿勢。甚至可用手機設定鬧鐘提醒自己，直到身體會自然地頻繁活動。如果你可以一整天都在辦公桌前保持活動，就相當於在不離開工作站的情況下，累積大量「日常活動熱量消耗」的活

動。正如我們在簡介中提過的，這種活動決定了你是變胖還是變
健康。

這三個基本姿勢沒有規定的順序或步驟。從穩定站姿轉換到摩根
船長式，效果跟從穩定站姿到直立倚靠一樣，唯一的規則就是做
你覺得舒服的事。

當你剛開始站著工作的時候，很有可能在一天的某個時間點，覺
得這三種姿勢都不舒服。這時你該休息一下，坐到高腳凳上。或
者更好的方法是暫時離開電腦，做 2 分鐘的活動休息或鬆動休息。

再次強調，你不只有這三種站姿。我們鼓勵你舉一反三做適合自
己的姿勢，如果你剛改用立式工作站，強烈建議你從這三個基本
姿勢做起。這三個姿勢比較容易讓身體維持良好組織。剛開始的
時候，專心做三個姿勢會比做二十個姿勢更容易。只要你採取的
姿勢符合身體組織原則，就是適合你的姿勢。

變換姿勢方針

盡可能頻繁變換姿勢：我們常說下一個姿勢才是最佳的姿勢，實際
上這只是暗示你要多動。為了避免坐著不動，在開始感到不適，或
有股想要動的衝動時，就馬上改變姿勢。你可能每10秒或每分鐘就
想動。總之，你應避免長時間維持同樣姿勢。

設定計時器：多數人都是憑本能改變姿勢，每隔幾秒鐘、最多幾分
鐘就換一次。但是有些人太專注工作，完全忘記變換姿勢。如果你
是這樣的人，用計時器設定3分鐘。這樣做一開始可能會令你分心，
但很快就會習慣了。

改變高腳凳的位置：為了鼓勵變換姿勢，建議你常常更動高腳凳的
位置。有時把高腳凳擺在背後，有時移到身體側面，有時放到身體
前面。每次更換高腳凳位置，就會迫使你採取新的姿勢。這兒有個
供你參考的執行策略：每隔30分鐘就要執行一次活動休息，休息完
畢回到工作站，馬上改變高腳凳的位置。比方說，前半個小時，高腳
凳在背後，可供你倚靠，等你結束活動休息回工作崗位，再將高腳
凳移到身前，可讓腳擱在高腳凳上休息。

為了讓你了解如何變換姿勢，並給你一些替代方案，這裡提供幾個功能性站姿：

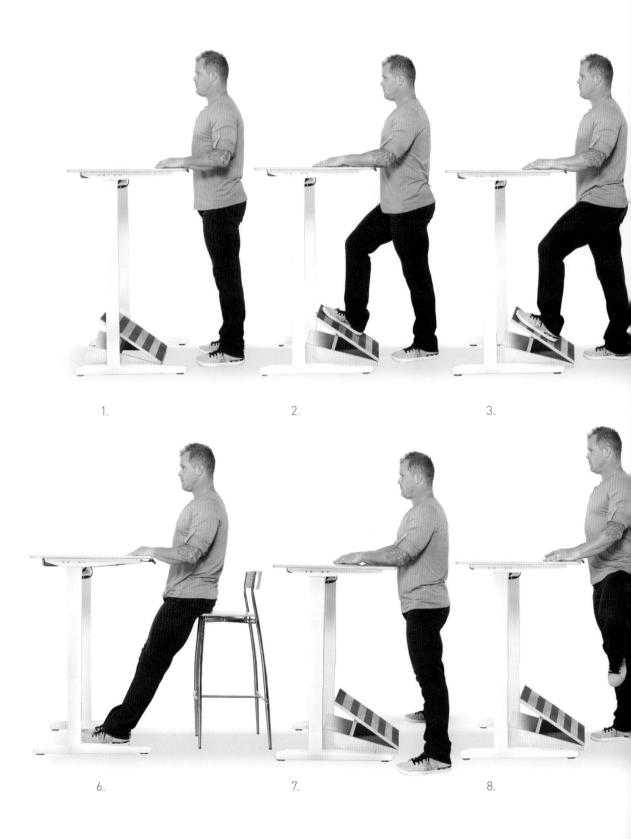

1.

2.

3.

6.

7.

8.

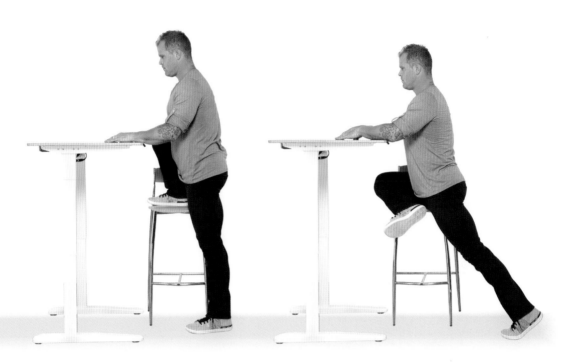

4.　　　　　　　　5.

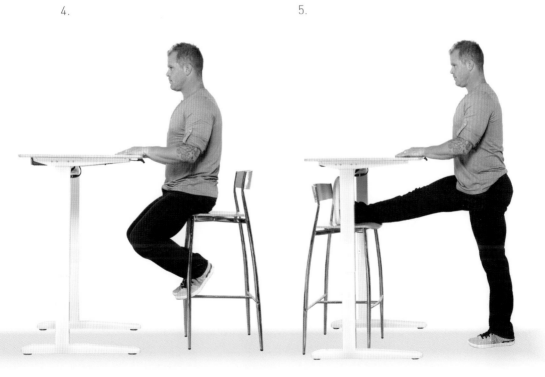

9.　　　　　　　　10.

活動休息和鬆動休息

在立式工作站不停變換姿勢，能夠防止關節和肌肉疼痛，但還不足以維持身體健康。為了避免長時間不動所造成的後果，你必須在工作期間加些實際活動。別擔心，我們說的不是像波比跳或負重深蹲這樣的劇烈運動。活動有很多種：在辦公室裡快走，轉轉手腕或肩膀，或做幾次椅子深蹲。在第七章裡，我們會提供大量初階到進階的活動度技巧，既能在工作站安全執行，又不會引人側目。你大可發展自己的想法，這些建議都只是拋磚引玉的建議而已。

活動休息至少要 2 分鐘，盡可能每 20-30 分鐘一次。看起來好像休息時間很多，你可能會擔心你的同事或老闆會怎樣看待你離開辦公桌這麼久。但多多活動不僅對你的身體有益，對腦力也大有幫助。許多研究證明，普通員工每天「工作」時間只有 3 小時。剩下 5 個小時是用來混水摸魚、和同事聊天打屁或盯著牆壁發呆。我們相信，許多狀況中久坐是罪魁禍首。對於大腦功能的研究清楚指出：當身體處於不活躍狀態時，尤其是坐著，大腦無法完全投入工作，很難集中注意力。（更多數據可見 22-23 頁的「動作腦」。）

越來越多的證據顯示，工作時多走動可提高工作效率，時間管理也更有效。例如，運動鞋公司 New Balance 試行了一項計畫，鼓勵公司內部約 750 名員工每 30 分鐘鍛鍊一次身體。計畫結束後，有 239 名員工完成問卷調查，其中 53% 的人說工作期間的體能活動增加了，42% 的人說他們的投入和注意力提高了。[5]多動甚至能夠幫助你排解職場心理壓力。[6]值得注意的是，科技巨擘 Facebook 的報告指出，自從將立式工作桌納入辦公室，員工感覺整日精力更充沛。[7]研究也指出，站姿能激發更多創造性與團隊合作。[8]

關鍵是要記得休息。如果你長久以來都是坐著工作，很可能又會回到過去活動不足的舊模式。幸運的是，現在可藉助許多有效的工具。最簡單的就是計時器。我們建議設定每 20-30 分鐘響一次。鈴響時，馬上放下手邊工作，執行活動／鬆動休息。此外，也有更全面的工具，比如每 30 分鐘就會中斷電腦螢幕的程式。以下是一些值得考慮的選項：

‧蘋果手機系統：Focus Time activity tracker and timer
　　（見 http://focustimeapp.com/）
‧蘋果手機系統：Stand Up! work break timer
　　（見 www.raisedsquare.com/standup/）
‧一般電腦系統：Marinara productivity timers
　　（見 www.marinaratimer.com）
‧蘋果電腦系統：Time Out break reminder tool
　　（見 www.dejal.com/timeout/）
‧蘋果／微軟電腦系統：Tomighty desktop timer
　　（見 www.tomighty.org）

為了讓您了解如何在工作期間內加入動作和活動度技巧，我們擬定了一套示範流程，讓你可在工作場所執行。如果你要在辦公桌前待 8 個小時，每半小時休息 2 分鐘，你就能把此後介紹的整套動作和活動度技巧做完。你不必完全按照書中順序做。你可以、也應該根據個人的狀況交替著做，有時做動作技巧，有時做活動度技巧。此外，不必做完所有動作和活動度技巧。即使只做五個，都比一動也不動來得好。

我們鼓勵你依照你的身體需求，發展出適合你工作環境、屬於你自己的例行動作和活動度技巧。換句話說，別局限在此處提到的動作。甚至，你不應該將自己限制在本書內容裡。我們認識一些人，他們休息時做伏地挺身、徒手深蹲、短距離散步。任何運動都行，關鍵就是活動，以及鬆動。

動作和活動度例行技巧示範

休息 1：頸部動作

待在辦公桌前工作，脖子是最先僵緊的部位之一。為了對抗僵硬、緊繃、疼痛，請將你的頭往各個方向移動：上仰、下俯、從一側轉到另一側、耳朵往肩膀方向倒。每天每隔一段時間就做，或是感到緊繃時立即可做。你可以每個姿勢停留一段時間，或是一個接著一個姿勢連續做。

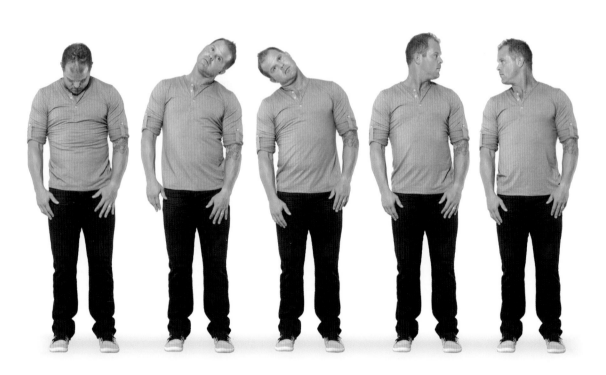

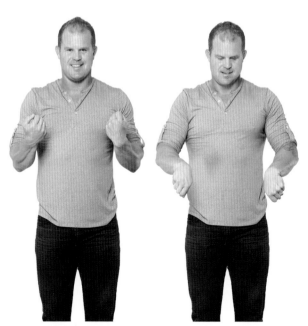

休息 2：手腕繞轉

手放在鍵盤上連續工作數小時，尤其全神貫注時，手從沒離開過鍵盤，難怪很多人雙手出毛病。如果你的手固定在某個姿勢太久，手腕就繞圈活動一下。

手順時針繞 10 圈，然後逆時針繞 10 圈，像這樣來回轉動 1-2 分鐘。也可以搖搖手腕，像在烘手機下烘乾手一樣，或是手掌連續做開合。

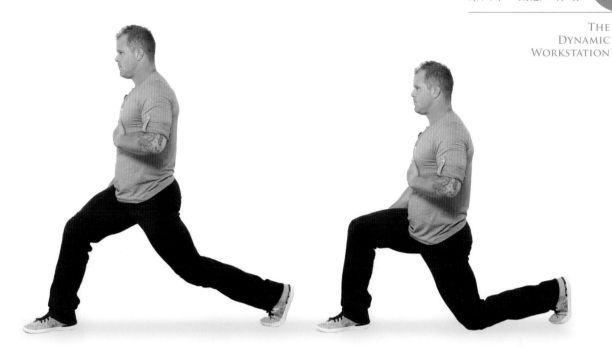

休息 3：開髖（分腿蹲）

分腿蹲對打開髖部和啟動你下半身的肌肉群幫助極大。一開始，弓箭步，膝蓋微彎，後腿臀肌保持緊縮。接著，降低後腳膝蓋，直接落地。後腳臀肌保持緊縮，前腳小腿盡可能垂直，軀幹挺直，保持中立。目標是每隻腳做 10 次。若先右腿在前，接著就換左腿在前。

注意：

你不一定要做完整的分腿蹲。單單弓箭步就足以讓髖部充分伸展。每隻腳試著停留1分鐘。

休息 4：股四頭肌按壓

不管站著或坐著，大腿前側肯定會變緊繃。執行股四頭肌按壓，需要準備一顆球，比如袋棍球或壘球（見 239-240 頁）。用手將球壓向股四頭肌，運用收縮及放鬆、按壓及來回推拉／拉扯，以及壓力波等方式（見 230 頁開始的「鬆動方式」）。這個鬆動法最大的優點是你可以坐在高腳凳或椅子上做。只要返回工作前，記得起身走動一下就行了。

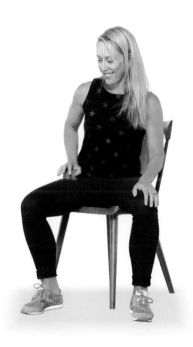

如果你人在家裡，或在辦公室有塊隱密空間做鬆動，不會嚇到同事，那麼你就可以做更有效的股四頭肌按壓，可見313-314頁。

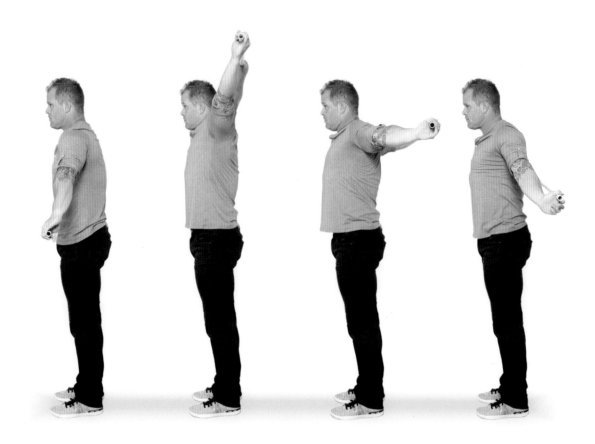

休息 5：開肩擴胸動作

這個運動能有效改善肩膀活動度，讓上半身保持放鬆一整天。你需要一根 PVC 管、木條、皮帶、長繩帶或毛巾，基本上只要跟臂距等長、不會扯破的工具都可以。首先，雙手握住管子兩端（或你選用的工具）。手臂打直，將管子往頭頂方向緩緩移動，過了頭頂，繼續下行，來到身體背後。移動的速度要放慢。手繞到背後時（如第三張圖），可以稍作停留，讓胸部和肩膀舒展一下。做完 3-5 次，手就稍微往中間挪，握近一點，再重複以上流程，直到雙手無法再靠近做下去為止。

休息 6：整體前彎

脊椎保持中立是最基本的工作姿勢，也是你應該保持最久的姿勢。不過，脊椎也可以彎曲和扭轉。記住，脊椎分成三大段：頸椎、胸椎和腰椎，其下再由一節一節椎骨組成，運作方式很像鉸鏈。說到穩定性，這些如鉸鏈一般的椎骨並非個別彎曲，而是整個脊椎系統連動，讓身體呈弧形，每節椎骨只是弧狀曲線的一環。如果你練瑜伽，對整體前彎必然不陌生，因為瑜伽有好幾個站姿前彎和坐姿前彎的變化式。

前彎可以拉長脊椎，讓後側鏈的組織和肌肉獲得充分的伸展，特別是背部、臀肌和大腿後側肌群。首先站好，脊椎保持穩固，呈中立姿勢，接著深深吸一口氣，從頭部開始往前彎，邊吐氣邊下彎。當身體往地面移動時，讓每節椎骨依序往前折。

頭先往下垂，接著上背，最後才是下背。要掌握吐氣的節奏，緩緩吐氣，彎到底剛好也吐盡最後一口氣。彎到底之後，你可以抓住腳後跟，在此停留幾秒鐘，加深伸展。慢慢來，別急。

停留 1-2 個呼吸後，準備開始往回走。但這次要邊吸氣邊抬高身體，讓椎骨一節一節回正，把身體拉回最初的站姿。抬高的時候，記得把肚臍拉向脊椎。回到中立姿勢後，就完成了。

我們必須強調，你不該用這種方式彎腰撿東西，這樣做只是為了讓脊椎動一動。

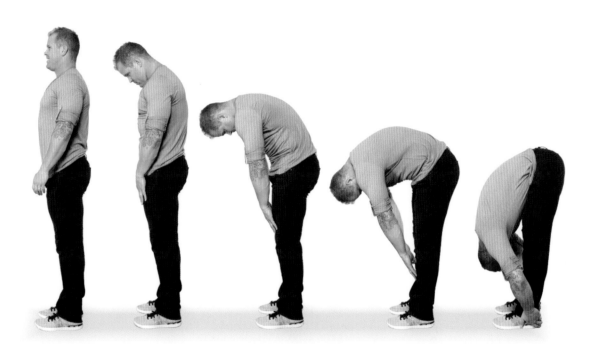

你也可坐著做前彎，但效果不比站著好，因為無法像站著那樣，伸展到臀肌和大腿後側肌群，但如果你無法離開椅子，至少可以這樣伸展一下脊椎。

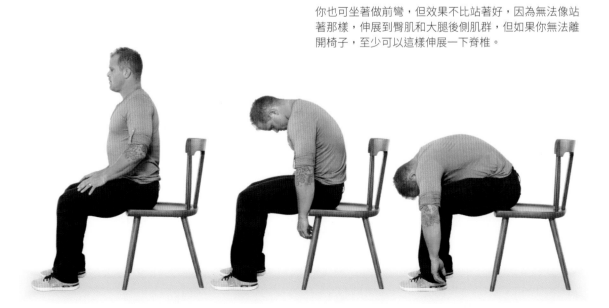

休息 7：臀肌按壓

即便有了立式工作站，整天下來，仍有部分時間是靠或坐在高腳凳上。臀肌按壓可避免臀肌這塊大肌群變僵緊。只消準備一顆球和一塊平坦的地方。坐在球上，找到緊繃、黏結的部位，就可以開工。採取收縮及放鬆的方式（見231-233頁），在圓球上屈曲臀肌，直到僵緊的現象消失，或是挪動大腿幫忙「鬆解」黏結的組織。

本技巧更詳細的解說，可見299-300頁。

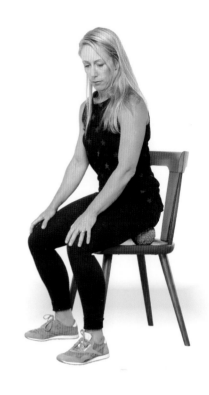

休息 8：整體轉動

站久了，大家多半會下意識轉轉身體，從一邊轉到另一邊。跟172-173頁的整體前彎一樣，整體轉動的目的是為了活動脊椎。執行本動作有個關鍵原則要把握，骨盆－腰椎複合體必須保持中立。如果你是在脊椎過度挺直的情況下做扭轉，實際上只是在鉸動其中幾個節段罷了，並沒有扭轉到所有節段。因此做扭轉，腹部要保持緊繃。轉動身體時，重心要跟著轉到一條腿上，用另一隻腳的蹠骨球將身體推過去。動作要放慢，尤其是頭幾次扭轉時。前後轉動，手臂放鬆，直到背部和髖部鬆開為止。

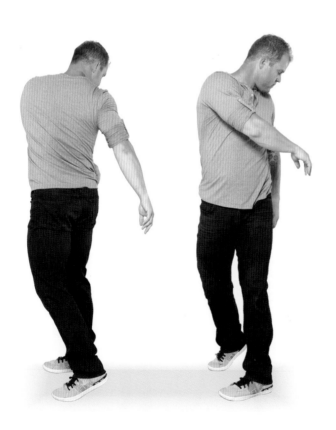

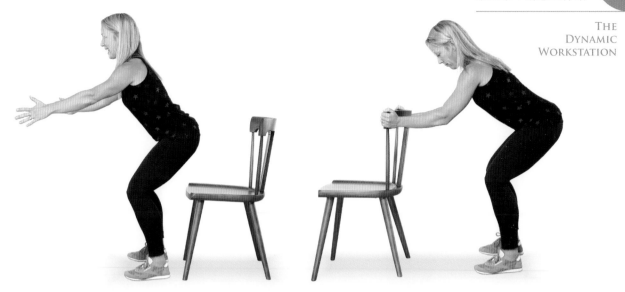

休息 9：深蹲

想強化下半身，提高身體的柔軟度，深蹲是最簡
易也是最有效的方法。深蹲最棒的一點是可以直
接在桌子前面做。方法有好幾種：你可以一路
蹲到底，或做椅子深蹲或有支撐的深蹲。不用
一直重複同一動作，三種方式輪替做也是可以。
若想提高柔軟度，蹲到底之後，在此停留一段
時間。如果需要設定目標，那麼就做 5-10 個深
蹲，全幅深蹲或椅子深蹲皆可，最後在蹲到底
姿勢停留一段時間，直到 2 分鐘休息時間結束。

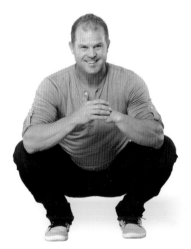

想了解更多深蹲技巧及其
他的有支撐深蹲，可見111-
115頁。

休息 10：前頸鬆動法

說到頭前伸，幾乎人人都犯了這個錯，避免不
了，畢竟不可能百分之百維持頭部中立，尤其
待在電腦前。結果長久下來，頸屈肌（頸部前
面的肌肉）變得又短又僵緊。做前頸鬆動法可
以好好處理該部位，避免緊繃和疼痛。點壓及
扭轉（見 237 頁）在此至關重要：輕輕用球撩
壓脖子，扭緊組織，眼睛朝球的反方向看，頭
朝四面八方活動。

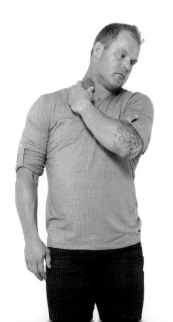

有關此技術的完整描述，可
見258頁。

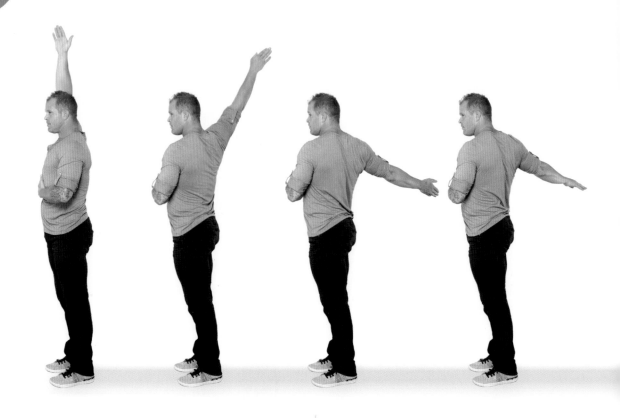

休息 11：手臂繞轉

大幅度活動肩膀是保持肩膀柔軟度的最佳方法。關鍵是手臂繞圈時，肩膀要保持中立，手臂盡可能貼近身體，手肘打直。注意上圖凱利的手掌和手臂的姿勢。如同所有動態運動，剛開始速度要放慢，之後再逐步提高速度。每隻手臂繞 10 圈，然後再反方向繞 10 圈。因此，如果第一組是手臂向後繞轉，第二組就要手臂向前繞轉。

休息 12：前臂按壓

如果你經常打字，或正為重複壓力損傷（如腕隧道症候群）所苦，請在本動作旁邊標個星星。這個動作很簡單，不需要高超技術，便能保持前臂組織有彈性、健康。只要把球放在手臂上，找到緊繃點，手腕往各個方向活動。為了加強效果，可將手放在桌子上，再用另一隻手臂將球壓進緊繃部位。

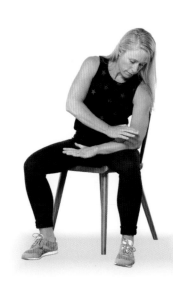

此技巧的詳細解說和變化動作，可見292-293頁。

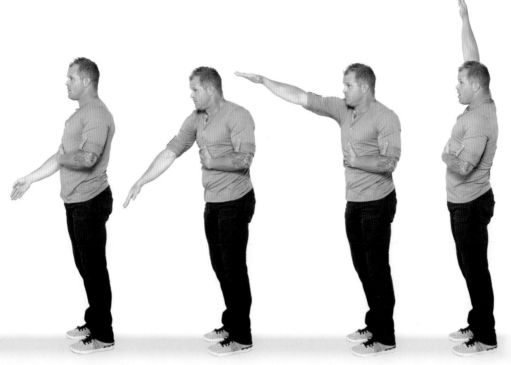

休息 13：飛魚菲爾普斯

泳將下水比賽前都會做這個動作暖身，因
此我們取名為飛魚菲爾普斯。本動作能有
效放鬆肩膀，活動上半身。做飛魚菲爾普
斯的步驟是：髖部做鉸鏈式身體前彎，腹
部保持緊繃（髖關節鉸鏈式身體前彎，可
見 106-107 頁）。雙臂張開，然後抱胸。
跟手臂繞轉一樣，肩膀要放鬆，一開始速
度要放慢，再逐漸提高速度。

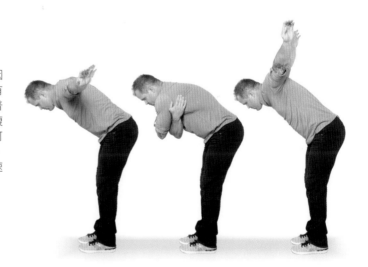

休息 14：足部按壓

腳踩在袋棍球或類似小球上，讓圓球在腳
底下滾，如此能保持足部彈性。如果你整
天站著或走動，足部肯定會痠痛緊繃。保
持足部健康很簡單，並不需要花太多力
氣，而且不管是休息還是工作期間都可以
做。把球放在足底下，施加點力道，就可
以開始做了。

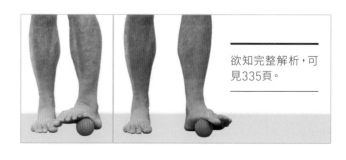

欲知完整解析，可
見335頁。

休息 15：腕關節鬆動

這是一個不錯的前臂伸展和手腕伸展，如下所示，你可以在地板、高腳凳或椅子上做。你可以一次鬆動一隻手，也可以兩手同時鬆動。目標是手掌朝下停留 1 分鐘，手掌向上停留 1 分鐘。

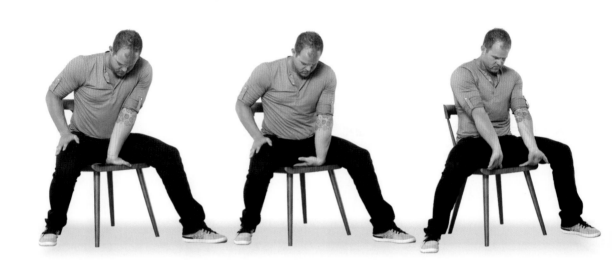

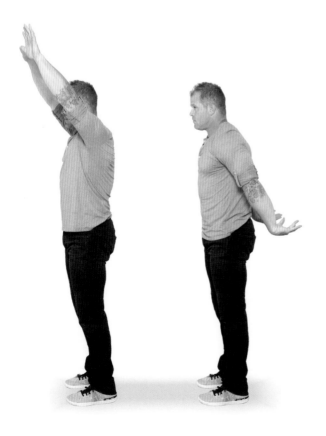

休息 16：開肩動作

開肩動作很簡單，可透過肩膀去活動並動態伸展。為了完成這個動作，手臂先高舉過頭，保持伸直，然後朝背後甩去，很像你跪在跪式滑水板划槳一樣。手臂擺動時，肩膀要放鬆。當手臂甩到身體後面時，很容易讓你的肩膀往前轉動，所以試著讓你的肩膀轉一轉吧。

FROM SITTING TO STANDING:
HOW TO TRANSITION SAFELY TO A STANDING WORKSTATION

從坐到站：如何安全轉換到立式工作站

立式工作站開始流行時，有些評論者批評站比坐更傷身。那些批評根本不合邏輯，早就有大量的研究顯示，久坐對健康危害甚大，而且也有眾多文獻極為詳盡地記錄了站著的許多好處。但讓我們回顧一下我們所知的一切。

坐著並不理想有兩個主要原因。首先，坐著的身體是不活動的，人類的身體是設計來動的。我們正常、健康的生理機能皆有賴於此。第二個原因，是坐著幾乎不可能保持良好姿勢。而另一方面，站著卻能創造一個動作豐富的環境，在這個環境中，你可以自然地活動，改變姿勢，做好並保持良好的體態。

如果你一生中大部分時間都坐著，那麼就需要花點時間和努力，才有辦法轉換到立式工作站。法國社創家戈丁（Andre Godin）說：「期待的品質就決定了行動的品質。」「在改用立式工作桌的路途上，如果你明白轉換需要時間，那麼你就更有可能成功。」

因此，如果以前你每天坐在辦公室裡 8-10 個小時，突然決定要站著同樣久的時間工作，那麼我們認為你不可能辦到。要使轉換盡可能順暢，你必須傾聽你的身體，依照自己的步調前進。

人們一旦了解久坐的負面影響，往往過度渴望，急於轉換成更健康的生活方式。結果呢？他們拋棄原本的坐式工作站，打算站整天、每天站。此外，他們沒有創造最理想的設置，也沒有將活動休息和鬆動休息融入工作。這就像為了保持身材而開始出去慢跑，跑一週之後，就去跑馬拉松了。別讓自己落入注定失敗的處境。你不是一夕之間變成一個久坐不動、習慣坐著的人，適應站立、運動、鬆動的刺激，同樣需要時間心力。

雖然我們的終極目標是在生活中排除非強制性坐姿，但你必須讓身體有時間調整，這代表剛開始的時候，一天當中仍有部分時間要坐著。還記得我們辦公室第一次增設立式工作桌時，驚訝地發現每天結束時身體有多麼疲累。但是，隨著我們練習站立的次數越來越多，這種疲勞漸漸消失了。大約 6 週後，我們一天內大部分時間都能舒適地站著了。

一開始該怎麼調整坐姿與站姿的比例？每一個人都不同，我們建議你傾聽自己的身體：身體會不斷給你回饋。如果你的腳和腿開始痠疼，就要做些基礎保養，給那些撐不下去的身體組織一些關愛。如果沒有改善，你可能需要坐下來 15-20 分鐘。我們建議坐的時間最多 20 分鐘，你可以設定計時器，確保自己走在正確方向上。盡量別讓身體塌陷進椅子裡。

同時也要記得，並非所有的痠痛都是不良的。例如，肌肉痠痛是一種積極的適應。從坐到站，會使用到多年來不常用到的肌肉，這些肌肉需要時間發展和強化。因此必須學會區分哪些痛是好的，哪些痛是壞的。剛開始時，要分辨出不同痛感可能不太容易，但好消息是，只要遵照下列原則，你跟你的身體會越來越契合，也會更了解身體所透露的訊息。

這裡提供幾個技巧，讓你可以從坐姿改為站姿更加輕鬆：

1. **慢慢來：**與其一開始就堅持一整天，不如每小時站 20 分鐘。甚至可以拆開來，先站 5 分鐘，然後坐 10 分鐘。如果你每小時都執行這樣的策略，一天工作 8 小時下來，你總共站了 2 小時。很不錯的開始！當然，也要包括每半小時就要起身走走、活動和鬆動。

2. 保持進步： 堅持每小時站 20 分鐘，直到肌肉不再感覺痠疼，然後進步到每小時站 30 分鐘。根據你的健康程度，這可能需要花上一週、一個月甚至更長的時間。關鍵是要以你的身體能夠跟上的速度前進。這不是比賽，但你要不斷鞭策自己。

如果你不喜歡設定計時器，那就利用做某些事的時候站起來。例如，如果你每天花部分時間講電話，那麼就在講電話時站著。如果你要花時間回電子郵件或經營社交媒體，就站著做這些事。如此便能讓你在一段易於管理的時間內，起身離開座椅，並養成習慣堅持下去。

只要你不斷增加站著的時間，或增加站著做的工作數量，很快地，一天裡的大部分時間你都是站著。然而，如果你因為緊繃或疲勞而感到疼痛，就減少站著的時間，直到你的身體適應。

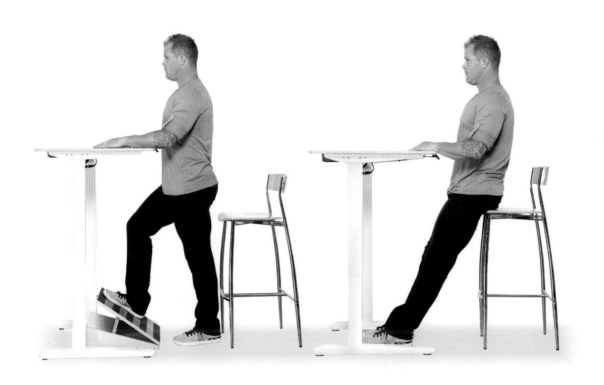

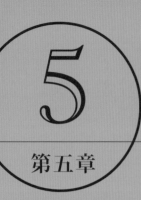

5

優先調整坐姿力學

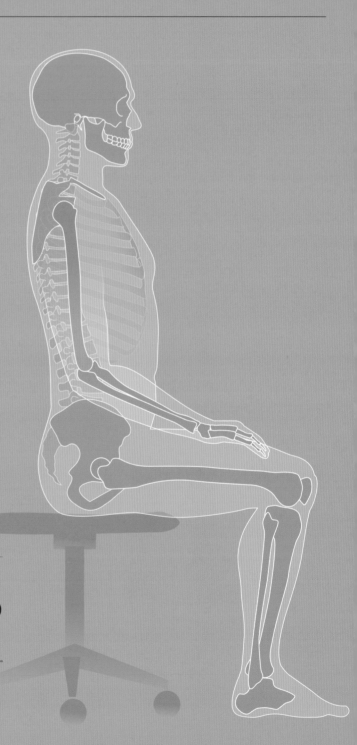

OPTIMIZING YOUR SITTING MECHANICS

- ·坐地板（兩大支柱）
- ·被動式坐姿（沒有支柱，真的）
- ·坐姿求生術

雖然我們一直強調久坐傷身，但在某些情況下，坐是唯一的選擇，好比說搭飛機、開車上班，或跟家人共進晚餐。坐是生活中根深柢固的一部分。

請各位回憶小時候，除了媽媽或奶奶叫你坐直外，有人教你怎麼坐嗎？答案是沒有。但其實，坐是需要學習跟培養的。

請各位回想第二章的內容，站立時，身體需要具備三項元素或三根支柱才有辦法將脊柱穩固在中立姿勢上：

1. 啟動臀肌。
2. 雙腳腳掌朝前，從髖關節製造外旋力量，將雙腳在地上扭緊。
3. 軀幹肌肉繃緊。

只要一坐在椅子上，就不可能啟動臀肌，也不可能從髖關節製造力量，將雙腳扭緊在地上，結果三根支柱只剩下一根：繃緊的軀幹。因此本章要教各位如何製造更多支柱，以維持更理想的坐姿。

就從最符合人體設計的坐姿開始吧：坐地板。

坐姿黃金三法則

不管採取何種坐姿，坐著時候一定要遵守三原則：

1. 脊柱保持中立。
2. 每20-30分鐘就要起身活動。
3. 每天做10-15分鐘的身體保養。

SITTING ON THE GROUND
(TWO PILLARS)

坐地板（兩大支柱）

最理想的坐姿就是坐地板，如此可以保留兩大支柱：臀部和軀幹。更重要的是，人只要坐在地板上，就會自動坐在原本就是設計來負重的骨盆上。如果坐在椅子上，通常都會坐在大腿後側肌群，大腿後側肌群並非負重組織，但每次坐下，首當其衝都是這塊組織。若長期坐在這塊以滑動功能著稱的巧妙構造上，經年累月下來，大腿後側肌群恐怕會變成烤乳酪三明治。想知道如何改善鉸鏈式身體前彎的力學、如何提高大腿後側肌群的動作幅度？別坐在大腿後側肌肉上。

坐地板還有一項好處，就是為了降下身體，整個人必須先蹲下來，讓髖部以正常又自然的方式展現完整動作幅度。我們先前說過，日本年長者習慣席地而睡，因此罹患下背功能失調、髖關節疾病、跌倒的機率，比其他文化低得多。我們也可以從在地板上起身和坐下的能力預測死亡率。巴西研究人員讓受試者在不使用支撐工具的情況下，從地板上起身和坐下，研究結果顯示，無法通過這項簡單測試的人，早逝的機率高於通過測試的人。[1] 由此可見，各位應該常常練習起身坐下。這樣做可以延年益壽。

我們家都是坐在地板上看電視，也規定孩子必須遵守，這樣才能確保全家人每週都有一定的時間坐地板。不過，先別急著扔掉你心愛的世紀中期現代主義沙發，你可以把沙發當成升高的平臺來坐，只要別讓雙腿懸盪著就行了。

第五章：
優先調整坐姿力學
185

OPTIMIZING
YOUR SITTING
MECHANICS

蓮花坐姿

坐在地板上是最佳選擇，但並非所有席地而坐的姿勢都一樣。最好的坐姿是蓮花坐，雙腿交盤，右腳掌放在左大腿上，左腳掌放在右大腿上。古印度瑜伽士每天都會採取此體位或姿勢，冥想數小時，如此日復一日，年復一年。

從我們的模式來看，蓮花坐是最理想的坐姿，因為三根支撐柱當中，蓮花坐就能提供兩根。瑜伽士發現蓮花坐可以製造力學動作，也就是被動式髖外旋，並自動穩定骨盆。這就像站立時髖關節外旋將雙腳扭緊在地上。採取盤腿蓮花坐時，幾乎不需要多少軀幹張力即可製造穩定的脊椎。既然不需要費勁對抗脊柱變形，就代表這個姿勢可以持續很久。

問題出在於多數人無法進入蓮花坐姿，因為做這個動作，髖關節的動作幅度必須推到最大。而我們也知道，你如果跟重要顧客開會開到一半，屁股忽然往地上一擺，坐成蓮花式，老闆肯定會嫌惡地看著你。各位如果想試試蓮花坐，建議一開始別坐太久，輕鬆盤腿坐就好（見下一頁），再慢慢朝完整蓮花坐努力。至於開會時的坐姿訣竅，可見 189 頁「坐姿求生術」。

有沒有想過為什麼人一坐下，就很快盤起腿來？你猜對了：翹二郎腿（一腳腳踝放在另一隻大腿上）或腳踝交疊會製造一股外旋力量。「雙腿疊放禮儀坐姿」算是蓮花坐姿的遠親，只是不太成功。

蓮花坐姿的步驟是，左腳掌放在右大腿，腳掌朝天，腳跟抵著腹部。接著，以同樣方式將右腳掌放在左大腿上。也可以改成左上右下，哪隻腳放上面都可以。雙腳膝蓋貼地，軀幹要位在髖部中心上方，脊椎保持中立。最後，別忘了稍微繃緊軀幹，讓各部位排列整齊，只要姿勢正確，軀幹張力可以降到最低。一定要避免駝背形成屈曲姿勢，或將背部向後拱，形成過度挺直姿勢。

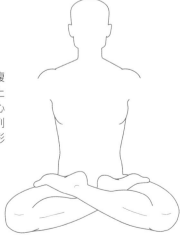

盤腿坐姿

次佳的地板坐姿是盤腿坐姿。盤腿坐姿無法提供兩根支柱，真正算起來是一根半。採取盤腿坐姿時，還是可以啟動軀幹，穩固脊椎，但由於髖關節外旋幅度沒那麼多，因此骨盆較不穩定。

不妨做個測試：盤腿坐在地板上，如果坐得很不舒服，表示你髖關節已經喪失正常動作幅度。身體有個簡單原則是「用進廢退」，髖部會喪失動作幅度，正是久坐所造成。

能夠舒適盤腿坐，代表生理機能一切正常。如果你無法這麼坐，建議你好好練習，練到純熟為止。盤腿坐是最有效率的地板坐姿，因為運用範圍廣，練習的機會也多。你可以盤腿坐在辦公椅上，也可以在餐廳盤腿坐，連開會的時候都可以這麼坐，畢竟腳都藏在會議桌底下。

髖關節如果緊繃，上半身就會進入較不理想的駝背姿勢。碰到這種情形，建議臀部底下加個小薄墊或硬坐墊，像你在瑜伽教室看到的那種瑜伽枕。坐高一點，髖部抬離地面，給雙腿些許喘息空間，這樣比較容易坐直。重點是坐墊要放在骨盆正下方，不是雙腿下方。背部如果還是圓的，就靠牆練習。記住，想要改善受限姿勢最好的方式，就是增加維持正確姿勢的時間。所以，假如你坐在地板上，每次變換姿勢時，試著盤腿坐幾分鐘。

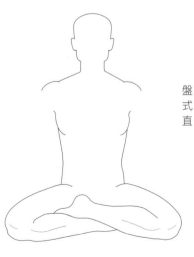

盤腿坐姿雖然比蓮花坐姿容易得多，但還是要注意各個部位的形式。兩膝蓋平放在地，盡量把髖關節外旋的幅度推到最大，背部打直，軀幹保持張力以穩定脊椎，變換姿勢的時候軀幹尤其要繃緊。

PASSIVE SITTING (NO PILLARS, REALLY)

被動式坐姿（沒有支柱，真的）

還記得動畫電影《瓦力》嗎？如果沒看過，我們簡單介紹一下劇情，這是一部反烏托邦動畫，描述太空時代的人類都變成肥胖的死小孩，整天躺在懸浮躺椅上，眼睛盯著電腦螢幕看廣告，買東買西。採取被動式坐姿時就應該聯想到這畫面。被動式坐姿並不需要消耗任何體力，但脊椎依然保持中立，因為真正支撐背部、雙腿和頭部的其實是椅子。只要椅子適合體型，不會將頭部往前推或將背部彎成奇怪的形狀，坐的人本身不必製造任何支柱，全靠椅子支撐。問題是，被動式坐姿雖然坐著沒錯，但各位不可能用這種姿勢工作。

坐姿分成兩種，一種是組織良好的坐姿，一種是被動式坐姿，不管哪一種，都必須遵守以下通則：

1. 頭部處在中立姿勢。
2. 椅背輪廓符合脊椎自然曲線。
3. 下背支撐可避免骨盆向後旋轉。
4. 雙腿和軀幹呈 135 度角。
5. 腿部有支撐或以 90 度角平放在地。

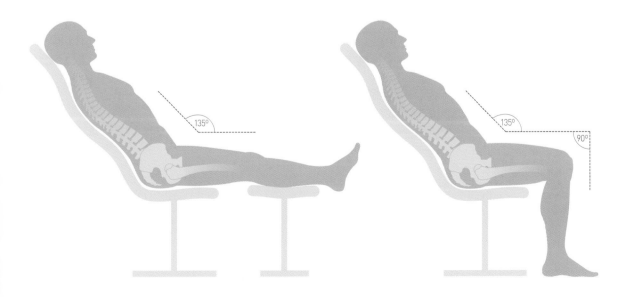

被動式坐姿並不適合工作（除非你是正從地球發射升空的太空人），但是個適合一天結束後休息片刻的放鬆姿勢。被動式坐姿沒什麼訣竅，就是找到一把好躺椅，能夠有效支撐組織良好、被動不出力的身體，而不會扭曲脊椎，硬將頭部往前推。記住，每個人適合的家具都不一樣，你必須找到適合自己身體的躺椅。

雙腿與軀幹維持 135 度角，髖關節保持開展，可避免股四頭肌和髖關節屈肌群發生適應性僵緊，也不會對下背施加多少壓力。根據一項討論坐姿和背痛的研究，身體以大約 135 度角靠坐椅背上，給脊椎的負荷最輕。[2]這就是我們之所以認為倚靠高腳凳站著工作是絕佳的選擇，因為此時的身體夾角就是大概 135 度。有沒有想過辦公椅的椅子為什麼打那麼斜？還有高中生上課聽講時為何總是斜斜往後靠，看上去好像是想在椅子上做橋式？可見我們人類很聰明。

既然被動式坐姿是最佳的放鬆方式，這裡提供一些躺椅選購原則，讓你買到一把適合自己的椅子：

‧選擇能夠適當支撐頭部的躺椅。
‧坐墊長度跟大腿一致。
‧試坐 30 分鐘。如果你遵照本書建議的通則，應當會按時起身動一動，不會坐超過 30 分鐘。試坐 30 分鐘後，問問自己：坐這張躺椅時，下背會緊繃嗎？有辦法支撐我脊椎的自然曲度嗎？坐在上面，脊椎能保持中立嗎？

先別急著放下書本，跑去家具店買躺椅，還是先好好讀完這章吧。記住，就算躺椅上的姿勢再怎麼完美，符合人體工學，坐姿終究還是坐姿。躺椅應該僅供短暫放鬆之用，好比說整天站著工作，下班後坐一下躺椅稍事休息。

SITTING SURVIVAL
坐姿求生術

在大多數的辦公室，絕少有人坐地板或靠躺椅上工作，大家都是直挺挺坐著。這樣子坐，支撐柱只剩「軀幹繃緊以穩固脊椎」這一根。各位也知道，許多人工作時，脊椎彎得像彩虹，失去原本僅剩的支撐柱。雖然大部分的人每天就這樣子一連坐上好幾個小時，但許多研究已顯示，坐椅子對脊椎的負荷最大。即便坐姿良好，坐姿帶給脊椎的壓力還是比站姿多了 40%。[3]

坐姿生存術第一招，是盡量製造支撐柱。採坐姿時，人不可能啟動臀肌，因此首要任務是保持軀幹硬挺、脊椎中立，這是第一根支柱。

接著再利用一些簡單方式製造第二根支柱。一是在椅子上盤腿，我們前面說過，盤腿為髖關節添加旋轉元素，有助於穩定骨盆。另一選擇是俗稱的「大男人開腿坐」。這名稱雖然稍嫌粗俗，但很貼切。就像相撲選手一樣，雙腿張開。把開腿坐（見下頁示範動作）想像成膝蓋不彎起來的盤腿坐。

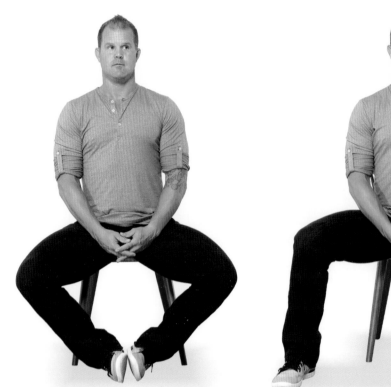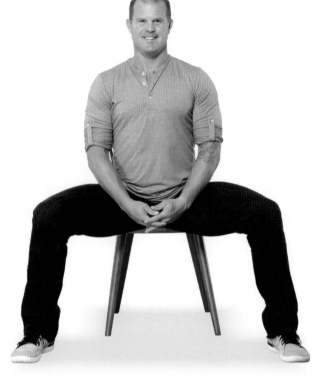

雙腿張開

雙腿張開能為骨盆和下背製造穩定度。做這個動作時,可以腳掌相對靠在一起,膝蓋向外打開,或是腳掌踩地,雙腳打開。警告:工作場合不適合做開腿動作,搭乘公共運輸工具若雙腳大開肯定也交不到朋友。請注意,做開腿動作過去以男性居多,但女性也開始意識到開腿對髖部和脊椎的好處,似乎在女性之間也流行起來了。

打造理想的坐姿環境

我們前面已經談過幾個原則：

1. 站姿是最佳選擇，因為人站著的時候，會窮盡一切手段，努力組織好脊椎，保持脊椎穩定度。此外，站姿也大大提高一天活動量。
2. 無法選擇站姿，次佳的選擇是席地而坐，或採取有支撐的被動式坐姿，這兩種方式都比直挺挺坐著還要好。
3. 如果別無選擇，必須直挺挺坐在椅子上，就先繃緊軀幹，脊椎保持中立，再採取盤腿或雙腿張開的姿勢，製造第二根支柱。

我們完全明白現實生活有多忙碌，也知道在某些情況下，縱使有心，這些策略依然派不上用場。例如駕駛攻擊直升機，或搭飛機時被安排坐在中間座位，此時除了繃緊軀幹外，你也別無他法。針對這些特殊情況，我們設計了一些因應通則，以減輕久坐代價。每當你困在椅子上，就將下述幾點當作原則，盡量坐得正確。

1. 站起來組織身體

先站起來做穩固步驟（82-83 頁），接著才坐下，這樣比較容易把身體組織好。三根支柱啟動後，身體已經準備好用正確方式坐在椅子上了。但如果順序顛倒過來，先坐在椅子上，再進行穩固步驟，效果會大打折扣。姿勢如果走偏了，就站起來做穩固步驟，將身體組織好，再坐回去。花點時間重新調整姿勢，也是給個起身活動一下的好理由。

我們前面談過椅子深蹲，告訴各位如何正確坐下，如何穩當地從椅子上站起來。會做椅子深蹲，就懂得如何正確坐在椅子上，因此我們來複習一下椅子深蹲吧！這裡僅提供概梗，更詳盡的解說，請見 111-115 頁「蹲下的力學」一節。

1. 首先做穩固步驟（82-83 頁）。

2. 腹部保持緊繃，髖部和大腿後側肌群往後推，軀幹前傾。

3. 臀部坐在椅子邊緣，將重量分配到骨盆的骨頭結構上（你的坐骨粗隆），下一頁通則 2「坐在座椅邊緣」將有更完整的說明。

4. 軀幹保持 20% 張力，身體坐直，脊椎中立。

5. 準備站起來時，雙腳腳掌朝前，軀幹前傾，小腿盡量保持垂直。

6. 臀部抬高離開椅面，以髖部和大腿後側肌肉群負重。

7. 伸展髖部和膝蓋，站起來。

8. 身體站直後，夾緊臀肌，讓脊椎重新就穩固中立姿勢。

坐下來

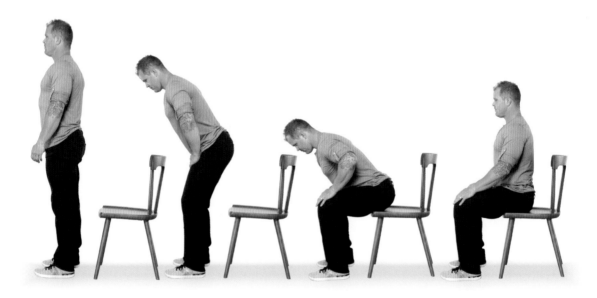

站起來

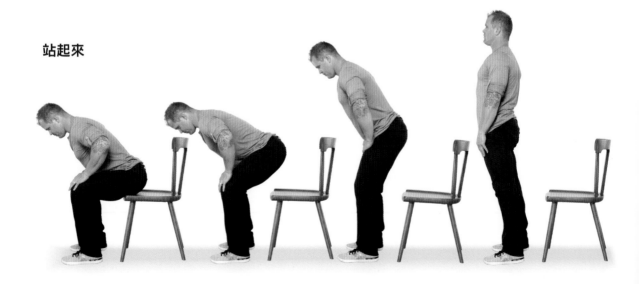

2. 坐在座椅邊緣

網路上搜尋「辦公椅」三個字，95% 結果都是高椅背、厚坐墊的扶手椅。各位可能看到人體工學椅子排在第一位，如定價 800 美元的 Herman Miller Aeron 辦公椅。這些椅子堪稱工藝結晶，設計理念合乎人體工學，但是坐在上面，不太可能形成良好姿勢。

請各位觀察周遭同事如何使用辦公椅。你可能看到大家彎腰駝背，脊椎呈 C 字形。為了將手放在鍵盤或桌子，整個身體往前伸，脖子的角度變得奇怪又不自然。

不然就是身體往後靠，窩在舒適辦公椅裡，所有重量幾乎全壓在臀肌和大腿後側肌肉群，但這兩塊肌肉從皮膚表面看，就知道不是用來承受重量。不相信？請各位檢查一下自己的腳底，那才是負重面該有的樣子：皮厚粗糙，結硬繭，準備長時間支撐身體重量。現在，請各位想像全世界最美的人站在你眼前。想像對方的臀部。那臀部的皮膚表面看起來跟腳底一樣嗎？當然不一樣。臀部皮膚表面本來就不是用來承受重量，所以看起來不像腳底那般粗糙。

久坐上班族往往把那些精巧昂貴、標榜人體工學的椅背和扶手拋在腦後，為了配合鍵盤或桌子而把身體往前靠。此外，大多數人從沒學過怎麼坐，也不了解該如何穩固脊椎，於是脊椎還是彎成可怕的 C 字形。

遺憾的是，我們的孩子也用同樣姿勢坐學校課桌椅。學童座椅一般都設計成可堆疊收納，方便清潔挪動。結果，所有高矮胖瘦、體型懸殊的孩子全部坐在同一規格的椅子上，完全不考量每個人的生理機能和特殊需求。面對這種情形，小孩子如何解決？他們只好坐在椅子邊緣，這樣才能靠桌子近一點，但背卻駝得可怕。難怪我們大部分人對這種姿勢甘之如飴，原來早在小學時期我們就開始訓練了。

我們建議各位忽略椅背和扶手，直接坐在座椅邊緣，把椅子當凳子用。坐著時，腳掌穩穩踩地，軀幹記得繃緊。加州大學柏克萊分校建築學教授葛蘭芝（Galen Cranz）在他的《椅子》書中表示，60% 的體重應該放在骨盆底部的骨頭上（坐骨粗隆），其餘 40% 往下轉移到腳跟。[4]坐姿應該像下頁示範動作那樣：

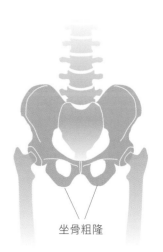

坐骨粗隆

臀部下緣的皺褶要正對著椅子邊緣。雙腳打開，兩膝蓋的距離比髖部寬，讓髖部稍微旋轉，製造穩定性。

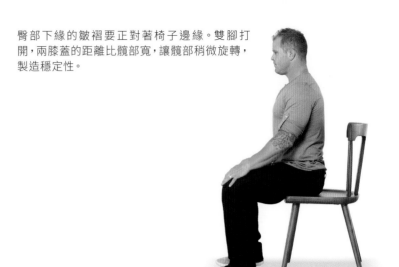

坐椅子邊緣，不使用椅背，這種坐法有兩大優點：

· 你會繃緊軀幹，讓脊椎保有更多支撐。

· 重量不會壓在股骨和大腿後側肌群。坐椅子是造成成人髖關節夾擠的主要機制之一。坐在骨盆上，股骨才可以真正發揮作用。坐在大腿後側肌肉群，會把股骨往上推，推到髖關節窩頂部。這種慢性髖關節異常會大大影響股骨在髖關節窩內轉動的幅度，造成股骨的頂部和髖部的頂部相互擠壓，髖關節的動作幅度嚴重不足。

3. 經常變換姿勢

如果實在別無選擇，只能長時間坐椅子，最要緊的任務就是經常變換姿勢。不知各位有沒有這種經驗？整天坐在桌子前面，不自覺會動來動去。記住，坐不住正是身體在告訴你該起身動一動了。我們說過很多次，人體的設計就是除了睡覺時間都要一直活動。坐不住是好事，小孩子尤其如此，你應該把坐不住視為身體的呼喚，提醒你該起身去活動，而不是去解決坐不住的問題。坦白講，坐著動來動去，通常只是從一個不良姿勢換成另一個不良姿勢。無奈許多人早已習慣忽略各種身體線索。物理治療所的患者上門求診時，常常跟我們說症狀已經出現好幾個月了，但初期沒有採取任何措施，對種種線索置之不理，直到身體改變示警方式，才開始正視問題。

凱利也不例外。他 1990 年代效力美國激流泛舟隊，征戰無數，不過卻長年用不良姿勢划船，這主要是受制於皮艇運動本身，如長期坐同一側操槳。他以高壓、高負重的跪姿划了好幾年，導致脖子出現非常嚴重的神經損傷。事後回想，早在疼痛發作前 9 個月，凱利的右手臂就已經不太對勁，出現過度使用的跡象，症狀類似腕隧道症候群，但凱利毫不理會，症狀持續惡化，一直拖到疼痛難當，頻頻叫疼，才趕緊施打類固醇，尋求針灸、牽引、按摩等種種治療手段。但一切為時已晚，凱利漠視身體警訊，白白斷送泛舟運動職業生涯。

建議各位「傾聽你的身體」。應當起身活動的時候、姿勢不盡理想的時候，身體都會告訴你。而在肌力體能訓練表現上，我們經常提醒運動員，疼痛表示身體正在跟你溝通，告訴你某些姿勢、某些動作違反了生物力學。

請各位記住一件事，就算困坐椅子上，你依然可以變換姿勢。每當身體發出動一動的訊號，請站起來，重新調整姿勢。前面講解立式工作站時，我們教各位要經常變換姿勢，調整高腳凳的位置，其實坐著也一樣，建議所有功能性坐姿都要做（前提是先找到對的椅子，197 頁有挑選的訣竅）。下一頁我們將會補充八種功能性坐姿，坐在椅子上可輪流做一遍，做完再從頭開始，如此循環。

4. 每隔 20-30 分鐘起身動一動

這方案跟立式工作站一樣。每隔 20-30 分鐘就要站起來，至少休息 2 分鐘，身體活動一下或進行基礎保養。你可以執行 170-178 頁的「動作和活動度例行技巧示範」，或從第七章選擇一組處方來做。

變換坐姿可以促進血液循環，但無法取代實際活動。如果沒有常常起身動一動，就會陷入活動度喪失、體重上升、疲累倦怠、健康狀況欠佳等風險。

記住，規律運動或許無法降低久坐對健康的危害，但每 20 分鐘起身動一動卻絕對可以。若再加些活動，好比說繞辦公室走 3 分鐘，效果會更好。《紐約時報》「體育課」專欄作家雷諾茲（Gretchen Reynolds）在《運動黃金 20 分鐘》（The First 20 Minutes）中就指出，

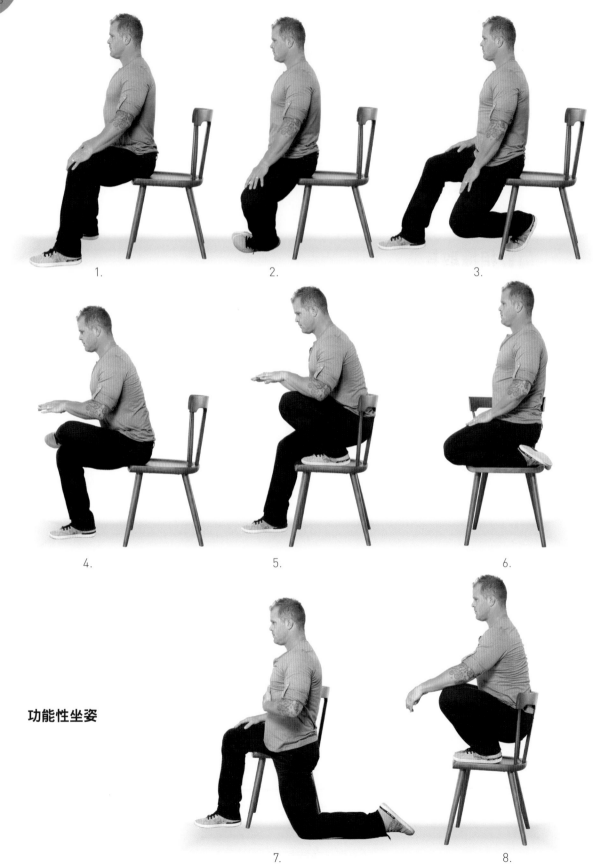

功能性坐姿

1.

2.

3.

4.

5.

6.

7.

8.

這樣不但可以減輕重量，降低罹患心臟病的機率，還能提升大腦機能。[5]這聽起來是一舉多得的策略。

若工作環境不允許你休息2分鐘活動一番，就盡量找機會站起來，做完穩固步驟，等脊椎回到中立姿勢後，再坐回去。重量轉移到雙腿，夾緊臀部，打開髖部，重新調整肩膀姿勢，請各位依照這些步驟啟動肌肉組織，讓身體整天保持活力。還有，應當把執行第七章的活動度技巧當作你的首要目標。

椅子：兩害相權取其輕

並非所有辦公椅都一樣差。有些椅子根本無法讓人好好坐，有些椅子則可以提供些許變通度，讓你維持中立姿勢。椅子本身其實無法滿足動態且有彈性的身體，因此要說找到「理想的椅子」，這本身就是矛盾說法，但若能掌握以下挑選原則，最起碼你跟魔鬼交易時知道自己要什麼。

座面

建議挑選木頭或金屬的座面。各位如果坐過這種椅子，肯定知道坐起來不太舒適，正因為不舒適，所以能在促進活動上展現驚人的成效。各位若覺得坐木頭或金屬座面太苛刻，不近人情，可以找張薄墊座椅。總之別草率，看到中意的椅子，記得先試坐5-10分鐘，沒問題才掏錢買下。試坐時如果感覺坐骨粗隆隱隱作痛，表示骨頭戳到硬座面，建議換別張，找坐墊稍微厚一點的椅子。但請記得，我們的目標並不是找一張舒適的椅子坐整天。只要可以維持20-30分鐘的半舒適即可，因為我們最多只能坐這麼久。如果你遇到非坐不可的情況，好比說擔任司機、飛行員或警察，對坐墊的需求就要有所調整，比較像前面建議各位在雙腳底下加塊抗疲勞墊（見143頁），不過坐墊也要有點透氣才行。

座面應該挑選四方形，別選圓座面。在四方形座面上，臀皺褶才有辦法對準座面邊緣，也比較容易找到坐骨粗隆。如果坐在圓座面，臀部會一直從座面邊緣滑開，脊椎很難維持打直的中立姿勢。

此外,各位一定要挑選座面寬一點的椅子。最理想的寬度是可以盤腿坐,且方便變換姿勢。

座面高度也是一大考量。座面一般離地 46 公分,不過對多數人而言,46 公分太高了。前面說過,如果要坐在座面邊緣,並將 40% 的重量分配到腳上,表示雙腳腳跟必須著地。椅子如果太高,重量會完全壓在骨盆上。雙腳應該像扶壁一樣產生支撐作用,如果座面太高,雙腳就無法提供額外的支撐了。

判斷椅子高度是否「恰到好處」,最好的辦法就是坐在椅子上,臀部坐到底,雙腳放在地上。如果腳跟離地,座面邊緣戳進膝蓋後方或大腿後側肌群,這把椅子就不行了,要繼續找。選購時,請站在椅子旁邊,座面表面應該比膝蓋略低。

椅背

理想辦公椅應該像高腳凳一樣。因此,椅背其實是最不重要的考量因素。不信的話,請看看周遭有沒有「矯正功能」跪坐椅*,這種椅子價格貴得離譜,通常是長年為背部功能失調所苦的朋友在使用。發現了嗎?沒有一把有椅背。再看最新 007 電影《惡魔四伏》,劇中邪惡反派角色是詹姆斯·龐德義父的獨子,他折磨龐德時所坐的那把椅子同樣沒有椅背。不得不佩服邪惡的天才。

斜靠椅背,脊椎由椅背支撐住,這是很棒的放鬆方式,全身如釋重負,但前提是你有一張斜躺式椅背,椅子能夠適當地支撐頭部和脊椎自然曲度,而你被動躺在上面,暫時放鬆一下。不過,採取主動式坐姿時,代表你一邊工作,一邊努力打直、組織好脊椎,這時候若將背部靠在椅背上,軀幹肌肉可能會關閉,使你慢慢落入不良姿勢。身體極其聰明,隨時都想節約能量。

幾乎每把椅子都會提供背部支撐,那麼最好就挑選木頭或金屬材料的椅背。只要是硬面有橫桿的椅背,可以偶爾靠在椅背上即可,不過脊椎仍要保持中立。關鍵是別依賴椅背。椅背應該是要用來支撐前面所介紹的功能性坐姿,如蹲坐或跪坐在椅子上。

* 指 Balans chair(平衡椅)或 kneeling chair(跪坐椅)這一類的坐椅,沒有背靠;坐著時身體前傾,雙腳膝關節彎曲跪著靠在腳架上。
——審訂注

那麼,物理治療球、半圓平衡球、跪坐椅等器材設備呢?我們認為這些器材並非好選擇。彈力球的原理是希望透過球體本身不穩定,提高微幅活動的機會,但是坐在彈力球上,脊椎幾乎不可能保持組織良好。最後就落入動作幅度終端、組織受限的姿勢,同時產生疲勞,喪失注意力。不穩定表面會加速姿勢惡化的速度,若不是出現彎腰駝背這種代償性姿勢,就是讓脊椎過度挺直的情況更形嚴重。建議各位實驗看看,站在水床上 1 小時,觀察身體有何變化。從這個現象看到一個事實,就是在不穩定表面的狀態下,骨盆和大腿後側肌群的軟組織無法承受重量。最重要的是,坐彈力球終究還是坐著,久坐的陷阱全部躲不掉。

跪坐椅雖然可以打開髖部,但無法變換多樣姿勢,同樣助長了脊椎長時間過度挺直。因此最好還是挑張單純的硬椅,寬座面,半硬薄墊。

扶手

我們建議挑選沒有扶手的辦公椅。坐扶手椅，手肘和肩膀雖然可以靠著休息一下，但扶手本身有些問題：

· 無法將椅子推到桌子底下，鍵盤會離身體太遠。手為了摸到鍵盤，身體便往前彎，使脊椎進入屈曲的姿勢。
· 無法盤腿或採取其他功能性坐姿。

如果各位的扶手椅沒有這些問題，既可以讓手臂休息，又不會使身體離鍵盤太遠，導致你駝背工作，那就留著繼續使用。但如果扶手會卡著，使鍵盤離你太遠，又無法變換姿勢，就換張沒有扶手的椅子。

「人體工學」這幾個字充斥整個現代辦公室文化。人體工學桌、人體工學鍵盤、人體工學滑鼠，不勝枚舉。提到人體工學，我們通常會直接聯想到更舒適、更安全、更有效率的東西。可是，舒適並不等於安全又有效率的姿勢，尤其是坐姿。最重要的是，人體工學椅永遠無法解決久坐的問題，因為其設計概念是替脊椎製造人工支撐系統。這有點像癮君子問哪個牌子的香菸最安全。採被動式坐姿時，人工支撐或許有效，但若採主動式坐姿，就不該將人工支撐當作是你長時間使用的工作環境。

事實上，人體工學椅不僅沒有解決久坐問題，反而製造新問題。因為依照人體工學椅的設計，人幾乎不可能坐在座面邊緣，結果只好直接坐在大腿後側肌群和臀肌上。更糟糕的是，椅背也使軀幹肌肉失去作用。

請各位別誤會，就此認定人體工學一無是處。市面上還是有不少人體工學設備可以協助我們維持中立姿勢，如人體工學鍵盤和滑鼠。但說到椅子，人體工學完全幫不上忙。甜甜圈無論多麼方便，吃下去終究會發胖。假使我們的目標是打造安全又有效率的工作環境，那麼，會讓人採取自主坐姿的椅子才是最符合人體工學的椅子。記住，最重要的原則永遠不變：髖部固定在90度角一點都不自然。

人體工學椅

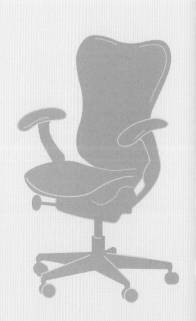

飛機和汽車座椅生存指南

雖然已盡最大努力減少久坐的機會,但在某些情況下,你別無選擇必須坐著。好比說搭飛機或開車,你不可能奢望挑選適合的座椅,任意起身動一動。這簡直使旅遊成為最殘酷的虐刑。一如必須坐在桌子前的場合,我們總是可以做點什麼,把久坐的傷害降到最低。因此本節會教各位幾招妙計,熬過漫漫遠程飛行或長途公路駕駛。

飛機座位生存訣竅

坐在飛機狹窄座位裡,你會覺得「這將是一趟舒適又愉快的旅程」?恐怕不會,我們也不這麼認為。

除非你坐頭等艙,否則機艙座位普遍狹窄,呈 C 字形弧度。不僅極度不舒服,身體也幾乎無法以中立姿勢坐著,更不可能坐在座面前緣。唯一選擇就是靠著椅背。這是典型的搭飛機坐姿:由於椅背設計成以 C 字形弧度支撐你的背部,此時骨盆往後轉成位在身體軀幹正下方的位置,而你的頭部、肩部和上背部往前推,使得整個脊椎呈現 C 字形曲線。更糟糕的是座位無法調整,假使你的體型碰巧比「一般人」嬌小、高大或肥胖,整個人就會被往前壓。我們發現,超過 178 公分高的人為了遷就座位,最後往往整個人彎成很奇怪的姿勢。坦白告訴你,這很可怕。但別絕望。我們會提供搭機訣竅,請各位盡量照著做,在飛機座位毀掉你身體前,先破解飛機座位的陷阱。

訣竅 1:使用腰部靠墊。我們一般不會建議使用腰部靠墊,唯獨搭飛機或坐車的時候,這時外部支撐的幫助很大。小型充氣墊很好用,優點是可以調整位置。不過,也可以用別種東西取代,如枕頭,或將毛巾、夾克捲起來。關鍵是將外部支撐放在對的位置。雖然許多充氣墊都叫「護腰靠枕」,但你不必非得放在腰椎。因為放在腰椎上,脊椎會過度挺直。建議放在肋廓底部。如此便能將始終緊縮的腰椎組織拉長,使脊椎中立。或是放低一點,放在褲腰線下面。這樣能讓你稍微墊高挺直身體,不會接觸椅背,讓身體採取更自主的坐姿,接近坐在座面邊緣的效果。你

第五章：
優先調整坐姿力學

201

OPTIMIZING
YOUR SITTING
MECHANICS

也可以這些原則舉一反三，利用靠枕變換不同姿勢。

訣竅 2：跟鄰座乘客做朋友。這個訣竅有沒有作用，取決於你的性格。如果你體型比較大，建議你跟鄰座乘客交朋友，這樣才不會跟對方搶扶手。結交朋友後，你可以問對方可不可以將中間扶手收起來（大部分飛機扶手下方有個開關）。假使你坐到中間座位，你可以問靠走道的乘客要不要將扶手收起來，這樣他可以將一隻腳伸到走道上。簡單講，扶手收起來可以改變座位原本的安排，騰出更多空間供你運用。跟鄰座和睦相處還有個好處，就是每當你站起來（訣竅 3）和在座位上做鬆動（訣竅 4）時，他們不會覺得煩。

訣竅 3：打開髖關節，變換姿勢，盡量多站。搭飛機有個優點，你可以站起來，在走道上走來走去。不過，在此警告各位，每半小時站起來不停變換姿勢，可能會惹惱鄰座乘客，除非你已經做好敦親睦鄰的工作。最不濟也要每隔 20-30 分鐘就伸直雙腿，竭盡所能夾緊臀部和大腿，讓髖部完全伸直。你可以在座位上伸直雙腿，將髖部往上抬，或直接站起來。以臀肌施力可以協助股骨回到原始位置，讓你全身舒暢許多。

訣竅 4：在座位上做鬆動。外出旅行至少要帶上袋棍球，再多帶一顆壘球更好。安檢可能會刁難，不過值得一試。困在座位上無法起身，可以花點時間做鬆動。你絕對想不到在座位上可以做那麼多技巧。你可以鬆動前臂的打結點，按壓胸部和頸部，或塞顆球在背後或大腿後側肌群下方等等皆可。

訣竅 5：用安全帶穩定骨盆。搭機時，如果你一直坐在座位上，又沒有主動穩固脊椎，會導致下背部彎成圓弧，骨盆後傾轉到位在身體軀幹下方，就像坐在沙發或軟墊辦公椅上。這樣會將巨大的擠壓應力施加在腰椎椎間盤。為了減輕下背壓力，在此介紹兩個簡單的安全帶穩固技巧。

方法之一是臀部盡可能往後坐，骨盆盡量保持中立，繫上安全帶，拉緊安全帶跨過骨盆兩側的髖關節。這樣才能把骨盆固定住，避免骨盆後傾轉到身體軀幹正下方。另一方法是將安全帶稍微鬆開，然後髖部往前挺起，靠近安全帶。這方式跟將骨盆固定住的道理一樣，如此便能減輕下背負擔，獲得片刻的舒緩。

訣竅 6：穿壓力襪。我們非常建議你買壓力襪或緊身衣，搭飛機務必老老實實穿上。凡是我們訓練過的職業運動員和團隊，我們都會建議他這麼做。擠壓是促進身體循環和淋巴流動最簡便的方式，尤其在你無法每 20-30 分鐘起身動一動的情況下。穿壓力襪還可避免「胖胖腳脖子」*，並預防腳踝腫脹，許多人搭飛機都會碰到這種情形。你可以上網購買基本款壓力襪或緊身衣，約一千元左右。

訣竅 7：隨時補充水分。飛行會加速脫水。組織一脫水，彈力和對抗外力的能力都會不如飽含水分的組織。想想牛肉乾，脫水的肌肉和組織看起來就是那個樣子。而飽含水分的組織則像塊新鮮的牛腩排。因此，各位要確保喝下的水有吸收進體內。建議添加一小撮鹽或丟塊電解片在水瓶內，脫水久坐的組織肯定會感謝你。

* Cankles，也就是俗稱的蘿蔔腿。——審訂注

汽車座椅生存訣竅

坐車會比搭飛機更有問題，因為你沒辦法起身走動。不過，還是可以在汽車座位上著手，這樣身體才不會變得硬邦邦。千萬要記住最重要的一項原則：無論做什麼，都絕對不可以影響開車。換句話說，坐在座位上執行鬆動技巧時，要小心開車，別撞死人或害自己喪命。

訣竅 1：改變座椅方向。最糟糕的情況就是全程維持同一姿勢。我們並不鼓勵各位斜靠椅背，一副痞子模樣，還是建議大家不斷變換姿勢，重新調整身體，讓血液流入因長時間擠壓而變僵緊的組織。大部分汽車都能調整座面，上下前後調整。你可以讓椅背往前或往後傾斜，有些汽車甚至可以調整腰部支撐。說到腰部支撐，我們絕對會建議你另外買個腰部靠墊。腰部靠墊使用方式跟搭飛機的用法是一樣的，可見 200 頁，看「飛機座位生存技巧」訣竅 1。

訣竅 2：定時夾緊臀肌和壓平腳趾。開車時，腳掌通常會微微往上鉤。為避免腳踝因為長時間往上鉤變僵緊，建議一有空檔就伸直腳背，可以停車時做，也可以在啟動汽車定速巡航控制系統時做。還有行駛期間，股骨容易卡在關節窩前方，建議各

位經常夾緊臀肌。夾臀部可以幫忙重新調整股骨的姿勢，所以有機會就夾屁股，就算一次夾一邊也好。

訣竅 3：用方向盤來保持組織良好且穩定的肩膀與上背。開車的優點，就是可以利用方向盤穩定肩膀姿勢，啟動上背肌肉。只要製造一點外旋力，便能穩定肩膀。據說左右手分別放在九點和三點鐘位置上最安全，我們認為這也是對肩膀最好的握法。我們先前提過，肩膀組織良好還有一個優點：連帶脖子與胸脊也會變穩定。因此手握方向盤，可以製造一對扶壁，支撐最重要的脊椎。

訣竅 4：利用停車休息時間活動，並做鬆動。將坐車傷害降到最低的方法很簡單，就是多停車，勤做鬆動。建議各位利用開進休息站或開到加油站的空檔，做些改善活動度的動作。腳抬到引擎蓋或保險桿，伸展大腿後側肌群，或四處走走，活動手臂，任何動作都可以。這跟每工作 30 分鐘就休息 2 分鐘的基礎原則一樣：活動和鬆動。你沒必要逞強連開 7 小時。事先規劃好時間，在不把自己搞到抓狂的情況下，盡可能經常停車休息。

抵達終點時，執行活動度處方

還有一個極關鍵的久坐生存技巧：抵達目的地後，鬆動 10-15 分鐘。我們知道經歷漫長旅途後，你壓根兒不想做鬆動。不過，這比什麼都重要，即便抵達目的地的時間已經很晚。如果實在提不起勁，請你想想：如果渾身硬邦邦就上床睡覺，隔天醒來肯定感覺更糟。

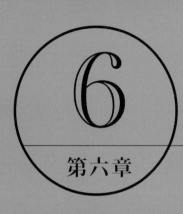

6

第六章

身體基礎保養

PERFORMING BASIC MAINTENANCE ON YOUR BODY

· 系統性方法：力學、生活
  型態和活動度
· 如何處理肌肉骨骼疼痛
· 如何改善動作幅度
· 鬆動方式
· 活動度工具
· 活動度準則

我們當初架設 MobilityWOD.com，用意是分享和傳授身體基本保養的知識，教大家解決疼痛、預防受傷和提升運動表現。凱利在《靈活如豹》《準備好跑步》所介紹的動作和活動度系統，提供了處理和解決疼痛的策略，以及改善關節和組織受限的方法。各位如果看過凱利的書，本章內容就能引起你的共鳴，因為基礎的核心原則和技巧都一樣。

要是不熟悉，那麼你將學到的是如何處理所有限制你進入安全穩定姿勢的因子，以及如何嘗試解決自身疼痛問題。簡單來說，你即將學到一套解決疼痛和改善動作幅度的系統。掌握這些知識，你將具備所有執行第七章活動度處方所需的工具。

A SYSTEMATIC APPROACH:
MECHANICS, LIFESTYLE, AND MOBILITY

系統性方法：力學、生活型態和活動度

各位大概已經慢慢了解我們可藉由動得多、動得好並勤做身體基礎保養，來預防和消除伏案辦公、久坐不動所引發的疼痛。介紹過幾個提高活動力並以適當動作形式活動的策略之後，讓我們進入自我保養的主題吧！

各位或許會納悶，我們說的「自我保養」究竟是什麼意思？請容我們稍作澄清。當我們提到「身體基礎保養」，誠如前面導言的說明，是指活動度技巧或鬆動法，用以處理僵緊的肌肉、活動受限的軟組織和關節、力學不良的問題。舉凡背痛、頸痛、足痛、髖緊等症狀，皆可利用第七章所介紹的活動度技巧來處理和預防。必須注意的是，這些鬆動法可能看起來很像滾筒按摩或傳統伸展操，但其實遠比躺在泡棉滾筒上漫無目的滾動背部或彎下腰「伸展」大腿後側肌群精細得多。

為了擺脫疼痛、確保理想的關節與組織的健康，你必須採取策略性、系統性的方法。好比說，下背疼痛時，光是用滾筒按摩下背軟組織，並無法解決症狀。為了真正排除問題，你的計畫必須既改善日常脊椎力學，也處理下背上下游區塊內軟組織與關節受限的問題（上游是胸椎，下游是髖關節）。同樣地，如果腳踝太緊而無法做全深蹲，那麼單靠「伸展」小腿肚，也無法長久改善腳踝的動作幅度。你反而需要花點時間逼近動作幅度的極限，並將所有導致姿勢受限的軟組織問題逐一處理好。

如果你受重傷或長年飽受慢性疼痛之苦，切勿拖延，盡快尋求專家的協助。但無論是疼痛症狀，或關節和軟組織受限，你都應該安心並獲得能力去嘗試自行解決問題。畢竟你在診療室待 6 分鐘（醫生平均花在每位病患的時間）或接受 30 分鐘物理治療，並不足以處理所有導致功能失調的狀況。在治療期間當個積極、具相關知識的伙伴，你永遠不吃虧。

更重要的一點，是懂得勤做基礎保養，才能在身體組織出現適應性僵緊、功能失調並引發疼痛之前，杜絕所有的問題。換句話說，你不必等到下背疼痛、髖部僵緊，才明白自己做錯了。這也是為什麼我們必須每天練習鬆動。一天花 10-15 分鐘做自我保養，可以防微杜漸，不讓潛在問題發展成災難。

必須強調的是，自我保養只是緩解疼痛和改善動作幅度的一環。為了長久改善並真正感受鬆動帶來的好處，你需要掌握另外兩項要素：力學和生活型態。

接下來，我們將分別剖析這三大要素：力學、生活型態及活動度（組織健康），如此一來，你就更了解如何系統性改善動作幅度，以及解決、甚至進一步預防疼痛與傷害。

力學

我們一再灌輸大家力學優先的重要性，因為力學關乎運動效能、傷害防護以及疼痛緩解。不過，力學跟活動度有什麼關係？答案很簡單：力學越好，你需要做的身體保養越少。

為了說明我們的論點，在此舉個例子。凱利剛開始練舉重時，在硬舉和深蹲的動作中，容易過度挺直上半身，導致下背和股四頭肌過於用力，事後往往得花數小時按摩雙腿和背部。當他不再過度挺直上半身，問題便迎刃而解，這表示他不需要再花大把時間自我保養。因此，調校力學的效果，就像不必治療症狀就可以把病治好。

而且,你也無法一次就鬆動並解決掉你所有問題。改變需要時間。每一天都要持之以恆地做。但若你了解如何正確地動,你至少可以減少動作錯誤,以免以後損傷組織,造成功能失調。

生活型態

本書開頭就建議各位不要那麼常隨便坐著。這其實牽涉到每個人的生活方式。我們會如此建議,是因為如果不從周遭環境和生活方式著手,剷除壓力源,就很難消除疼痛,提高自在活動的能力。舉個例子,如果繼續穿高跟鞋或不利足部健康的鞋子,就很難改善踝關節活動度,解決腳跟腱疼痛。換句話說,若強迫身體去適應環境負荷所引起的功能失調,這現象我們稱之為「調適性錯誤」,處理疼痛和改善動作幅度將是一場艱辛又漫長的戰鬥。且不光是坐姿、鞋子而已,吃、喝、睡眠、運動等等,影響同樣很大。

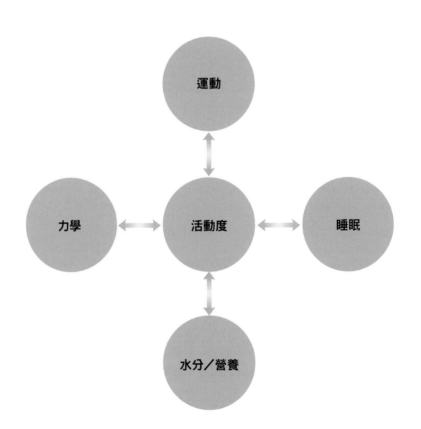

我們喜歡把這些看似無關的生活面向視為「體能鍛鍊」的要素。各位不必為了擁有傲人的體能而天天運動。不過需要認真想一想睡眠、壓力等因素如何影響身體系統。例如，站著工作肯定會增加大量的「日常活動」。我們認為生活方式做點小小的調整，只要持之以恆，日積月累下來，整體健康將獲得顯著改善。不需要下猛藥，只要持之以恆就好。

如果你每天吃甜食、加工食品，每晚只睡 3 小時，忙到忘記深呼吸，平常更疏於練習正確動作以維持身體力學，就不能指望光靠站著工作就避免身體功能失調。就算你確實遵照本章的活動方針，你還是需要調整生活方式，讓生活各面向達到理想狀態。總不能既慢跑又吸菸，對吧？

運動

運動雖然無法清除久坐的傷害，但仍有助於打造無痛、健康的生活。你或許已經知道要把身體組織並穩定在中立姿勢上，然後在活動中保持這個姿勢。但是，如果身體虛弱、缺乏訓練，想要維持中立姿勢會很困難。根據我們的觀察，平日有鍛鍊體能的人（不管是瑜伽、皮拉提斯、CrossFit、舉重等等），疼痛和健康的問題會遠比完全不運動的人少得多。

為了提高活動度，不僅要讓組織回復正常功能（可見 224 頁「活動度基準」並做一下測試），也要能在這些姿勢中保持強壯有力。我們認為每個人都能從基本肌力和體能訓練（如深蹲、硬舉、伏地挺身等）獲益，但真正的關鍵，在於每週要投入一點時間來培養身體素質。

睡眠

睡眠很重要，會影響身心健康及整體生活品質。但你已經知道這一點。如果睡眠品質差，熬夜晚睡、淺眠易醒、起太早，會感覺整個人都糟透了。如果叫我們列出讓人早死短命的不良生活習慣，不喝水、不睡覺肯定並名列前茅。別告訴我們你可以一晚只睡 5 小時。我們並不認為這有什麼值得驕傲。大多數成人每晚需要睡7-9

小時，研究顯示，就算睡眠不足的情況不嚴重，對腦部還是有影響，跟喝醉酒對腦部的傷害並無不同。[1] 而且，睡眠不足還會讓人懶散，使血糖飆升，並增加健康危機。[2]

你可以做一些簡單的事情來確保自己獲得更好的睡眠品質，這就是所謂良好的睡眠衛生。沒錯，現代人睡眠時間有限，還被切割成一段段。只要生了小孩，就會知道這種睡眠是怎麼一回事。我們未必能控制睡眠多寡，但絕對可以減少干擾睡眠品質的因素。

首先，良好睡眠衛生指天黑後盡量少用電子用品（157 頁），睡眠環境涼爽（攝氏 16-20 度）且漆黑。現代臥室簡直像燈光秀場地，從發光的鬧鐘功能收音機到電子產品的閃爍燈光，請全部關掉，紅色電源燈也都遮起來吧。在我們家，電視和手機絕不放臥室，在睡眠時間老式鬧鐘的光線會用毛巾蓋住。出外旅行時，第一件事就是「消毒」客房，也就是消滅光源，以維護睡眠品質。如果你不喜歡蓋住窗戶，阻絕外部光線，那就考慮戴眼罩和耳塞，確保一夜好眠。應該讓臥室隔絕外界干擾，在裡面能夠沉沉安睡才對。

全美有七千萬人睡不好，如果你也一樣，與其服用助眠藥物，不妨做些簡單的調整，改善睡眠衛生。

身心放緩或進入放鬆狀態，是良好睡眠衛生另一關鍵要素。我們建議睡前做點深呼吸和軟組織鬆動。按壓是很基本的擠壓方式，透過球或滾筒，將力道滲透到深層肌肉組織（這部分後續還會詳細說明）。這類活動度鬆動手法可以啟動副交感神經系統，命令身體放鬆。這就是我們平常不建議訓練前做很多按壓的原因。你做過按摩嗎？當下你會想從桌子上跳起來拔腿狂奔或打鬥？不可能。睡前花 10-15 分鐘鬆動軟組織（按壓）有同樣的效果。各位可以從第七章挑選適合的技巧，只要是用球或滾筒的處方，都可以。260 頁的處方 2 和 278 頁的處方 5 都適合晚上做，十分有助於睡前的放鬆。

這個時機也適合用橫膈膜呼吸來放鬆身體。你可以雙管齊下，一邊按壓身體組織，一邊緩緩深呼吸（見 68 頁）。

水分

嗜吃甜食及垃圾加工食品並不健康。有時吃了會很開心，但糖跟海洛因一樣，吃多會上癮，因此我們需要好好理解糖究竟是什麼東西。吃甜食不好，這件事明顯到不值得一提。這不是減肥書，但你應該知道為了讓組織發揮最佳功能，你需要從營養豐富的草飼肉品和有機蔬果中攝取所需營養。就這麼簡單。我們也知道要小孩吃有益健康的食物有多難，光是這就足以寫成一本書了。

水分是一般人比較忽略的營養要素。體內水分低於正常標準（水分不足）會讓組織品質和功能快速下滑。人體是了不起的工程傑作，你可以做很多事讓引擎保持在最佳狀態下運轉，而一切要從水分開始。

想要改善和保持活動度，有個關鍵是保有良好的滑動面，這是身體不同組織（皮膚、神經、肌肉和結締組織〔筋膜〕）相互連結的方式。你的神經可以在肌肉組織之間滑移嗎？皮膚是在骨骼和肌腱上滑動嗎？長期水分不足會妨礙組織之間的滑動，限制重要區塊（如大腿後側肌群和手腕）的動作幅度。

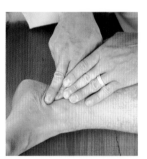

為了認識滑動面如何運作，我們做個簡單測試。坐地板或坐椅子上，然後翹起二郎腿，把腳踝放在另一隻腳大腿上。掀起褲管（如果穿了長褲），露出小腿。注意小腿有塊地方平平的。伸出拇指或食指，然後朝脛骨（靠近腳踝）用力往下按，按5秒鐘。放下書本，試一試。

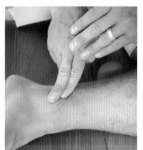

皮膚有看到凹洞嗎？如果有，表示身體出現「壓陷型水腫」，有組織阻塞、水分不足的跡象。這是判斷組織跟組織之間滑動是否順暢的標準。如果水分攝取不足，加上活動量不夠，組織就會變得黏稠，我們稱之為「組織堆疊」。小腿壓陷型水腫測試可以看出所有身體組織可能的狀況。

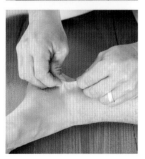

舉例來說，如果長時間坐在臀肌和大腿後側肌群上，表皮下的組織會發生什麼事？沒錯，臀部肌肉全部黏在一塊。臀部和雙腿後側的組織在持續高壓、高溫下，全部擠在一起。如果水分測試沒過，就表示體內欠缺潤滑。基本上，就是將這些出色的後側組織變成烤乳酪三明治。

所以身體水分不足時，組織變黏稠，身體會變僵緊。舉個例子，軟骨保有適當水分，關節才可以平順滑移，如果水分不足，軟骨吸收衝擊的功能將大打折扣。

各位可以想像你的髖部和膝蓋每天彎成 90 度，一天彎著超過 12 小時會是怎樣的情景。

你需要攝取水和鹽，保持體內水分充足。喝多少水才夠？建議一天最少攝取數公升水分。所有液體都會幫身體補充水分，包括蔬果裡的水分，連咖啡茶飲所含水分也算在內。

呼籲大家「多喝水」顯然已經奏效，近來人手一支水瓶帶著走。問題是，許多人水喝下去並沒有真正吸收。他們不停裝水喝，然而卻發生兩件怪事：頻頻跑廁所，卻依然覺得口渴。

有個簡單的解決方法：加一小撮鹽到水裡。這樣消化系統比較能將水分吸收到組織裡，這樣就不會頻頻跑廁所。如果不喜歡喝鹽水，市面上有販售添加風味的錠片，水瓶裡丟幾片，效果跟鹽一樣，可以幫助身體吸收水分。任何品牌都可以。

但日常三餐的做法稍有不同。食物加點鹽調味，喝純水，這樣就可以了。

策略是身體要能充分吸收你所喝下的水分。我們知道有些人早餐只喝 1-2 杯咖啡，之後直到午餐時間才攝取水分。如果我們要你從現在開始的 14 小時內只能喝一杯咖啡，其他都不能喝，大家肯定會說我們瘋了，但這就等同於 8 小時睡眠週期加上「一杯咖啡撐到中午」的情況。我們有不少高階運動員朋友，他們起床第一件事就是咕嚕咕嚕灌下一大杯摻鹽的檸檬水。等到一天體能需求最重的時刻到來，他們體內已經充分吸收先前喝下的水分。

活動度（身體組織的健康）

我們這套解決疼痛和改善動作幅度的系統，總共包含三項要素，活動度是最後一項要素。現實狀況是，如果沒有定期保養，組織

和關節會變僵緊，導致活動受限。問題在於：改善力學，將生活方式調整到最理想狀態，只能幫你走到現在。動得好，並養成健康生活習慣固然重要，但這只是這套三要素系統的其中之二。你還需要最後一項要素：鬆動你的身體組織。即使飲食完美無缺，每晚睡足 8 小時，活動模式無懈可擊，但每天還是被種種生活需求追著跑。肌肉自然會變僵緊。最後可能還會發生肌肉骨骼疼痛。本書之所以一開始就將 10-15 分鐘的日常活動度保養納入四項基本方針，原因就在此。

記住，目標是把日常活動度保養當作預防和修復的做法，這樣才可以防患未然，預防組織受限和疼痛問題。如果你一直在對抗疼痛，卻沒有好好改善動作幅度和正確活動的能力，這樣並不正確。除了身體基礎保養，還是需要妥善處理力學和生活方式。

說到要處理最常見的疼痛和功能失調，有很長的路要走。一要改善肌肉組織的收縮功能（即調控肌肉收縮強度的能力），二要使組織和組織之間可以順利滑動。這兩個面向統稱為「筋膜工作」，而我們所使用的技巧則稱為「滑動面鬆動法」。說到要解決主要的動作幅度問題，我們傾向先處理關節囊及四周肌群內部的潛在限制，這類活動度鬆動手法我們稱為「肌肉動力學鬆動法」。不過可以確定的是，不管是筋膜還是關節囊（或組織）的受限，都會喪失動作幅度，引起疼痛。

滑動面鬆動法

如先前所述，「滑動面」指皮膚、神經、肌肉與結締組織之間的重要交互作用，代表人體各種不同結構和系統之間的相互連結。你的組織（皮膚、神經、肌肉和肌腱）都應該能滑動或是能相互滑移：你的皮膚應該能在下層組織層（骨骼、肌腱、肌肉）的表面滑動；神經應該可以滑過肌肉；關節周圍的組織也能平順滑動。如果你用袋棍球按摩或按壓臀肌，就是在設法恢復滑動面功能。滑動面鬆動法主要用於解決和處理疼痛，而且也能改善關節和組織的動作幅度。

手部滑動面檢查

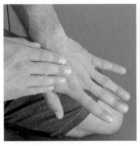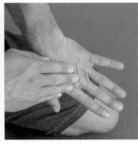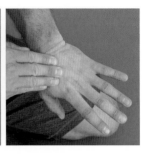

皮膚要能毫無阻礙地在手背上滑動。有個檢查可以測試此概念：請將食指和中指按住另一隻五指張開的手背皮膚上，然後將按住皮膚的手指往不同方向移動。觀察皮膚如何滑過下層的骨骼和組織？你的皮膚就應該像這樣，在肌肉、肌腱、骨骼的表面上滑動，只是移動程度更少一些。

滑動面鬆動範例

股四頭肌按壓（313-314頁）

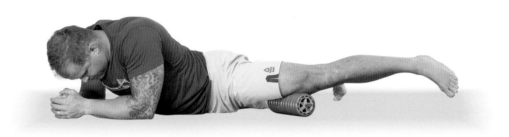

臀肌按壓（299-300頁）

前頸鬆動法（258頁）

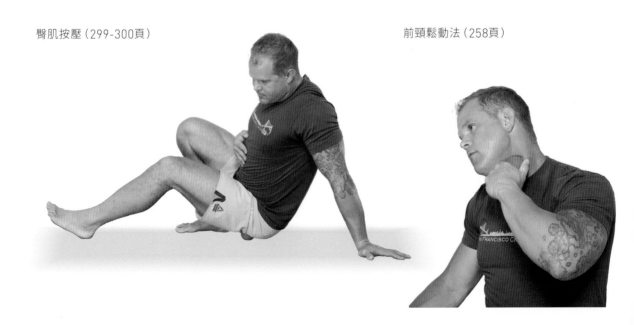

三頭肌按壓（285-287頁）　　　　　大腿後側肌群球按壓（315頁）

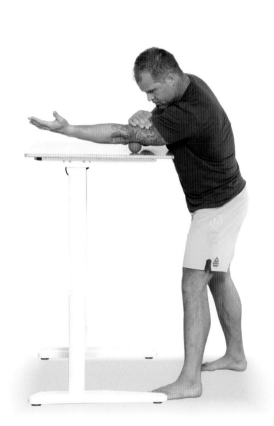 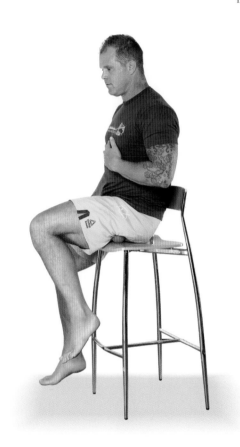

肌肉動力學鬆動法

肌肉動力學技巧看起來很像傳統拉筋，主要用來改善動作幅度，但別以為就是像傳統拉筋那樣做。多數人認為拉筋就是把關節或組織推到動作幅度終端，並撐一下子。這觀念最大問題就是以為身體組織像橡皮筋一樣。其實不是。把組織拉到動作幅度終端後靜止不動的被動模式忽視一件事：肌肉是由大腦和神經系統所驅動。沒錯，這樣做或許會感覺張力，但被動「伸展」就像以按鈕發動功能要啟動車子，但點火器上卻沒插上鑰匙。你應該使用主動模式，在動作幅度終端施加張力和輕微動作，協助促進組織改善（拉長組織）、恢復功能。

肌肉動力學鬆動法範例

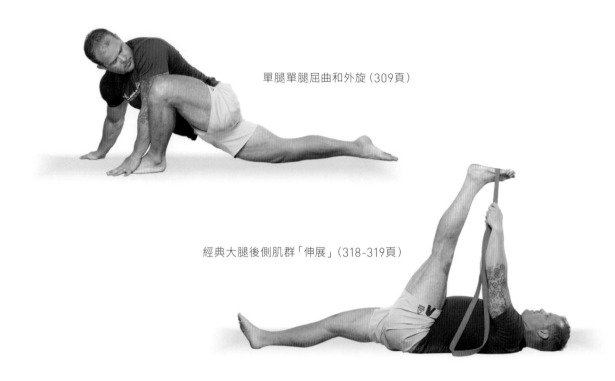

單腿單腿屈曲和外旋（309頁）

經典大腿後側肌群「伸展」（318-319頁）

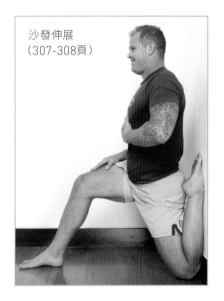

沙發伸展
（307-308頁）

重點是，要了解滑動面鬆動法與肌肉動力學鬆動法之間，存在著一種動態關係。例如，假設你按壓大腿後側肌群（滑動面鬆動）來鬆動大腿後側，這樣既可讓滑動面恢復正常，還能改善肌肉動力學或大腿後側肌群的動作幅度。同樣的，使用肌肉動力學技巧也可能改善滑動面。等各位開始嘗試第七章的處方時，你會發現這些處方不是滑動面鬆動法，就是肌肉動力學鬆動法，或是結合兩者。

記住，組織的各個系統是相互連結、環環相扣的。你永遠是同時處理多個系統。雖然有些鬆動法可能偏向或針對特定系統，但請各位想像一下，在一碗義大利麵裡攪動麵條時，肯定也會動到周圍的醬汁和肉丸。

既然各位已經知道力學和生活方式會影響活動度，也了解自我保養（滑動面鬆動法和肌肉動力學鬆動法）的基本原理，現在就一起利用這些方法來處理疼痛和改善動作幅度。

HOW TO TREAT
MUSCULOSKELETAL PAIN

如何處理肌肉骨骼疼痛

我們一般見到的疼痛問題多屬於力學方面的疼痛。被車撞到或病理引發等變故造成的疼痛比較不常見。千萬要認真看待病理性疼痛。我們總是問患者和個案，體重是否因不明原因而急劇上升或下降，是否有膀胱或腸道功能異常，或最近出現盜汗、頭暈、發燒、嘔吐、噁心等症狀。出現這些症狀，每個人都應該知道要去找醫生，因為膝蓋疼痛可能比穿高跟鞋引發的症狀更嚴重。

而肌肉骨骼疼痛（影響骨骼、肌肉、韌帶、肌腱和神經的疼痛）之所以出現，則是身體在告訴你某個部位出問題，例如你動作不正確、姿勢不良、身體某個部位受傷、僵緊或活動受限。正如我們前面說的，為了預防和解決肌肉骨骼疼痛，注意力要放在力學、生活方式和活動度。本章，我們會教你如何著手解決這些症狀。

請各位要好好把握住恢復身體力學的基本通則，建議從下列「原則」開始吧：

1. 位置不對，就搞對位置。
2. 動不了，就想辦法動。
3. 鬆動局部疼痛的區塊。
4. 鬆動問題區塊的上下游組織，解決力學問題。

為了讓各位了解怎麼運用上述四項通則，我們會舉個簡單例子。假設上背肌肉緊繃，造成頸部輕微疼痛。現在我們利用這些「原則」來處理頸部疼痛，這樣你就會明白應該要如何處理並解決問題。

1. 位置不對，就搞對位置

如果胸椎僵緊，形成駝背前傾的姿勢，不管花多少力氣鬆動頸部都沒有用。首先恢復正確的關節力學，鬆動上脊椎是個好例子。

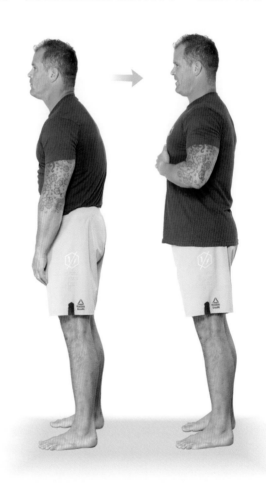

2. 動不了，就想辦法動

消除力學相關的疼痛最簡單的方法之一，就是恢復問題區塊的正常動作幅度。如果關節可以展現原本該有的動作幅度，我們無法告訴你可以消除多少疼痛或功能失調。將身體想成一具生物機器。開車時，假如覺得車子開起來怪怪的，於是你下車察看，發現有個輪胎沒氣了，你會馬上修理，即使你知道車子還有其他問題。用同樣的方式對待你的身體：處理你能發現的問題。突然想到身上有塊僵緊的組織？就從這裡開始吧！

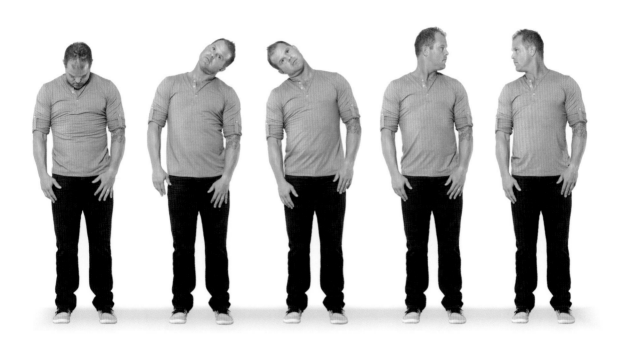

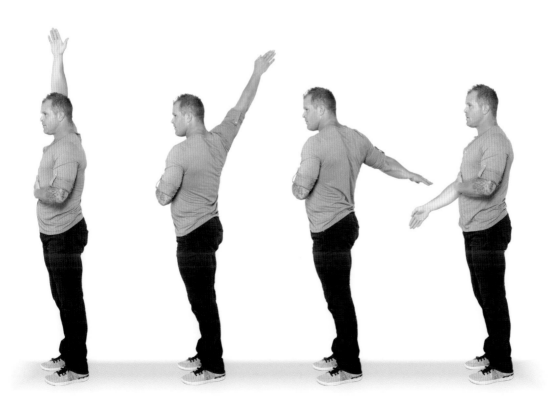

3. 鬆動局部疼痛的區塊

記住，鬆動組織敏感點或疼痛來源不是萬無一失的辦法，因為疼痛的區塊往往跟引發疼痛的區塊不一樣。我們通常稱之「引痛點」（激痛點）*，也就是肌肉或軟組織裡會引起其他部位疼痛的僵緊區塊。所以，引痛點若在上背或斜方肌，可能是脖子和肩膀感到疼痛。儘管如此，鬆動局部疼痛的區塊還是有用，尤其是對付麻煩的肌肉痙攣。當肌肉在特定區塊（也稱為肌肉打結處或組織敏感點）非自發地收縮時，就會發生這種狀況。

* Trigger point，筋膜疼痛常見的現象，一個點或位置按壓時出現強烈的疼痛。——審訂注

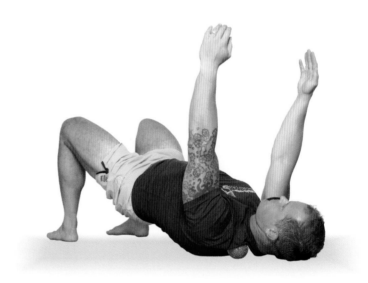

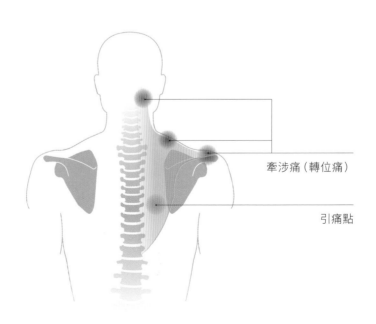

牽涉痛（轉位痛）

引痛點

4. 鬆動問題區塊的上下游組織

創立結構整合法（或稱「羅夫治療法」）的羅夫（Ida Rolf）博士，她有句名言：「它不在你以為的那個地方。」說的正是「牽涉痛」（轉位痛）＊。你的身體覆蓋了一層筋膜網，這是一整片纖維結締組織，專門覆蓋、分隔或連結著肌肉、器官和身體的柔軟構造。筋膜網會將動作傳遞到全身，不同區塊之間的張力會相互影響，就像用繩索撐開帳篷。所以，脖子和上背的肌肉組織若緊繃，周圍的筋膜也會緊繃。筋膜緊繃，會拉住頸椎（脖子），造成功能失調（如疼痛）。鬆動問題區塊上、下、周圍的組織，就能讓僵緊的組織稍微放鬆，讓拉扯脖子的肌肉和筋膜恢復正常功能。記住，老鼠不一定是從牠們咬破的地方跑進來。

上下游方法的好處在於，你不必具備複雜的動作或解剖學知識，就可以照料自己。只需要鎖定疼痛或受限區塊上方、下方、周圍的組織就行了。你也可以從正面和背面解決問題，而不局限於其中一側。道理就這麼簡單。

＊ Referred pain，指臨床上某一個部位的疼痛由發其他位置也產生疼痛，常見於內臟的不適引發體表出現痛點。── 審訂注

上游

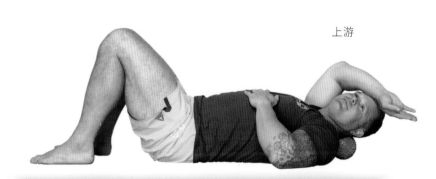

下游

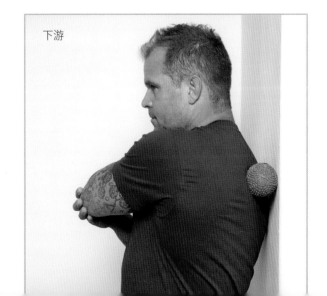

HOW TO IMPROVE RANGE OF MOTION

如何改善動作幅度

想想你坐著工作或連續開車開 3 小時。站起來時髖部感覺如何？無比僵緊，對吧？髖部無法伸展，身體就會過度挺直腰椎來作代償。看看下方的擰皮測試，這個代償表現得極為出色，但後果卻很可怖。身體把下背當成幾組髖關節來用，很快就製造出一些額外的活動節段。

擰皮測試

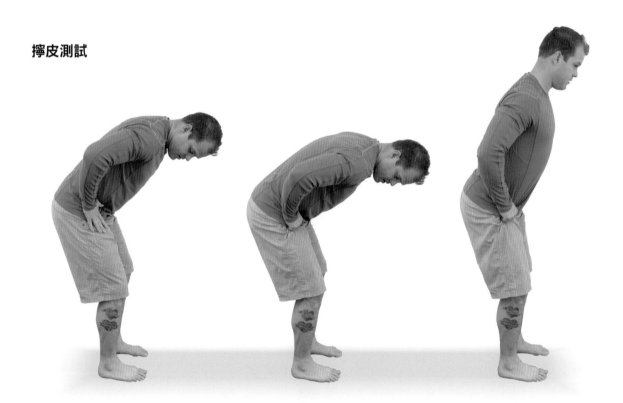

這是個簡單的測試，讓你看看組織發生適應性僵緊時，身體會做出哪些代償動作。先站起來，在髖關節做鉸鏈式前彎，然後從髖關節屈肌群附近捏起一把皮膚。

捏緊後，站直。看看發生什麼事？你得過度挺直，膝蓋彎曲，才能挺直軀幹。這就是長時間坐著的結果。髖關節屈肌群開始反映你工作的姿勢，變成適應性僵緊。

長時間久坐後，髖部僵緊，你會發現這時身體已經完全適應剛才的姿勢。我們稱之為「適應性僵緊」。你絕對體會過什麼叫適應性僵緊。

認識適應性僵緊之後，就可以規劃解決方案。每隔 20-30 分鐘站起來，強迫髖部用最大的動作幅度活動，並做專門處理髖部前側的髖部鬆動法（見 304 頁處方 9）。如果你平常有運動的習慣，且動作姿勢良好，身體會適應你不斷活動的狀態，組織沒機會處在單一姿勢而變僵緊。這是實現和保持完整動作幅度的方式之一。瑜伽修行者也明白這一點。做拜日式的目的之一，就是消除起床後殘留的僵緊和組織變化。你看過貓咪睡醒「伸」懶腰的模樣嗎？一樣的道理。

只要擁有完整動作幅度，各種動作都難不倒你。想想身體能夠很有效率地在地板上做全深蹲，完全不損及脊椎的姿勢，或造成膝蓋和腳踝塌陷，或是將手臂舉過頭時，肩膀不會往前傾作為代償。當你擁有完整動作幅度（生來就有），了解如何為關節和組織提供穩定的功能性姿勢，代償（錯誤動作）的需求會大大降低。人體是傑出的代償機器，當我們排除組織受限所產生的代償需求，身體就會恢復天生的力學。

但怎樣才算完整或正常的動作幅度？簡單講，就是能不能做到一般健康成人要能做到的基礎動作。基礎動作並不是什麼瘋狂的體操姿勢，而是人體應該具備的核心功能。後面幾頁會提供一些檢測方式，讓各位找到受限的部位，以後就知道要針對這些區塊或範圍去處理。舉個例子，如果你發現腳踝動作幅度不足，就利用 334 頁處方 13，協助改善腳踝活動度。

你應該從床上爬起來就能馬上做到這些姿勢。去健身房握住槓鈴時，應該就能以這些動作形式開始做動作了。我們看到有些人在做過頭動作時動作幅度不足，他們不知道為什麼每次做引體向上或游泳肩膀就會痛。問題出在肩關節動作幅度不足，若還是硬將手臂高舉過頭做引體向上，就會在肩膀上製造一大堆「車禍」（代償）。所以你不僅必須具備做這些姿勢的動作幅度，還必須知道如何正確進入姿勢。你不必做槍式深蹲（單腿深蹲）的鍛鍊，但你應該要能夠做到槍式深蹲的動作。

活動度基準

全深蹲測試

全深蹲測試評估項目

· 髖關節屈曲
· 髖關節旋轉
· 內收肌群和鼠蹊部動作
　幅度
· 小腿後側肌群和踝關節
　動作幅度

深蹲或全深蹲是很基本的動作形式，每個人應該都做得到。基本上，你要能在地面上做到這個動作形式，不管抬重物或栽種花草或其他等等。能做到全深蹲，也代表能做到完整的髖關節動作幅度。要彌補久坐，方法之一就是活動身體結構時，不要受限於現代生活方式所要求的動作幅度。

目標是背部保持平直，盡可能雙腳腳掌朝前，膝蓋位置稍微偏腳掌外側。請注意，凱利的大腿後側肌群貼著小腿後側肌群。

如果背部不能保持平直或臀部轉到身體下面，代表你的髖關節屈曲或踝關節動作幅度不足。如果膝蓋無法往外推，代表你髖關節旋轉動作幅度不足，內收肌群和鼠蹊部可能很僵緊，可試 304 頁處方 9 和 312 頁處方 10。如果雙腳腳掌無法朝前，很可能是你踝關節背屈（腳掌往上鉤）的動作幅度不足，小腿和腳踝受限，可試 326 頁處方 12 和 334 頁處方 13。

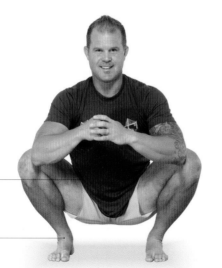
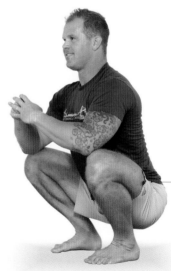

髖關節外旋

踝關節背屈

髖關節屈曲

首先雙腳腳掌朝前（外開角度不超過12度），雙腳距離稍微比雙肩寬。開始動作後，臀部和大腿後側肌群往後推（見96頁），彎曲雙膝，蹲低到全深蹲狀態。蹲低時，膝蓋外推，保持雙腳貼地。本動作完整解析，可翻至114頁。

槍式深蹲測試

張開雙腳深蹲，髖關節、膝關節或踝關節絕對無法真的推到動作幅度的極限。全深蹲測試（見左頁）可以評估髖部、膝蓋和腳踝的動作幅度，但無法表現出功能健全的人體應該具有的完整踝關節、膝關節、髖關節活動度。因此槍式深蹲很重要，可以評估髖部、膝蓋和腳踝能不能完整屈曲。

可以採取兩種方法進行本測試。你可以做槍式深蹲姿勢（下列上方兩圖）或雙腳併攏做全深蹲（下方兩圖）。如果這兩種動作形式都無法做到，顯然你髖部、膝蓋、腳踝屈曲不足。

槍式深蹲測試評估項目

· 髖關節屈曲
· 膝關節屈曲
· 股四頭肌動作幅度
· 小腿後側肌群和踝關節
　動作幅度

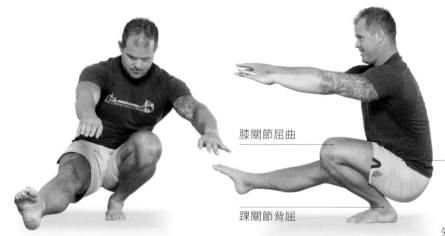

膝關節屈曲

髖關節屈曲

踝關節背屈

先從重心接近地面的姿勢開始，像是坐姿或全深蹲。雙腳併攏，或單腿往前伸，用另一條腿平衡全身重量。目標是保持腳掌朝前，膝蓋往腳掌外側帶，背部盡可能保持平直。

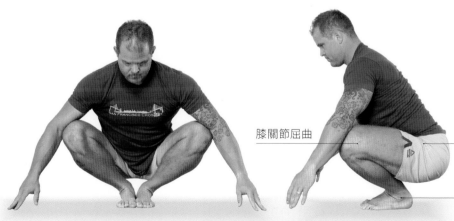

膝關節屈曲

髖關節屈曲

踝關節背屈

髖關節鉸鏈式身體前彎測試

本測試主要評估後側鏈活動度，特別是髖關節、臀肌和大腿後側肌群。想想這個從地上撿起東西的動作形式。目標是背部與地面平行，雙腿伸直。髖部如果無法在小腿垂直於地面的情況下彎成90度角，可試 298 頁處方 8。

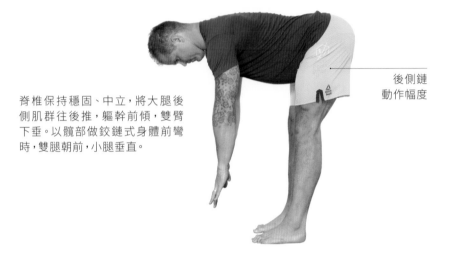

脊椎保持穩固、中立，將大腿後側肌群往後推，軀幹前傾，雙臂下垂。以髖部做鉸鏈式身體前彎時，雙腿朝前，小腿垂直。

後側鏈動作幅度

沙發伸展測試

沙發伸展適合用來檢測髖關節伸展的動作幅度、評斷大腿前側組織是否僵緊。我們是坐在沙發上看電視無意中開發出這種檢測方式，所以才取名沙發伸展。如果無法做到完整的動作形式，也將難以採取並維持中立脊椎姿勢。換句話說，你一定要能夠做到。

如果必須拱起背部或將膝蓋滑開牆壁才行，坦白說，你髖關節伸展的動作幅度不足。能夠做到所有在這一章中列出的動作形式至關重要，但這個動作更是重中之重，因為它凸顯了這些區塊（前側髖部）緊繃是因為久坐而來。坐姿屬於屈髖動作，而沙發伸展是完全相反的伸髖動作，所以剛開始做沙發伸展會相當困難。如果髖關節伸展動作幅度不足，可試 304 頁處方 9。

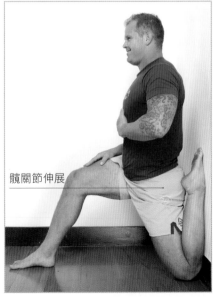

髖關節伸展

先把雙手和膝蓋的姿勢擺好，膝蓋抵住牆角，小腿與牆壁貼平。然後，後腿臀肌夾緊，挺直軀幹。

過頭測試

過頭測試評估肩關節屈曲和外旋的動作幅度，這兩個動作形式包含了任何雙臂穩定高舉過頭的姿勢或動作。如果手肘無法打直，肩膀前傾，或手肘過度外開，請從第七章挑出一組肩膀處方或手肘處方來做。肩關節動作幅度不足可能是三頭肌僵緊、上背僵緊或背闊肌緊繃造成的嗎？都有可能。

肩關節屈曲和外旋

過頭測試評估項目

· 肩關節屈曲和外旋
· 背闊肌和肩關節動作幅度
· 三頭肌動作幅度

脊椎保持中立，雙臂高舉過頭。手臂應該可以直上直下。手肘打直，肩關節外旋。肩關節外旋的訣竅是，拇指朝後，腋窩朝前。

肩關節內旋測試

這個快速檢測可以評估肩膀內旋的動作幅度。從下面第二張照片可看出，目標是要把手腕和肩膀放在同一個水平面上。前臂降到地板時若肩膀離地，表示肩關節動作幅度不足，可試 266 頁處方 3。記住，如果肩關節內旋動作幅度不足，肩膀就會向前繞轉。

肩關節內旋測試評估項目

· 肩關節內旋

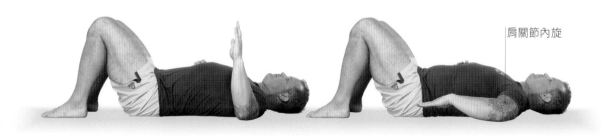

肩關節內旋

躺在地上，肩膀和手臂平貼地板上，前臂保持垂直。然後，手掌和前臂往地板方向降，肩膀背面保持貼地。

腳趾和腳掌測試

腳趾腳掌測試評估項目

·腳趾背屈

本測試主要評估腳趾活動度。腳趾應該能夠屈曲 70-90 度。如果動作幅度不足，很可能會用外八走路作為代償。要改善腳趾和腳掌活動度，可試 334 頁處方 13。

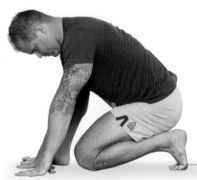

從跪姿開始，踮腳尖，然後試著讓腳背至少要垂直地面。

腳趾背屈

腕關節測試

腕關節測試項目

·腕關節伸展
·前臂動作幅度

腕關節僵緊代表前臂、手腕和手掌承受太多拉扯，超過這些結構所能承受的範圍。如果前臂無法像照片中示範的那樣保持垂直，表示前臂可能活動受限。要解決此問題，請做 290 頁處方 7。

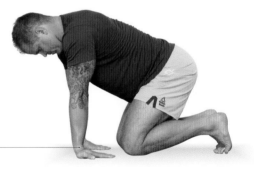

採跪姿，手掌向外轉，掌心朝前，手背面向身體，接著掌心貼地，指尖朝向自己。目標是前臂保持垂直，手掌平貼地板。

腕關節伸展

第七章介紹的鬆動法當然可以改善動作幅度，避免你因為長期姿勢不良，關節和組織定形，形成僵緊的「外殼」，但是光靠鬆動法本身，沒辦法恢復或保持正常動作幅度。記住，整套系統性方法包含三個部分，活動度只是其一。如果動作偏離正確力學，又頻頻犯下調適性錯誤（選擇久坐或穿高跟鞋等不良生活方式），身體會繼續緊繃下去。輪胎如果有破洞，再怎麼拚命打氣都沒有用，輪胎還是一直漏氣。你的身體也一樣。日常活動度保養就好像替輪胎灌氣，但如果你動作不良，整天坐著，水喝下去卻沒吸收進體內，破洞還是在，輪胎還是繼續漏氣。

舉個例子，假如站定時腳掌像鴨子一般向外轉，會強化使小腿後側肌群和腳踝僵緊的動作模式。只要你像鴨子那樣站著、走路，不管花多少力氣做鬆動，還是會傷害腳踝活動度。但如果你站起來動一動，雙腳腳掌朝前，並持續做鬆動，小腿後側肌群就不會那麼僵緊，肯定能慢慢改善腳踝活動度。我們的朋友物理治療師庫克（Gray Cook）常提起：「究竟是身體僵緊導致動作不良，還是動作不良造成身體僵緊？」我們認為兩者都是。

除了動得好、選擇理想的生活方式、認真執行日常活動度保養，也要投入時間去練習你想要改善的姿勢。我們前面說過的，你維持哪種姿勢一整天，身體就會適應那個姿勢。所以如果想改善深蹲，就多花點時間深蹲到底。做 10 分鐘全深蹲測試：在深蹲或有支撐的深蹲動作（見第 111-115 頁）停留 10 分鐘。如果一次做 10 分鐘太久，就分 5 次做，每次深蹲 2 分鐘，整天下來累積 10 分鐘。

換句話說，為了改善動作幅度，你需要花時間鬆動你想要調整的動作形式。舉個例子，若想改善過頭姿勢，自然是將雙臂高舉過頭，鬆動任何限縮肩關節動作幅度的組織。各位曾跟體操選手一起出遊嗎？他們有個令人討厭的習慣：倒立用雙手行走，老是這樣。不過，他們倒是很清楚為什麼要這麼做。雙臂能否高舉過頭以及倒立，對體操選手的成功至關重要，不斷練習「手倒立」就是為了不讓這個重要動作生疏。

先做活動度基準測試，找到受限姿勢或區塊，再用想改善的動作形式或活動（蹲姿、過頭等等）進行鬆動。

再來，改善活動度之後，要用上新增加的動作幅度。如果不去使用「新」的動作幅度，怎能指望組織恢復正常功能？例如，如果你已經鬆動大腿後側肌肉群，卻從沒真正做過深蹲或鉸鏈式身體前彎，大腿後側肌肉群最後還是會反映一開始造成功能失調的老情況。關鍵是將新變化帶進實際的動作練習。這就是為什麼練習全幅度功能性動作（如深蹲、硬舉、伏地挺身）有這麼多好處。在我們的運動表現訓練上，正因為我們深深了解功能性動作（如深蹲）具有矯正與復原的優點，因此就算在世界盃自行車賽的殘酷賽程中，我們依然指示我們的選手做深蹲，保持髖關節功能。想想一天做幾次徒手深蹲會帶給你多大好處！

MOBILIZATION METHODS
鬆動方式

後續在第七章所提供的活動度技巧，看似簡單，但照片背後是一套精密的技術系統，可以幫你達到最大成效。這套技術系統我們稱為鬆動方式。巧妙結合各種鬆動方式將為你帶來最大效果。請翻到 238 頁，看看執行這些技巧時所需要的工具：滾筒、不同尺寸的圓球，以及彈力帶。

比如說，你正在用股四頭肌按壓技巧（313-314 頁）修復股四頭肌滑動面。漫無目的滾壓股四頭肌不會達到你想要的結果，你必須採取有策略的方法。你要藉由收縮和放鬆深入底層肌肉組織，使壓力波滲透肌肉纖維，鬆開最僵緊的區塊，接著再用按壓、來回推拉／拉扯的手法鬆動結塊組織。目的是嘗試不同搭配與結合，在最短時間內做出最大程度的改變。

按壓

按壓是很基本的擠壓技巧，可以滲透深層肌肉和組織。將圓球或滾筒放在想要改善的區塊，施加壓力，你可以把身體重量壓在工具上（如 313-314 頁的股四頭肌按壓）或將工具往身體推（如前臂按壓，用球壓住前臂，見 292-293 頁）。

如果你是新手，按壓時一定會感到有點不舒服。訣竅是將注意力放在呼吸上。按壓敏感區塊時，身體會緊縮起來，屏住呼吸。這時應該深呼吸，吐氣時慢慢放鬆。如此一來，活動度工具所鬆動的肌肉才會放鬆。

股四頭肌按壓

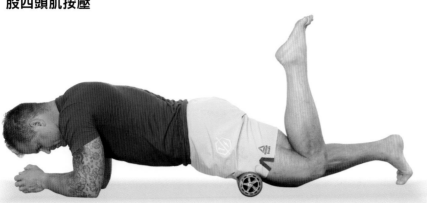

前臂按壓

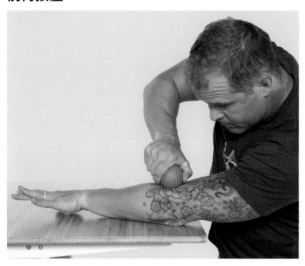

收縮及放鬆

收縮及放鬆法屬於 PNF 技巧（本體感覺神經肌肉誘發術）的一種。廣泛用於改善動作幅度運動範圍，恢復滑動面功能。屬於主動、可靈活運用的鬆動模式，也是我們最喜歡的鬆動方式之一。方式請見以下說明。

假如想改善雙腿的動作幅度，就用下頁的經典大腿後側肌群「伸展」。你要在想改善的姿勢上製造張力，方法是收縮肌肉，維持 5 秒鐘，然後突然釋放張力。釋放張力後，就可以將腿或關節推進至新動作幅度。維持 10 秒鐘，接著再重複以上過程。

收縮及放鬆的方式可以處理中樞神經系統為了限制肌肉功能而驅動的因素。在想要改善的關節周遭，用力收縮肌肉，利用神經肌肉系統的特性，促進收縮組織（肌肉）的變化。

肌肉動力學收縮和放鬆

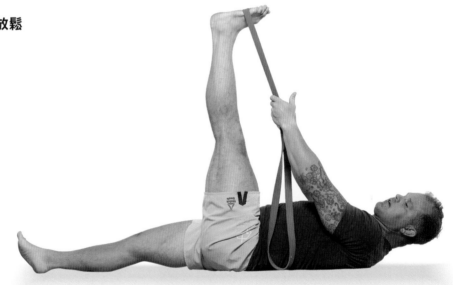

收縮
將帶子套在腳掌上，腿用力往外推離身體，以此製造張力。維持張力5秒。

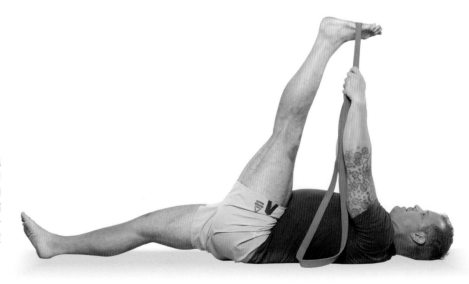

放鬆
5秒後釋放張力，將腿拉向頭部，推進到新的動作幅度。在此停留10秒鐘，接著重複收縮及放鬆法，連續做2分鐘，或者直到動作幅度不再出現任何變化。

鬆動滑動面通常會這樣進行：假設想用滾筒滾壓股四頭肌，找到組織敏感點或區塊後，卻發現無法將全身重量壓在滾筒上，或很難正常呼吸，因為整個區塊（含周遭部位）自然就緊繃起來。若想讓身體放鬆，讓工具深入結塊組織，你要將貼在滾輪上的肌肉組織用力繃緊。張力維持 5 秒後，放鬆，讓工具沉入目標組織。在這情況下運用收縮和放鬆的方式，不僅可以深入問題區塊，還可以舒緩阻塞的組織。幾個循環之後，你會發現起初緊繃和不自覺收縮的現象消失了。你已經舒緩了那些組織。我們有些個案或學員的肌肉和組織曾經受過傷，導致神經系統過度保護，因此我們也會利用收縮和放鬆法，協助他們重新找回肌肉和組織的力學敏感度。

滑動面的收縮及放鬆

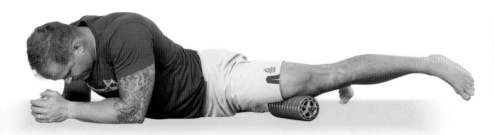

收縮
在滾筒上盡量增加重量。滾壓到緊繃點時，腿伸直，收縮股四頭肌。收縮5秒。

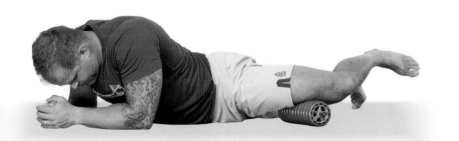

放鬆
5秒後放鬆，讓滾輪更深入股四頭肌。重複此過程，直到可以將全部重量放在滾筒上。

按壓及來回推拉／拉扯

人體是個複雜網絡，由互相連結的組織層（皮膚、肌肉、肌腱、筋膜等等）構成。當我們說恢復滑動面，是指處理那些會引發功能失調、導致疼痛傷害且黏在一起的黏著組織。按壓及來回推拉在恢復各組織層之間自然滑動和滑移的功能上，是十分重要的鬆動方式。

首先按壓或在組織敏感點或問題區塊加壓。接著肢體朝各個方向活動，進行來回推拉／拉扯，動作幅度越大越好（「來回推拉／拉扯」指的是動作）。這個方式跟主動放鬆術（ART）非常相似，都是結合壓力和動作，讓黏結的組織層層分離。

找出敏感區塊或肌肉後，盡可能壓在球或滾筒上。接著活動肢體，動作幅度越大越好。右邊示範照片裡，凱利是伸展和彎曲他的腿，將重量分布在球／滾筒上。

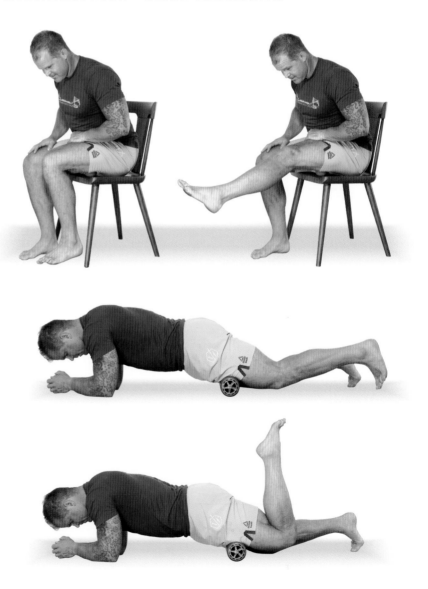

彈力帶來回推拉／拉扯

椅子坐到底，將股骨推向髖關節窩前方。長期相互夾擠，關節囊會變僵緊。這厚實纖維組織的作用是把股骨頭固定在髖關節窩內。

所以如果整天坐著，股骨會移到髖關節窩前方，而不是待在原本的中間位置。現在每次做全深蹲，股骨都會撞到髖關節窩前端。如果髖關節前方感覺疼痛，很可能股骨沒有好好卡在關節囊裡，造成夾擠現象。使用帶子在關節裡製造空間或動作（我們稱為「牽拉」），將股骨頭拉回關節囊中央。

髖關節

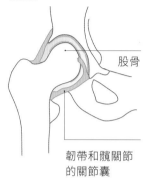

股骨

韌帶和髖關節
的關節囊

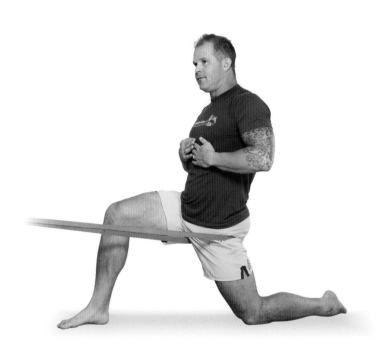

我們喜歡用彈力帶執行牽拉工作。用這條粗橡皮筋，你可以改變關節在關節窩內活動的方式。用專業術語表達，彈力帶可以協助你讓關節重新回到適當的位置，並賦予正確活動的能力。使用彈力帶把關節拉回適當位置上，接著讓關節活動，我們就稱之為「來回推拉／拉扯」。

除了重置股骨姿勢外，彈力帶也能處理關節囊受限的問題。關節囊變硬後，用標準鬆動手法很難改變厚實堅韌的組織。為了讓各位了解背後原理，我們打個比方吧，想像手中有條粗細不等的橡皮筋，一端很細，越靠近另一端越粗。若把橡皮筋拉開會發生什麼事？細的一端伸展比較多。這就是為什麼我們做經典大腿後側

肌群伸展，將腿推到動作幅度終端時，會感覺膝蓋背面比靠臀部區塊更緊繃。髖關節囊就像橡皮筋的粗端。因此使用彈力帶，便能在粗厚組織區塊施加鬆動力量。

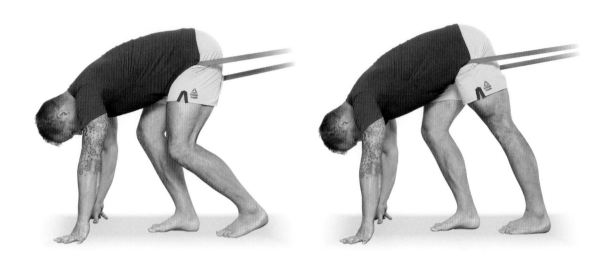

使用彈力帶可以幫助清除關節囊受限問題。先套上彈力帶，然後做出你想改善的動作，再朝動作反方向伸展。假設你想鬆動髖部前方，彈力帶應該把你往前拉。如果要鬆動大腿後側肌群，彈力帶應該把你向後拉，如上圖所示。

壓力波

執行此方式時，將球或滾筒放在目標區塊，接著將重量轉移至鬆動工具，使工具深深壓進組織（這是基本按壓手法）。目標是讓最深層的肌肉組織放鬆，讓工具沉入組織。接著，慢慢滾壓你想改變的區塊，盡可能把重量分布在鬆動工具上，以此製造壓力波。理想情況是要讓壓力波滲透到肌肉紋理或整條肌肉。例如次頁上方兩張照片，凱利正在按壓股四頭肌紋理。很像有人將手肘放在結塊部位，然後前後慢慢推。關鍵是速度要放慢，全身重量壓在球或滾筒上，保持平衡，組織才可能放鬆，讓工具深入組織。

動作越慢，可以承受的力道越大，對組織越有好處。如果動作很快，滾壓時肌肉是緊繃的，一切都徒勞無功。建議將壓力波想像成穿越冰原的破冰船。

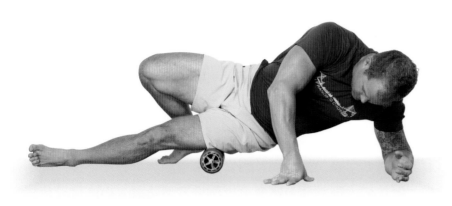

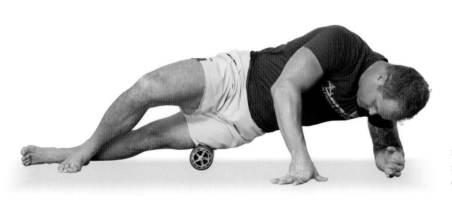

在你能承受範圍內，盡可能
把重量壓在滾筒或球上，
慢慢滾壓肌肉紋理。

點壓及扭轉

點壓及扭轉是另一種可以改善滑動面功能的鬆動方式。方法很簡
單，將球壓入你想改變的組織，接著扭轉球。原理是扭緊軟組織
和鬆弛的皮膚，讓你更容易鎖定受限區塊。點壓及扭轉適合用在
血液循環不良的部位，或皮膚跟底層組織或骨骼黏在一起的區塊，
像脖子前側靠鎖骨處、手掌、手腕、手肘、腳踝等部位。

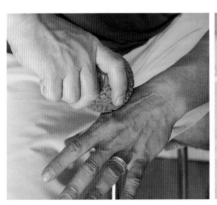 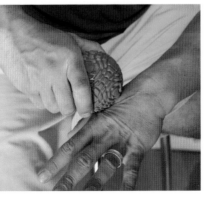

把球壓入目標區塊。加壓
施力的同時，要將球扭進
肌肉，收緊軟組織和鬆弛
的皮膚。

MOBILITY TOOLS
活動度工具

前言提過你需要準備幾樣小工具來執行鬆動方式。如果你還沒有準備這些工具，別擔心，你可以發揮創意，用家裡現成的東西。好比說，把酒瓶、水瓶或擀麵棍當滾筒用。小球可以用網球、壁球、棒球代替，大球用壘球。你可以發揮創意找適合的工具來用。「沒有工具，所以沒辦法做。」這不是藉口。儘管發揮你的想像力。

雖然家裡現成的東西都可以用，但專門工具還是比較順手。因此，我們每種工具都提供幾個選項，大部分在網路或鄰近體育用品店都買得到。

哪種活動度工具最好？這很主觀，取決於個人喜好。我們建議從最基本、最不昂貴的選項開始，將來願意的話再升級。

挑選時，還要考慮忍痛程度／組織耐受性。如果你喜歡力道比較重的按摩（如運動、泰式按摩、日式指壓或深層組織按摩），建議用偏硬的工具，如袋棍球。反之，建議你從網球或較軟的治療球開始。

滾筒

泡棉滾筒是最常見的活動度工具，其好處是可在多塊肌肉群上製造大面積分散型壓力。效果用手掌或腳掌按摩差不多，都是用大表面積按壓組織。

如果剛學按壓手法，泡棉滾筒會是最佳選擇。可以選擇軟式泡棉滾筒（通常是白色），或硬式泡棉滾筒（通常是黑色）。為了有效鬆動組織，你要製造比用傳統泡棉滾筒還多的壓力和剪力。如果你感覺不到變化跡象，或泡棉滾筒無法提供必要壓力，就可以考慮升級，買個更硬的工具，如寬 PVC 管或 MobilityWOD 出品的戰鬥之星，戰鬥之星有凹槽，就是專門用來改善活動度的。

如果你選擇跟常見的白色泡棉滾筒一樣柔軟的工具，用了之後還會引起疼痛反應，就代表身體組織功能失調。

適用於：
按壓多塊肌肉群、收縮及放鬆、壓力波、按壓及來回推拉／拉扯

可用工具：
泡棉滾筒、戰鬥之星、酒瓶、PVC 管、槓鈴

泡棉滾筒

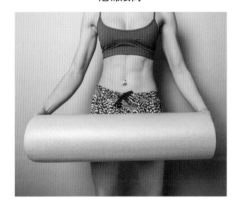

小戰鬥之星／大戰鬥之星

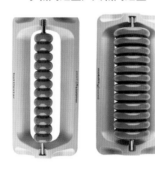

可購於www.mobilitywod.com/product/battle-star

小球

小球（如袋棍球）跟滾筒不一樣，非常適合鎖定特定組織敏感點或受限區塊。換句話說，小球按壓可以更精準，更能針對小面積區塊。如果說滾筒像手掌，小球的精準程度就近似於手肘了。小球還有一個好處，方便隨身攜帶。這是久坐人的絕佳伙伴。與滾筒一樣，小球有好幾種選項。我們通常推薦袋棍球，袋棍球夠結實，足以壓入組織，且大小容易抓握，適合做點壓及扭轉，或按壓及來回推拉／拉扯。最棒的是，袋棍球很容易買到，價格也不貴。

適用於：
比較精準且集中的按壓、收縮及放鬆、壓力波、點壓及扭轉

可用工具：
袋棍球、超新星球（直徑8公分）、治療球、網球、棒球、壁球

如果想升級，8 公分超新星球的抓力高得多。超新星球的齒塊專門設計來分離黏結的組織層，讓你深入組織，達到最佳活動度強化效果。

如果你偏愛泡棉滾筒，我們建議從稍軟的小球開始，比如治療球、壁球或網球。注意：網球是設計來打網球用的，它的抓力和柔軟性並不適合用來改善活動度，但網球很適合撐住皮膚，或是在換成結實小球（如袋棍球）之前的過渡階段用球。空心球容易坍塌，鬆動效果差。

袋棍球	超新星球（8公分）	網球

可購於www.mobilitywod.com/product/supernova-80 mm

大球

如果說使用小球像是用手肘按摩，那麼使用大球（如壘球、超新星球或迷你藥球）就像用膝蓋按摩了。大球表面積大，按壓效果不是很集中，但針對大塊肌肉群，如臀肌、大腿後側肌肉群、股四頭肌和胸肌，效果非常好。大球還適合按壓軀幹周圍的肌肉，特別是腰肌、斜肌和腰方肌。

最基本的選擇是壘球。唯一的問題是多數壘球都很滑，抓不住皮膚。理想情況下，你需要表面有溝槽或紋理的球，可以抓住皮膚和底層組織，像超新星球。溝槽是為了讓你點壓及扭轉（237頁），或按壓及來回推拉／拉扯（234頁）。

適用於：
針對軀幹肌肉組織和大肌肉群、收縮及放鬆、壓力波、按壓及來回推拉／拉扯、點壓及扭轉

可用工具：
超新星球、壘球、小藥球

超新星球	壘球

 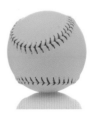

可購於www.mobilitywod.com/product/supernova/

彈力球

建議買個約 23 公分大小的彈力球，那種整籠放在玩具店內的兒童球。彈力球只有一個用途：腹部按壓（見 282-283 頁）。可以用孩子玩的球，洩氣的排球或足球，甚至小藥球都可以。

適用於：
整體腹部按壓

可用工具：
23公分兒童球、洩氣的排球或足球

足球

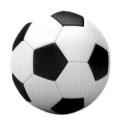

彈力球

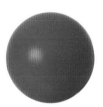

雙球（花生球）

雙球或「花生球」原本是為了鬆動胸椎之用，作法很簡單，將兩顆袋棍球用運動貼布綁在一起即成。利用雙球鬆動上背，可以一次對準單一脊柱活動節段或椎骨，用更聚焦的方式鬆動胸椎。也可以用花生球鬆動其他部位，如股四頭肌外側、前臂和三頭肌。

適用於：
鬆動胸椎、比較集中的按壓、壓力波

可用工具：
兩顆袋棍球或網球綑在一起、雙子棒

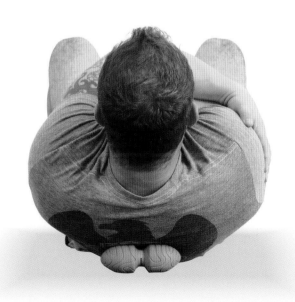

與其他工具一樣，你有幾種選項可選。我們最喜歡的一種是把兩顆袋棍球綑黏在一起，如下圖所示。

步驟1

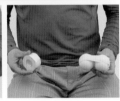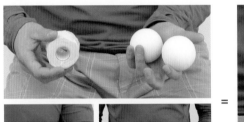

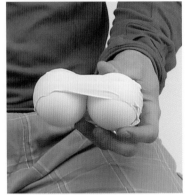

步驟2

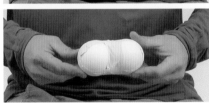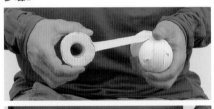

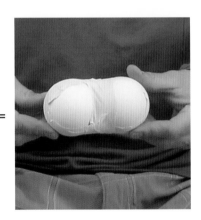

雙子棒是另一個好選擇。如果你覺得雙袋棍球或雙子棒太硬，你可以把兩個網球綑在一起。也可以找形狀相似的狗玩具或用具。

雙子棒

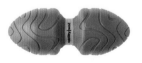

可購於www.mobilitywod.com/product/gemini

彈力帶

若能為你的活動度工具箱添購一條簡單的橡膠伸展帶，就能做很多運用。想要解決關節囊限制（主要在髖部和肩膀周圍），有個很簡單的方法，就是運用彈力帶。也可以用彈力帶幫忙執行某些鬆動法。例如經典大腿後側肌群「伸展」（318-319頁），腳先勾住彈力帶，然後手一拉，把腳拉近身體。最適合改善活動度的Rogue彈力帶有「輕度阻力」（綠色）和「一般阻力」（黑色）兩種。輕度阻力彈力帶適合體型較小、較輕的人，一般阻力適合體型較大、較重的人。跟滾筒和球一樣，主要取決於個人喜好。

適用於：

鬆動時讓關節進入良好姿勢，某些鬆動法搭配彈力帶會比較容易執行、收縮和放鬆、彈力帶來回推拉／拉扯

可用工具：

Rogue彈力帶

後側鏈來回推拉／拉扯　　　　　　　　　　　　**經典大腿後側肌群「伸展」**

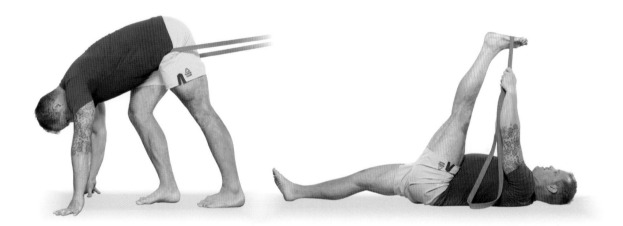

Mobility Guidelines
活動度準則

為了讓你有效利用時間並保持安全，這裡列出了執行第七章 14
組處方的活動度技巧所需的五大普遍性準則。在著手進入那些
技巧之前，請務必融會貫通下列每條準則。

感覺不對勁，就是不對勁

如何知道身體組織正不正常？很簡單，施力按壓軟組織（如股四
頭肌），照理說是不會痛的。也就是說，將腿壓在球或滾筒上而
不會感到任何疼痛。如果疼痛，表示組織緊繃、受限、僵緊或結塊。
簡單說，鬆動時若感覺疼痛，就是組織不正常，因為在球或滾筒
周圍製造張力時，會擴大該區塊原本僵緊的程度。正常組織能適
應局部張力。

你可以用這個方法判斷哪些區塊需要特別注意。舉例來說，如果
你在滾筒上按壓股四頭肌，有可能只有幾個特定部位會痛，這些
就是僵硬、繃緊或有其他不正常狀況的區塊。壓到受限組織區塊
時會痛，但一壓完就不會痛。這是因為彈性（正常）組織受到壓
力時不會引起疼痛反應。

但是你必須懂得辨別哪種是滾壓僵硬緊繃肌肉而產生的疼痛或不
適，哪種是受傷所引發的疼痛。兩者看似只有一線之隔，其實並
非如此。「感覺不對勁，就是不對勁」在此就發揮作用了。如果
你感覺好像傷到自己或讓疼痛區塊更嚴重，那大概是真的。我們
在《靈活如豹》說過，如果感覺好像有東西撕裂，就大概就真的
撕裂了。如果出現炙熱的疼痛感，代表身體在告訴你事情不太對
勁。如果髖部有強烈的夾擠感，就代表有嚴重的髖關節夾擠發生。
一出現問題，就不要繼續鬆動，否則問題會更嚴重。

鬆動並不舒服，通常會感覺疼痛。如果某個區塊擠壓後會感覺疼痛，但一停止擠壓，就不痛了，表示你找對地方。你會因為太痛不舒服而屏住呼吸嗎？那就是你做太深了。最首要的準則就是尊重你的直覺。

我們常說：「別自找痛受。」人體忍受傷害、疼痛和折磨的極限高得嚇人。你的活動度訓練不需要這麼堅忍不拔。疼痛難免，但別自找痛受。鬆動或許不怎麼舒服，但不至於痛到讓人無法忍受。別逞英雄，每天持之以恆才可貴。身體復原速度之快會讓你難以置信。身體自療和適應的能力驚人，不管什麼年齡，都可以改善身體組織。

停留在一個區塊上，直到有所改變或無法再改善為止

說到在特定姿勢鬆動時，如深蹲到底或按壓股四頭肌，原則上要停留在那個姿勢或該區塊至少 2 分鐘。要讓組織有正面變化或改善動作幅度，就要有這個最低劑量。凱利身為物理治療師，他鬆動受限區塊的規則是，要做到情況改善了，或已經沒有改善空間了。假設他想要改善某人肩膀動作幅度，在受限組織上鬆動幾分鐘，受限情況有變化，表示他正在持續改善關節和組織的動作幅度，或使組織恢復彈性，凱利就會繼續鬆動。一旦不再有變化，表示已經無法再改善動作幅度或組織僵緊程度，凱利就會換到下一個問題區塊。

你要意識到過度鬆動的問題。想在短短 10-15 分鐘內徹底清除結塊，或恢復組織和關節完整動作幅度，機會並不大。這就是之所以要把改善活動度納入每日練習的一部分。如果你在股四頭肌底下放顆硬球，接著使勁鬆動 30 分鐘，保證你隔天、甚至隔兩天都會感到痠痛不已。

再舉個更相關的例子：假設你準備按壓股四頭肌。剛開始，你發現每次執行收縮及放鬆並做壓力波之後，張力都會減小。當你使用前面介紹的鬆動方式時，真的會感覺肌肉放鬆。但到了某個時間點，通常是 2 分鐘後，就會碰到瓶頸，張力不會再變小。不管

採取哪一種方式，組織的狀態就是停滯不前。結塊的範圍沒有縮小，動作幅度不再改善，僵緊的程度一樣。這就是時候轉到其他區塊，或是鬆動改善區塊的上下游了。想了解情況何時改變又如何改變，可見接下來的「測試與再測試」。

測試與再測試

我們的衡量標準是，如果你看不到、感覺不到變化，那就是沒改變。道理非常簡單。變化應該是可觀察、可測量、會重複出現，如果無法直接觀察或測量到變化，代表你做的一切沒有用。所以，在進入第七章處方前，應先思考你想改善的動作或姿勢，或想解決的問題。

假設你想改善髖部伸展的動作幅度，或希望能改善站立時脊椎維持穩固中立姿勢的能力。建議先讓脊椎進入穩固的中立位置，檢查姿勢，再執行改善髖關節動作幅度的活動度處方（304頁處方9）。先做一下檢測。髖部可以完全伸展開來嗎？能將骨盆組織好嗎？維持這動作形式會覺得很辛苦嗎？你應該問自己這些問題，之後再開始執行處方。現在回到改善髖部伸展的主要目標。依序做完活動度技巧，再檢查（或「再測試」）你的姿勢。這時比較容易站直了嗎？能將骨盆調整到中立姿勢嗎？如果可以，你就知道活動度處方發揮作用。你還會知道甚至能指出哪個鬆動技巧的作用最大。

在衡量疼痛解決狀況上，更是容易。先仔細觀察疼痛區塊，再執行你認為會減輕症狀的處方或技巧。做完活動度處方後，疼痛減輕或加重，還是沒有差別？如果疼痛減輕了，表示這個處方有用。如果感覺一樣，可能需要處理其他區塊或再做其他技巧。如果疼痛更嚴重，就不要再做，並尋求專家幫助。

這樣的測試與再測試模式很重要，強調幾遍都不嫌多。用這方法可以判斷什麼可行，什麼不可行，並使你調整心態，用有系統的方法解決問題，找到最精簡的解決方案，對於調校自己的身體也會更有想法。最重要的是，你會了解活動度課表的脈絡和目標。

做鬆動時，永遠優先調整力學

很多人去健身房鍛鍊或參加體育比賽時，會格外注重姿勢，因為動作效率提高，才能獲得最佳運動表現。然而，這也是你最容易受傷的地方。可以讓你發揮最佳運動表現、降低受傷可能性的是優先調整最佳力學姿勢。

本書一開始就建議各位將此原則應用到日常生活。目的是希望各位像運動員一樣，姿勢有所改善，或至少將久坐所造成的磨損減至最少。同樣原則也可以套在活動度技巧上。鬆動時最常犯的錯誤就是忽略基本身體原則（見第二章）。若你在背部過度挺直或肩膀前傾的情況下進行鬆動，你所做的一切只會讓不良力學更加根深柢固。

因此，永遠先將身體調整成理想力學姿勢，再做鬆動。每當坐著、站著或活動時，發現姿勢不良就馬上停止動作，調整好動作形式，確認姿勢變好後，再重新開始。如此才會得到你想要的結果。

保持靈活，舉一反三

我們會在第七章向各位詳細解說如何執行活動度技巧，以及每種技巧所針對的區塊。即使我們告訴各位如何執行，大家應該還是要懂得靈活變通，將書中說明當作大方向指引的參考就好。多數示範中（特別是照片），每個鬆動法我們大概只會提供鬆動某個區塊，或幾個動作或選項。換句話說，你不必只照書中示範的那樣執行鬆動法，或只鬆動我們說的特定區塊。

所以，各位不必拘泥一格，亦步亦趨照著書中示範執行技巧，因為沒有人比你更了解身體哪裡虛乏無力、哪裡受制、哪裡僵緊。只要將力學調整到最理想狀態，並掌握鬆動方式，你就可以針對任何需要做鬆動，或處理動作幅度受限的區塊。我們將這稱為「了解情況後的自由發揮」。當你使用了基於原則的方法（組織良好的身體、原理等），並針對自己覺得受限的區塊做某個鬆動法時，看起來可能跟照片不太一樣，這並沒有問題。腦子要動、要靈活，舉一反三，仔細探索並建立自己的系統。

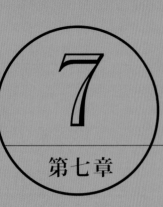

7
第七章

活動度處方

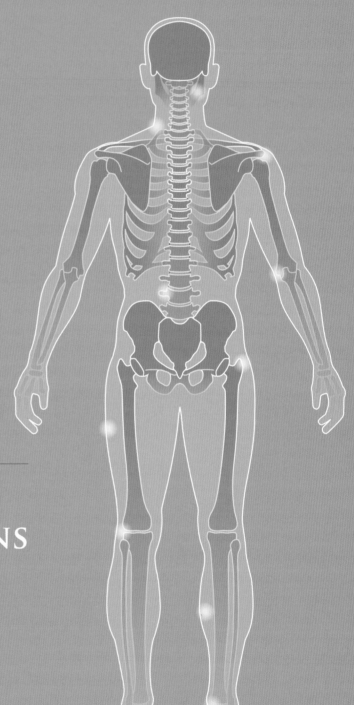

MOBILITY
PRESCRIPTIONS

· 設計活動度課表
· 全身活動度處方

7

想要解決關節、肌肉、肌腱、韌帶、骨骼、神經方面的疼痛或損傷，改善動作幅度，沒有一蹴即成的捷徑。你需要學習系統性方法，讓自己動得安全又有效率。前面已經跟各位介紹活動度系統，下一步就是把活動度系統整合成容易操作的步驟，我們稱為處方。

第七章會介紹 13 組活動度處方，涵蓋全身每個區域，外加 1 組專為久坐族群量身打造的萬用日常處方。一組處方內含 3-4 種活動度技巧，每組做完需花 8-18 分鐘。不妨將這 14 組處方當作日常身體保養的入門吧。

剛接觸這些處方時，各位可能會問：「什麼時候做最好？」一般我們會告訴大家：任何時候都可以。一感覺疼痛、緊繃、受限就做，或碰到空檔就做也行。但也有更精細的時間點，端看你希望達成什麼目標。這裡提供幾個改善活動度的訣竅，供大家充分利用時間：

以鬆動法開啟一天：早晨是讓身體做出完整動作幅度的絕佳時機（見 224-228 頁「活動度基準」），建議優先執行肌肉動力學鬆動法。起床後若覺得肌肉骨骼疼痛，不妨做點輕度按壓。

整天都可以做：將活動度技巧融入生活，可以防患未然，避免小問題變成大麻煩。你不需要做完整組處方，一次執行一樣技巧就行了。鬆動滑動面或肌肉動力學都是不錯的選擇。

運動前熱身：做動態動作的目的，是為了讓身體熱起來，為比賽或運動作好充分準備。舉例來說，如果想做點重量深蹲，建議事前做類似輕量深蹲的動作熱身。訓練前，要避免用力按壓和伸展到動作幅度終端，否則會破壞力學，提高受傷可能性。

運動後收操：運動後是推展活動幅度的最佳時機。此時身體還是熱的，很適合把關節、肌肉和組織拉到動作幅度終端，完成一些鬆動法。這時優先做肌肉動力學鬆動法最有利。

睡前舒緩：滑動面鬆動法有助身體放鬆。想放鬆的時候，做任何一種按壓都很棒。

Programming for Mobility
設計活動度課表

進行活動度練習對身體再好不過。但是，就像前面學習如何把身體組織和穩定在良好姿勢上（第二章），以及如何提高一整天的活動等級，各位都會經歷學習曲線。你必須創造新習慣，一點一點灌輸。更重要的是，還要花點時間找到最適合自己的活動度技巧，跟專屬你個人的技巧組合與排序，我們稱為「設計課表」。由於每個人都有各自的僵緊及受限問題，用來解決的技術和工具就不同了，我的例行保養課表自然不太可能和你的例行保養課表一樣。因此開始學這些處方前，我們先回顧設計活動度課表的基本指導原則。

雖然接下來會提供很明確的活動度處方，但這些都只是讓各位朝正確方向前進的「參考」處方。最終目標是要能根據自己特定的需要、需求和當前的問題，設計專屬於你的個人活動度課表。這樣，問題出現時，你就可以當場解決。例如，當你困在長途車程裡，你完全知道應該採取什麼行動，把久坐的傷害降到最低。或者，彎腰扭傷背部時，你能選擇有助該區塊的鬆動法。簡而言之，不要局限在本章介紹的處方。找到最適合自己的鬆動法，打造可以有效對治你特殊僵緊及受制狀況的組合。

話雖如此，但老是有人會問：「我每天必做的鬆動法是哪些？」

做一套固定的處方和課表的問題出在於最終會產生盲點。假設每天都做同樣 4 組鬆動法，結果你會優先處理某些區塊和組織，而忽略其他區塊。

我們敢毫不含糊地說，練習類似沙發伸展（307-308 頁）的動作對

所有人都有益，因為幾乎每個人都坐著，面臨髖關節功能不全的問題。防止上背部駝背的胸椎按壓（261頁）也一樣是人人有益的好動作。第340頁處方14的「久坐人全處方」則是針對久坐及伏案工作型態的參考處方。但是我們希望你當作參考就好。固定課表的問題出在你會一直重複做同樣的事情，這樣就沒機會改善舉手過頭的姿勢、肩關節內旋或腳踝動作幅度。每個區塊都有很多技巧可以用，效果略有不同。例如，你可以安排一天改善滑動面，隔天處理引痛點。一如日常飲食，多樣化才是成功的關鍵，可以確保你獲取所有必要「營養」。

等你完成14天全身活動度檢修後（即本章14組處方），我們建議各位用下列通則作為改善活動度的指引：

1. **先鬆動有問題的關節和組織，再改善受限姿勢。**腦海中想像圓靶，將疼痛的關節和組織放在正中央，10-15分鐘的課表中有相當一部分的時間要對準靶心，剩餘時間才用來改善受限姿勢，比如深蹲。

2. **列清單，將可能用鬆動技巧解決或處理的問題寫下來，如「下背痛」或「坐姿導致髖部緊繃」。**你一定想不到當你一頭栽進活動度課表後，有多麼容易忘記該做些哪些事，尤其心中還掛記其他事情的時候。就想像在列採購清單一樣，確保自己不會漏掉任何步驟。開始做鬆動法之前，先把清單好好讀過一遍，了解要執行哪些保養技巧、這些手法有何重要性。例如，如果清單上有個項目是下背痛，就想想解決下背痛意味著什麼。如果不再每次彎腰都苦不堪言，生活會如何改善呢？這練習替活動度賦予意義和價值。換句話說，一旦了解為什麼要做某件事，不管是改善受限姿勢或緩解疼痛，才會賦予活動度課表意義。

3. **每個姿勢不得少於2分鐘。我們的臨床經驗顯示，多數人維持某個姿勢或執行鬆動的時間往往不夠久，不足以改變他們想要改善的組織。**我們發現每個姿勢最低劑量是2分鐘。舉例來說，做沙發伸展（307-308頁）時，左右髖關節起碼要各做2分鐘。不過，有個原則值得參考，凱利為病患做物理治療時，如果要鬆動受限區塊，會等到該部位獲得改善或他看出已經不會再有任何改善，才會停止。這可能是2分鐘，也可能是10分鐘。若你沒有感覺到組織有正向改變，就別急著換動作。

4.選擇 3-4 種鬆動法，或 3-4 個區塊／姿勢進行鬆動。野心不要太大，想一口氣鬆動 10 種姿勢。目標是鬆動的品質而不是數量。使身體產生確實變化，其餘問題可以明天再修正。

記住，活動度課表每天都要調整，依目前哪個區塊受限而定。

14 天全身活動度檢修

對設計活動度訓練課表已經有最基礎的了解之後，接著我們要討論如何充分運用活動度處方。再強調一遍，這些處方只是參考樣本。你不必完全照著做。你可以按任何順序執行處方，或從不同處方挑出你想要的鬆動技巧，打造個人化保養組合。

如果你才剛接觸鬆動法，不妨接受為期 2 週的挑戰，把每個處方都做過一遍。這樣不僅可以接觸所有活動度技巧，也能確保身體每個區域都鬆動到。每個人都有各自的問題，若不及時矯正，長久累積下來會演變成關節和組織受限、不良動作力學及疼痛。為了確保每個身體部位都獲得充分修護，必須將身體所有區塊從頭到尾鬆動過一遍。

所有 14 組活動度處方都做過一遍，再開始檢測。依照你疼痛和受限的情況，來混合搭配不同的活動度技巧，打造自己的個人化處方。為了簡化設計流程，建議做記錄或日誌追蹤進展，了解哪種鬆動技巧最適合自己。除了設計你自己的客制化鬆動處方，你還是可以繼續使用本書提供的示範處方，改善動作幅度受限、動作和姿勢問題，並緩解疼痛。

用活動度處方解決疼痛

如果你想解決特定疼痛，就直接針對有問題的區塊，執行相關處方。例如，有下背疼痛問題，就執行處方 5「下背和軀幹」。但記住，解決疼痛需要四個原則（見第 217 頁）。說到改善活動度，

除了針對局部疼痛區塊外，還要鬆動該區塊上、下、周圍的組織。因此下背疼痛，除了執行處方 5 外，還要執行「處方 9 髖部」和 /或「處方 10 大腿」。為了讓你對所有處方有個通盤的了解，我們繪製了一張身體區塊圖，下一頁就可以看得到。

再次提醒各位，所有處方做過一遍之後，才會更加理解哪種技巧對你最有幫助。針對你個人的特殊問題，可以從處方 6 選擇兩種技巧，處方 7 選擇一種，處方 5 選擇另一種。改善活動度沒有標準方法。

用活動度處方改善動作幅度

同樣方法可以用來解決動作幅度受限。各位可以用第六章介紹的活動度基準測試（見 224-229 頁），看看自己做基礎姿勢時，哪個部位動作幅度不足。測試完，如果發現動作幅度受限或想改善特定姿勢，你可以翻到 255 頁的處方清單，從中挑選可以改善那姿勢的處方，按重要性依序排列。例如想改善深蹲的動作形式，就做處方 9、8、10，其中以處方 9 最為重要。這和用處方消除疼痛一樣，要選擇能對活動度產生最大效用的技巧。記得，要改善某個受限姿勢的動作幅度，最好的辦法就是在那動作形式中執行鬆動。所以如果你想改善深蹲姿勢，就找接近深蹲形式的姿勢做鬆動。

WHOLE-BODY MOBILITY PRESCRIPTIONS
全身活動度處方一覽

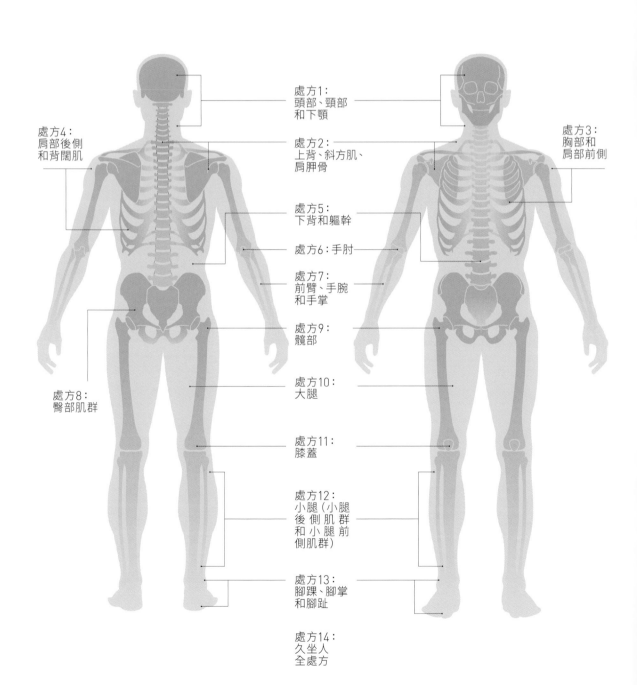

處方1:
頭部、頸部
和下顎

處方4:
肩部後側
和背闊肌

處方2:
上背、斜方肌、
肩胛骨

處方3:
胸部和
肩部前側

處方5:
下背和軀幹

處方6:手肘

處方7:
前臂、手腕
和手掌

處方9:
髖部

處方8:
臀部肌群

處方10:
大腿

處方11:
膝蓋

處方12:
小腿（小腿
後側肌群
和小腿前
側肌群）

處方13:
腳踝、腳掌
和腳趾

處方14:
久坐人
全處方

疼痛症狀對治處方

動作幅度（活動度基準）對治處方

PRESCRIPTION 1
HEAD, NECK, AND JAW
處方1：頭部、頸部和下顎

**本處方可處理
以下症狀和受限：**

· 頭痛
· 頸部疼痛及受限
· 頭前伸姿勢造成的張力
· 顳顎關節症候群（下顎相
　關疼痛）

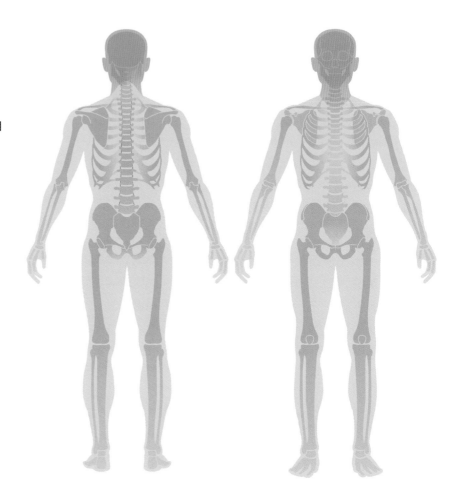

鬆動方式：
收縮和放鬆
壓力波
按壓及來回推拉／拉扯
點壓及扭轉

工具：
小球
大球

總時間：
8-14分鐘

概述

如果你從事要緊盯發光螢幕的工作，晚上睡覺會磨牙，或是長年為頭痛所苦，不妨從處方1開始做，這是公認緩解緊張性頭痛和下顎疼痛的萬靈丹。

要記得，你有責任鬆動髮際線以下的每個角落，含頭部、顏面、下巴。想想下巴的工作負荷有多重。咀嚼、磨牙、說話、上下顎

緊咬著、用嘴巴呼吸等等，都會造成傷害。凡是患有顳顎關節症候群（TMJD）的人都寧可砍掉腳趾頭，也不願忍受這種疼痛，可見這種疾病的嚴重性，一旦罹患就難以脫身。這個處方既能減輕疼痛，又能帶你邁向康復。如果晚上會磨牙，建議去看牙醫，並配戴夜間防磨牙套。

姿勢同樣是引發下顎和頸部力學功能失調的主因。頭部伸到身體前面不僅會拉傷脖子，對下顎關節而言更是負擔沉重。我們都會犯下頭前伸的壞毛病。這是很常見的姿勢問題，看螢幕或低頭滑手機特別容易形成這種姿勢。幸好，頭前伸很容易矯正和處理。重新調整你的頭部和肩膀（見 82-83 頁「穩固步驟」），修正姿勢，再用此處方處理疼痛症狀。

頭部鬆動法

說到鬆動，我們通常不覺得頭部需要處理。但鬆動頭部是很基本的保養，對久坐人來說尤其重要。這個簡單的頭部鬆動法有助於緩解常見的緊張性頭痛。最好的是你可以在桌子前做。所以，用圓球在太陽穴上扭轉，然後盡可能做出誇張的表情，如轉動眼睛、揚起眉毛、嘴巴開合等等。如果別人看到，可能會覺得你的表情有點滑稽。

每邊1-2分鐘

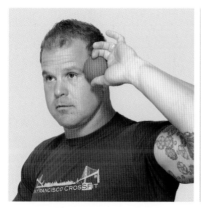

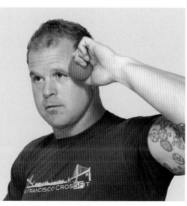

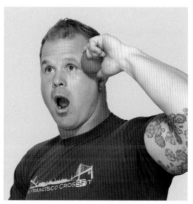

1.小球放在眼睛旁邊的太陽穴，施加壓力。

2.旋轉球，把球壓進頭部，收起臉部鬆散軟組織。

3.將球壓入頭部，嘴巴開合，揚起眉毛，眼睛轉圈圈。

下顎鬆動法

顳顎關節連結下顎骨和頭顱。這區塊若僵緊、動作錯誤，就可能造成顳顎關節症候群。處理下顎相關問題有個最重要的環節，就是保持臉部和下顎肌肉的彈性。記住，你必須清理問題區塊上下游的組織和力學。所以如果下顎出毛病，你不只需要處理喀啦喀啦作響的下顎關節，還需要注意太陽穴和頸部屈肌。

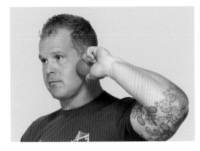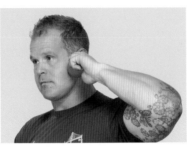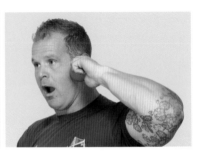

1. 把球擺在下顎關節，或耳朵前面的下顎肌肉。

2. 扭轉圓球，保持穩定壓力，下顎要上下左右活動。

3. 你也可以咬緊牙齒，收縮，接著放鬆，把球壓得更深，壓進肌肉。

前頸鬆動法

駝背時，前頸的頸部屈肌群（從下巴到鎖骨外圍的區塊）會承受張力，長久下來變僵緊，引發疼痛。此處緊繃會引起許多問題：頸部疼痛、頭痛和下顎力學錯誤（這裡僅列出幾種可能）。這部位摸起來要軟得像奶油，而不是硬得像牛肉乾。因此用球深入肌肉來放鬆，讓那些布滿軟骨的組織恢復滑動面功能和動作幅度。

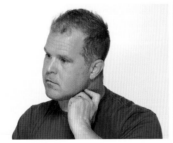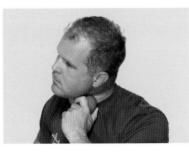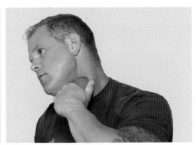

1. 頭歪向一邊，然後把球放在頸部側面，施加壓力。

2. 把球壓入頸部後，在原處扭轉，扭緊組織。

3. 頭歪到另一邊，然後朝各個方向活動。記住，鬆動區塊從下顎一直延伸到鎖骨，及頸部前側。

後頸鬆動法

要將起碼 4 公斤的腦袋瓜固定在肩膀上可不容易。頸部伸肌群（沿脖子後側往下延伸）負有重責大任。駝背姿勢會讓頸部伸肌群超時工作，因此我們應給些關愛。找顆大圓球（如超新星球），沿著頭骨輪廓滾推。找到緊繃點時，頭部前後轉動，來回摩擦結塊肌肉。大解脫，頭和脖子不痛了！

每邊1-2分鐘

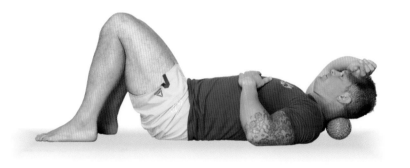

1. 仰躺在地，大球擺在頭骨中央。你會感覺該處有個小凹槽。為了增加壓力，可以將一隻手放在額頭上。

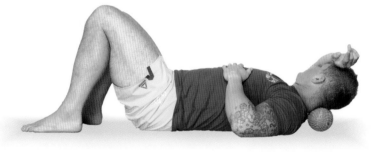

2. 頭慢慢轉到側面，讓球沿著頭骨底部滾到耳朵。

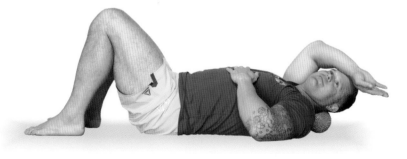

3. 頭轉往另一側，滾過整個頭骨底部。

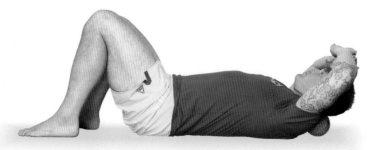

4. 要增加壓力，可將雙臂交疊，底下手掌抓住另一隻手前臂，放在額頭上。

PRESCRIPTION 2
Upper Back, Trapezius, and Scapula
處方2：上背、斜方肌、肩胛骨

本處方可處理
以下症狀和受限：

· 頸部疼痛及受限
· 過頭動作幅度
· 頭前伸姿勢造成的張力
· 緊張性頭痛
· 胸椎（上背）受限及僵緊
· 上斜方肌扭傷／疼痛

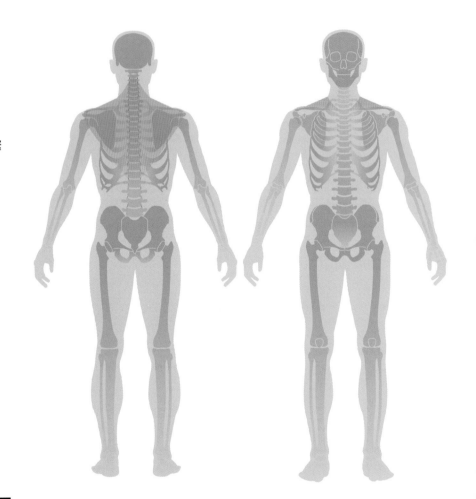

鬆動方式：
收縮及放鬆
壓力波
按壓及來回推拉／拉扯

工具：
滾筒
雙球（花生球）
小球

總時間：
10分鐘

概述

頭前伸的姿勢會嚴重傷害肩頸功能，造成頸部疼痛、頭痛、肌肉緊繃，關鍵動作幅度縮小，好比說難以轉頭倒車。

可以從兩方面著手。首先，改善頭部和軀幹姿勢的關係。第二，改善受損組織系統的品質，因為這組織系統已過度辛勞而損傷。

這個處方並不限於矯正和解決頭前伸姿勢所引發的疼痛，這些技巧還可以處理頭痛，以及緩解上背、頸部、肩膀的緊張或疼痛。

胸椎按壓鬆動法

2分鐘

胸椎如果變僵緊，會很難有效組織並穩定肩膀和頭部，還可能引起頸肩功能失調。胸椎按壓是改善胸椎（上中背）活動度的必要技巧。正確執行胸椎按壓的關鍵是在感覺僵緊的區塊製造蹺蹺板效應。因此，先躺在滾筒上，用上中背做上下滾動，找出緊繃部位。找到緊繃點，再把活動度工具當作槓桿支點，往後拱起背部。還可以左右滾動，撥開脊椎旁的軟組織，或雙臂高舉過頭，一併鬆動肩膀。沒有固定的順序，重點是巧妙結合各種姿勢。從雙手環抱的姿勢開始，左右滾動，再將雙臂高舉過頭，然後回到環抱的姿勢。找到背部緊繃點後，在此停留一陣子，深呼吸，拱起背部，動一動，直到你感覺組織品質提升或症狀改善為止。

你可以使用滾筒或雙球（花生球）來做。滾筒可同時鬆動好幾節脊骨，雙球（花生球）則可針對個別椎骨。

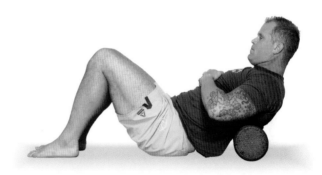

1. 席地而坐，滾筒放背後，擺在肋廓底部。

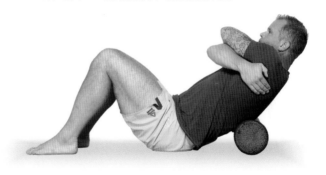

2. 雙臂環抱胸前，收緊上背鬆弛的軟組織，將肩胛骨往外推，方便你對準胸椎。

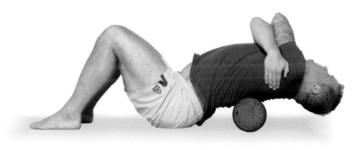

3. 讓滾筒停留在緊繃點上，準備向後拱背。接著，深深吸一口氣，吐氣時，試著將背部拱更深。還可抬起臀部增加壓力。

胸椎按壓：左右變化式

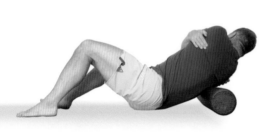

4.雙臂環抱身體，像做捲腹一樣坐起身子。

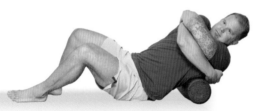

5.將身體大部分重量放在滾筒上，扭轉髖部或旋轉整個上半身。身體轉到側面，可以向後拱（側彎），或上下滾壓背部側面。

6.也可以像蹺蹺板一樣左右來回滾壓。

胸椎按壓：過頭變化式

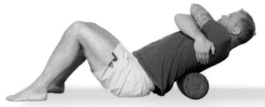

7.回到起始姿勢。

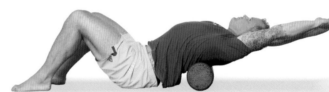

8.保持腹部繃緊，雙臂高舉過頭，雙手拇指扣好，手肘打直，朝天花板伸出去。

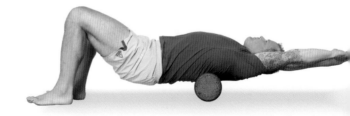

9.在滾筒上拱背。

10.若想增加壓力，腳跟扎穩後，抬高臀部。

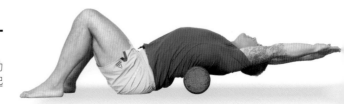

11.背部還是保持向後拱，臀部降回地板上。

注意：
你可以像這裡示範的一樣，結合拱背和抬臀的動作，或兩者分開做。換句話說，你可以拱背、坐起身子，然後重複以上動作，或是拱背，抬起臀部，降下臀部，接著又回到拱背，反覆做幾遍。

胸椎按壓：雙球（花生球）變化式

用滾筒鬆動胸椎非常適合打開整個上背。但如同我們方才說過，滾筒很難鎖定特定僵緊區塊。如果想採取比較針對性的方法，可用花生球對準惱人的受限椎骨或區域。花生球特別適合瞄準頸椎、斜方肌和肩膀周圍。跟用滾筒一樣，可以拱背，抬高臀部，然後將臀部降回地面並保持拱背，左右轉動，雙臂高舉過頭，或者將這些動作加以結合。

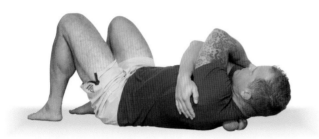

1. 雙臂環抱身體，收緊鬆弛的軟組織，移開肩胛骨。

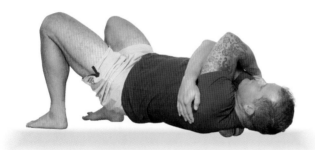

2. 試著使花生球的頂點夾住椎段或椎間盤。

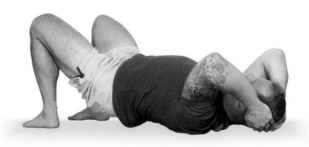

3. 對準斜方肌、肩膀、脖子後，抬高臀部以增加壓力，再用雙手抱住後腦勺。

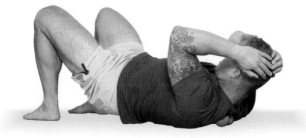

4. 臀部保持抬高，下巴慢慢帶到胸部，像做捲腹動作一樣坐起身子。

斜方肌及肩膀按壓

斜方肌負責穩定並活動肩膀及脖子。這區域僵緊會在頸肩周圍引發許多疼痛和力學問題。如果你跟多數人一樣，上背很緊繃，不妨試試斜方肌及肩膀按壓，這是使該區塊恢復彈性的絕佳方法。

每邊2分鐘

第一次鬆動這個區塊，可能很快就能找到組織敏感點（敏感區塊）。關鍵是在你能承受的範圍內，盡量把重量壓在球上，然後朝各個方向活動手臂，產生來回推拉／拉扯的效果。斜方肌是塊緊實的肌肉，有很多結締組織，所以需要像捶肉一樣把這區塊敲軟。

目標區塊：
斜方肌到肩胛骨邊緣

按壓一段時間後，沿著肩胛骨的邊緣往下按壓，每根肋骨都要停留一下。從下面照片可以看出目標區塊從斜方肌（左一小圖）開始，一路沿著肩胛骨旁的區塊往下（左二小圖）。每根肋骨至少停留 30 秒，並緩慢擺動手臂 15-20 次，一邊做完再換另一邊。

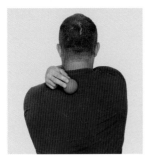
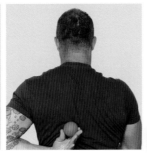
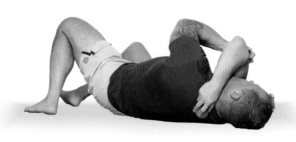

1.將球壓入斜方肌（位在肩胛骨上方，介於頸部和肩膀之間）。

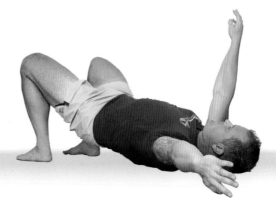

2.雙臂伸向天花板，然後腳跟扎穩，抬高臀部增加額外壓力。

3.臀部保持抬高，將一隻手臂高舉過頭。記住，肩膀姿勢要保持穩定，因此手臂高舉過頭時，不可使手肘彎曲或肩膀內旋。

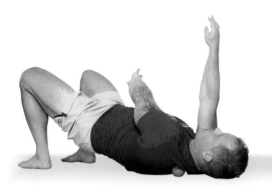
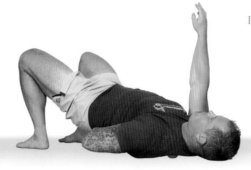

4.手臂打直，伸到身體另一側，試著碰觸對側髖部。

5.繼續活動手臂，做出完整動作幅度，然後將手掌放到背後。接著，髖部降回地板，專心把球推進斜方肌和肩胛骨邊緣。

斜方肌和第一肋骨按壓

若以上背屈曲的姿勢坐著、站立及活動，肩膀及周邊組織會產生適應性僵緊。確切講是第一根肋骨、斜方肌和頸部變得緊繃且受限。這裡若僵緊且功能不佳，會導致頸部、上背和肩膀疼痛。斜方肌和第一肋骨按壓是使肩膀、脖子及斜方肌複合區恢復動作幅度的鬆動法。可以利用門框、牆角、柱子來做。為了達到最佳效果，建議使用收縮及放鬆的方式，並將呼吸導進目標區塊。雖然照片沒顯示，但將重量壓在球上時，手臂要自然下垂。找到組織敏感點，保持壓力，手臂盡可能朝各個方向移動，像是伸到身體另一側、放在背後等等。你也可以頭歪一邊，側拉脖子。

每邊2分鐘

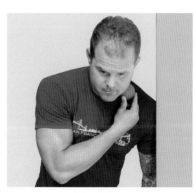
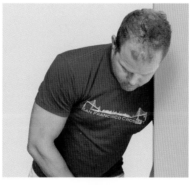
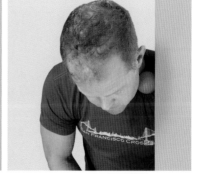

1.將球擺在鎖骨和斜方肌與脖子底部之間。

2.球固定好位置後，身體往前推，讓球深入身體。啟動斜方肌和肩膀，製造收縮的效果，接著放鬆，將球推得更深，深入頸部和肩膀。收縮幾次後，將手臂高舉過頭，或反手放在背後。你也可以用手輕輕拉著頭部，讓頭部朝沒有放球的肩膀側歪著。持續在球上施加壓力，可以稍微下降身體，讓球滾壓斜方肌頂部。

PRESCRIPTION 3
CHEST AND ANTERIOR SHOULDER
處方3：胸部和肩部前側

**本處方可處理
以下症狀和受限：**

· 前肩疼痛
· 肩膀動作幅度受限（內旋
　及伸展）
· 頭前伸姿勢造成的僵緊
· 圓肩（肩關節內旋）造成
　的僵緊
· 胸部緊繃

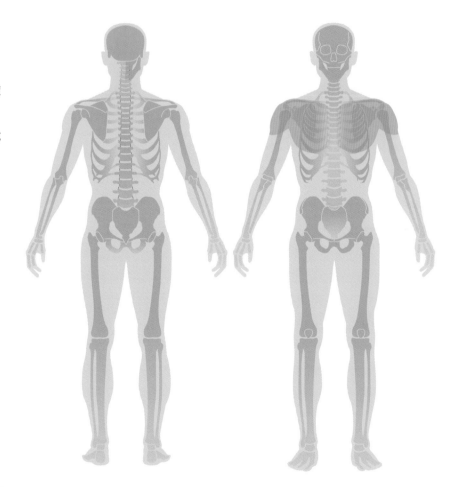

鬆動方式：
收縮及放鬆
壓力波
按壓及來回推拉／拉扯
點壓及扭轉

工具：
小球
大球

總時間：
12-16分鐘

概述

久坐時，維持穩固堅實的姿勢極其困難。因為疲勞、長時間靜止不動或注意力不集中，很容易無意間陷入不良的脊椎姿勢。舉個很普遍的例子，站在電腦前，低頭往下看鍵盤，然後忘了重新調整姿勢。結果整個頭部伸到身體前面去，頭部重量再把上半身拉向地面時，肩膀便往前垮。等你察覺時，已經這樣站了 20 分鐘。

此時可以用這個處方來鬆動適應性僵緊的胸部及肩膀周邊組織。

圓肩會引起三個不良後果。首先，脊椎會拱圓，導致脖子底部及上背往前彎。第二，駝起上背會讓你很難組織和穩定肩膀。第三，身體組織會適應這個不良姿勢。因此，如果肩膀前傾，肩膀前側、胸部和頸部周圍的組織就會適應圓肩姿勢，然後定形，到最後就很難把肩膀拉回良好姿勢。這個處方能使這些僵緊組織恢復原有的功能。

前肩或肩膀前側用這個處方鬆動，後肩或肩膀後側則以下一個處方處理。記住，你的身體是由不同系統組成的龐大系統。為了讓鬆動法發揮最大效果，務必想想還有哪些部位跟你希望改善的組織或區塊連在一起。

軀幹前側鬆動法

這技巧跟處方 1 的前頸鬆動法（258 頁）非常類似，用手的力量將球壓入身體，接著採取點壓及扭轉的方式，讓球底下的組織恢復滑動面功能。只是這個鬆動法不是針對頸部，是鎖定鎖骨正下方的胸部。幾乎每個人這部位都是黏著僵緊的。因此軀幹前側鬆動法很適合清理該區塊，並有利於執行本系列其他鬆動法。

每邊2分鐘

目標區塊：
鎖骨下方，靠近前肩的附著
點，整個胸部區域

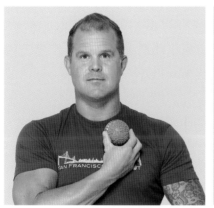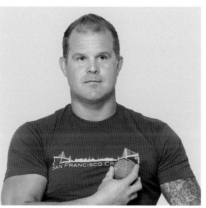

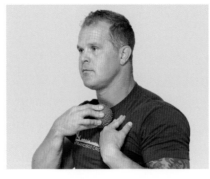

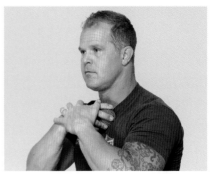

1. 黏在鎖骨端點的胸部肌群是目標區塊
之一。首先用手指按一按鎖骨下方。
你應該會感覺到肌肉匯入鎖骨。這裡
就是球擺放的位置。

2. 將球放在鎖骨下方，手掌交疊，將球
壓入胸部。

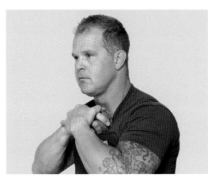

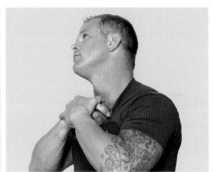

3. 保持按壓的力道，在原處扭轉球，扭
緊組織。

4. 頭側歪、遠離圓球，肩膀往後拉，頭
朝四面八方活動。

戰鬥機飛行

每邊2分鐘

再也沒有比戰鬥機飛行更能有效讓前肩及胸部周圍組織恢復彈性、
消除緊繃了。最棒的地方是你可以用上所有鬆動方式，點壓及扭
轉、收縮及放鬆、壓力波、按壓及來回推拉／拉扯全部可行，並
且可以在非常短時間內做出極可觀的改變。好消息是，做這個鬆
動法時臉部朝下，可以遮住痛苦掙獰的臉孔，保留一點顏面。

要使這個鬆動法發揮最大功效，手臂應該像躺在雪地上做雪天使，
上下揮舞移動著。如果不方便趴在地上或這樣做太痛，可以抵著
牆壁做，請看下一頁戰鬥機飛行牆壁按壓。

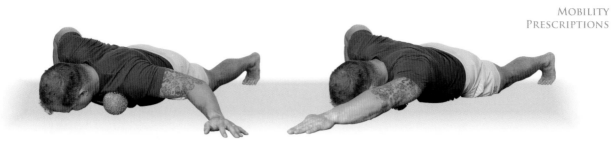

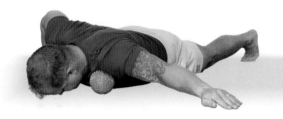

1. 趴在地面，把球擺在鎖骨下方，胸部和肩膀之間。手臂往外側伸，在能承受範圍內盡可能把重量壓在球上。接著用另一隻手抓住球，採取點壓及扭轉的方式。姿勢就位後，可以像做伏地挺身一樣，將側伸出去的手臂壓向地板，讓胸肌收縮，接著放鬆，把更多重量壓在球上，讓球沉入組織。

2. 手臂保持側伸，然後肩關節外旋，手臂往頭部的方向滑動。

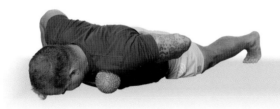

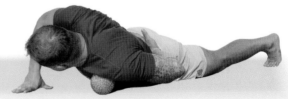

3. 手臂朝腿的方向移動。

4. 手臂往下移動時，肩關節內旋，拇指朝向背部。

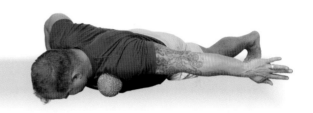

5. 手背平貼到下背，以活動肩膀每個角落。

6. 手臂放在背後時，試著轉動上半身，轉離正在鬆動那側的肩膀，將更多重量壓在球上。

戰鬥機飛行牆壁按壓

你也可以抵著牆壁或門口按壓。門口是很理想的位置，可以讓手臂在身體前方自由活動，清理趴在地板鬆動不到的雜亂角落。唯一的壞處就是無法像趴著一樣，將大量壓力或重量壓在球上。如果你覺得牆壁按壓力量不足，就用上面介紹的動作和方式做即可。

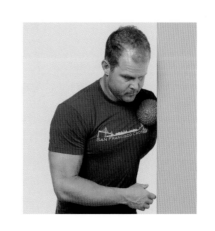

側開胸

只要你有在保養前肩和胸部周邊組織，下一步就可以採取動態鬆動，專門拉長肩關節周圍的肌肉組織，使之恢復正常動作幅度。開胸技巧可以讓已經出現適應性僵緊問題的組織恢復正常動作幅度，肩膀更容易進入中立姿勢。

這方法又快又簡單，幾乎任何地方都可以做。

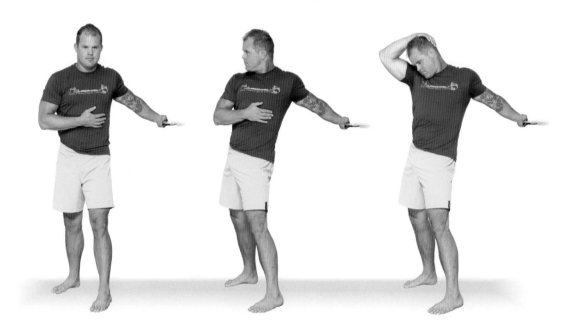

1.抓住桌子或門框邊緣，手抓握的地方略低於肩高。如果辦不到，就掌心平貼牆壁，拇指朝上。這樣會一併鬆動到肩膀前側、二頭肌和胸部。

2.腹部收緊，脊椎保持中立，然後才轉動身體，轉離你要鬆動的那隻手臂。

3.另一隻手放在頭部側面輕輕拉，使頭部拉離正在伸展的那側肩膀。這樣可一併鬆動肩頸複合區。

肩關節伸展鬆動法

肩關節伸展鬆動法很像側開胸，但主要作用是大幅伸展肩膀前側，而不是伸展胸部。這技巧跟側開胸一樣，任何地方都可以做。

肩關節伸展鬆動法的目標是將手臂移到背後。你要改善肩膀伸展的幅度（即手放背後的動作幅度），藉此矯正圓肩姿勢。這個鬆動法同樣必須結合不同動作和姿勢，才能帶出最大效益。

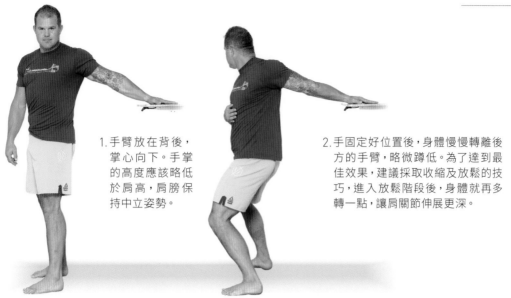

1. 手臂放在背後，掌心向下。手掌的高度應該略低於肩高，肩膀保持中立姿勢。

2. 手固定好位置後，身體慢慢轉離後方的手臂，略微蹲低。為了達到最佳效果，建議採取收縮及放鬆的技巧，進入放鬆階段後，身體就再多轉一點，讓肩關節伸展更深。

如果想同時鬆動兩隻手臂，請做下方的水槽鬆動法。

雙臂肩關節伸展（水槽鬆動法）

水槽鬆動法屬於二合一的鬆動法，跟肩膀伸展鬆動法一樣，只是要同時鬆動兩隻手臂。你可以握住籬笆柱子或欄杆，抓住水槽，或像下圖示範那樣雙手放在桌子上，只要可以固定雙手的地方都可以。要同時將兩隻手臂放在背後極具挑戰性，如果這個姿勢太難，最好還是做單臂的肩關節伸展鬆動法就好。

每邊2分鐘

跟單臂伸展一樣，先將雙臂放在背後，肩膀和脊椎要保持中立，接著略微蹲低，增加張力。

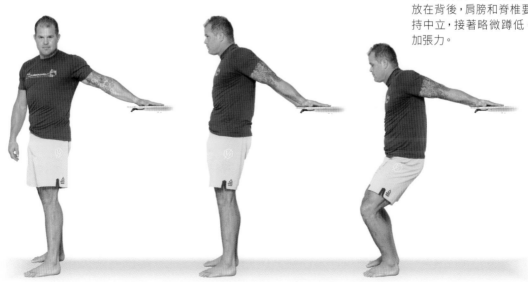

PRESCRIPTION 4
POSTERIOR SHOULDER AND LAT
處方4：肩部後側和背闊肌

**本處方可處理
以下症狀和受限：**

· 過頭動作幅度
· 後肩疼痛
· 旋轉肌群疼痛
· 肩關節外旋動作幅度
· 背闊肌緊繃

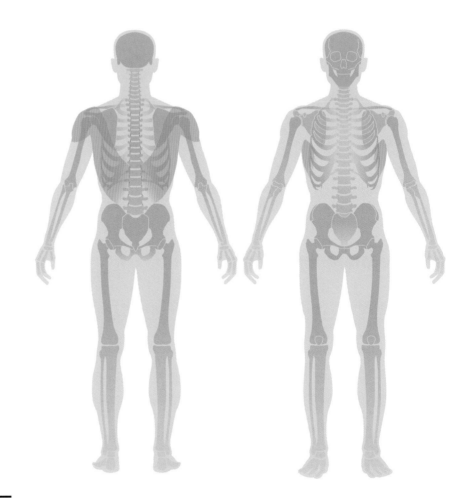

鬆動方式：
收縮及放鬆
壓力波
按壓及來回推拉/拉扯
點壓及扭轉

工具：
大球或小球
滾筒

總時間：
10分鐘

概述

長時間彎腰駝背坐在汽車方向盤或筆記型電腦前，組織肯定會發生大家都預料得到的變化。例如，肩膀的外旋肌群會「固定在拉長狀態」，而內旋手臂和肩膀的肌群會「固定在縮短狀態」。要小心身體僵在效率低的習慣性姿勢中動也不動，會遠比主動支撐更有效率。本處方的鬆動法就是為了解決肩膀後側周圍及深層的軟組織的問題。

肩旋轉肌按壓及來回推拉／拉扯

習慣性圓肩會造成肩關節外旋肌群僵緊、脆弱、過度伸展，引發急性後肩疼痛。好消息是，恢復滑動面和緩解疼痛並不難。只需要一顆硬圓球（如袋棍球或壘球），就可以將那些引發不適症狀的受損組織鬆解開來。

這鬆動法可用兩種方式執行：仰臥（選項 1）或側躺（選項 2）。先從選項 1 開始做，看感覺如何。如果你能承受更多的壓力，換做選項 2。

每邊2分鐘

肩關節旋轉肌按壓及來回推拉／拉扯（選項 1）

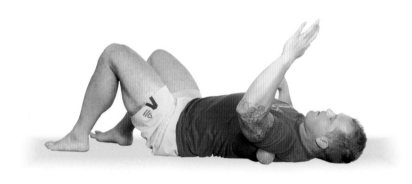

1. 將小球或大球擺在背闊肌附著點的正上方，靠近腋窩背面。這是外旋肌附著在肩膀後面的點。

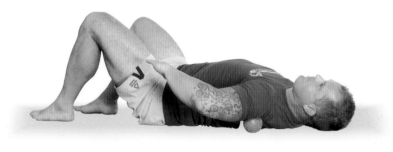

2. 等肩膀背面的組織壓在球上，將前臂放倒在地上，讓肩膀內旋。

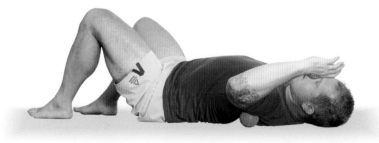

3. 接著再將前臂抬離地面，往頭部方向移動，讓肩膀外旋。前臂就這樣慢慢來回移動20-30次，或做2分鐘。

肩旋轉肌按壓及來回推拉／拉扯（選項 2）

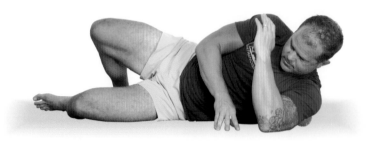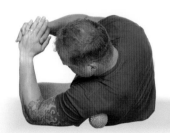

1. 將小球或大球擺在腋窩附近背闊肌的附著點正上方，然後用身體側面去滾壓。

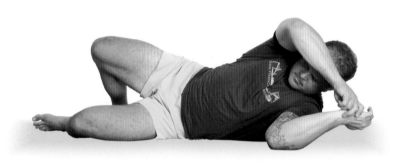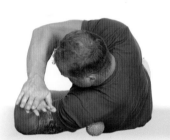

2. 手肘保持彎曲，用另一隻手將下方手掌推向地板。先別急著離開這個動作，在此停留一陣子，利用收縮及放鬆的技巧，試著在圓球上再加些重量。

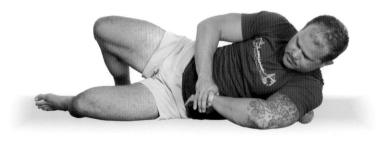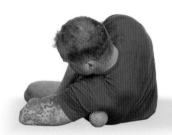

3. 接著，再把手往反方向推，使下方的前臂手心壓向地板，讓肩膀內旋。

過頭伸展

過頭伸展很簡單，卻能有效鬆動限制過頭姿勢的組織。最棒的是
這技巧可以在桌子前面做。如果你想改善某個動作和姿勢，身體
應該擺出類似那動作或姿勢的形式，然後進行鬆動。所以，如果
你想改善過頭姿勢，最合理的方式就是手臂高舉過頭，鬆動所有
可能限制動作幅度的組織。過頭伸展和過頭組織按壓（276-277 頁）
都是完美範例。

每邊2分鐘

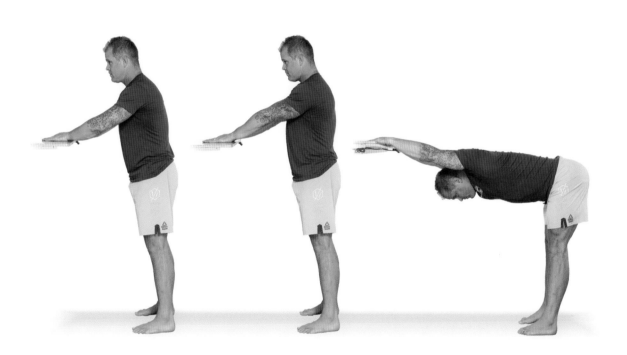

1.雙手手掌平貼桌面放在桌子上。

2.雙手扭緊桌子，藉此穩定肩膀，手
肘打直。確切講，左手要以逆時針
方向扭緊桌子，右手要以順時針方
向扭緊桌子。記住，你並不是將手
掌向外轉，只是施加一股向外的
旋轉力道。

3.腹部保持緊繃，雙臂打直，雙腳
向後走，同時以髖關節為轉軸做
鉸鏈式身體前彎。膝關節完全伸
展，背部平直。你可以從這時候
做收縮及放鬆，試著將胸部往地
面推。關鍵是用收縮及放鬆的方
式來保持主動。

過頭組織按壓鬆動法

這個鬆動法可以搭配肩旋轉肌按壓及來回推拉／拉扯（273-274頁）一起做。背闊肌如果緊繃，會損害雙臂高舉過頭的能力，無法有效穩定肩膀。別忘了，背闊肌是塊很長的肌肉，從腋窩一路延伸至下背。

每邊2分鐘

這技巧跟大部分地板鬆動法一樣，可以抵住牆壁執行。

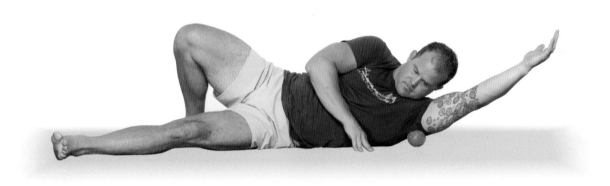

1.將小球擺在肩膀背面腋窩處，背闊肌和旋轉肌群附著點附近。

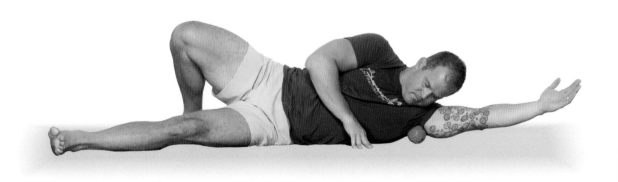

2.在可承受範圍內盡可能將重量壓在手臂，接著轉動上半身，讓球慢慢往腹部方向滾。目的是用壓力波來回鬆動背闊肌和肩膀。

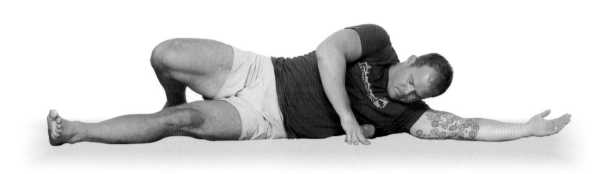

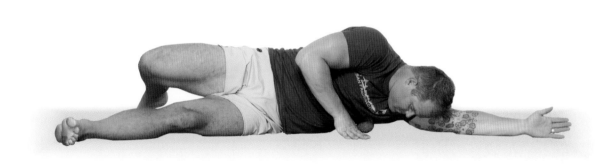

3-4. 在腋窩區塊周圍來回擺動後，將球沿著背闊肌的走向往下滾。要將整塊
　　背闊肌都鬆動過一遍，重點放在緊繃、黏稠的區塊。

滾筒選項

也可以使用滾筒執行此巧。

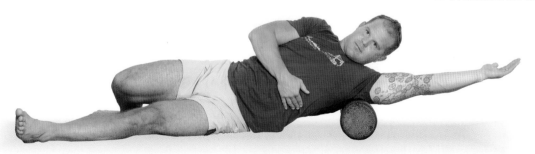

PRESCRIPTION 5
LOW BACK AND TRUNK
處方5：下背和軀幹

**本處方可處理
以下症狀和受限：**

· 腹部疼痛
· 不理想呼吸方式
· 髖關節伸展的動作幅度
· 髖部疼痛
· 下背疼痛
· 坐骨神經痛
· 脊椎旋轉、屈曲、伸展的
  動作幅度

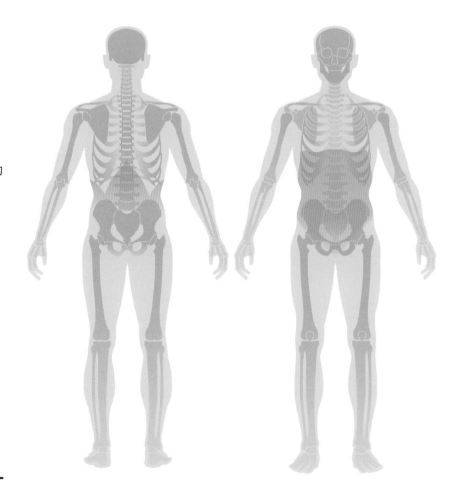

鬆動方式：
收縮及放鬆
壓力波
按壓及來回推拉／拉扯

工具：
小球
大球
小顆彈力球或消氣的足球
或排球

總時間：
14分鐘

概述

這個處方很適合處理下背疼痛，放鬆辛勞的軀幹肌肉。

我們已經證實，不良脊柱力學和坐姿會造成椎間盤、韌帶以及脊椎與軀幹周圍肌肉發炎，引發適應性僵緊。一旦發生這種情況，往往演變成下背疼痛。雖然還要考量其他因素，好比說舊傷、關節炎、肥胖和壓力，但我們認為造成下背疼痛和軀幹相關毛病的

主因，還是姿勢不良、久坐和缺乏自我基礎保養。本書花了相當多篇幅，試圖從力學的角度提供預防及解決方案，現在應該把注意力轉到保養及修護層面上。

本處方主要針對負責穩固脊椎且因動作不良或坐太久而變僵緊的肌肉。

在理想世界裡，脊椎姿勢永遠是首要關鍵，各位就不需要長時間久坐。但在現實生活裡，有時必須坐著，有時稍一閃神，就會採取不良姿勢活動或站著、坐著。畢竟我們都是人。這就是為什麼需要每天做保養。保養是為了緩衝不良力學所造成的傷害，預防功能失調。

因此不管是處理下背疼痛或矯正不良的呼吸力學，或只是想在軀幹周圍做些基礎保養，都可以使用本處方。

下背按壓鬆動法

碰到下背疼痛不適的患者，我們頭一個推薦的處方就是下背按壓鬆動法。這技巧快速又簡單，馬上見效。用小球按壓下背和上臀肌區域，可以有效鬆開導致下背疼痛、動作受限、姿勢品質不良的緊繃組織。目標是從側髖到脊椎之間來回鬆動，盡量停留在骨盆頂部和臀肌群。

下背按壓也可以像下頁示範的那樣雙腳踩地做，也可以靠在箱子或有高度平面上。躺在地上鬆動比較容易，也不那麼刺激，如果覺得按壓力道不夠，試著抬高雙腳。雖然更刺激，但我們喜歡抬高雙腳的方式，鬆動時比較容易保持脊椎中立。

每邊2分鐘

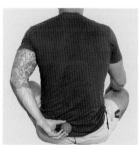 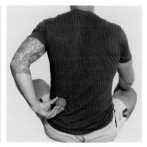

目標區塊：
上臀肌區域（左）及髖骨
或髂骨棘（右）正上方

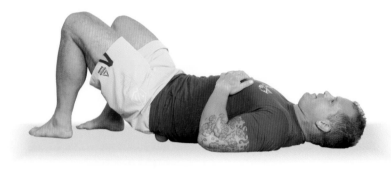

1. 在下背放顆小球，就在骨盆正上方。專心穩固身體，維持脊椎中立姿勢，避免過度挺直。

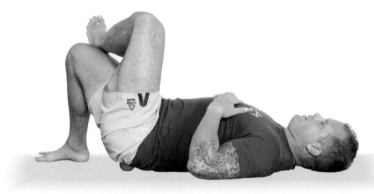

2. 鬆動左側時，左腳跨在右腿上，收起下背鬆弛的軟組織。鬆動右側時，右腳跨在左腿上。

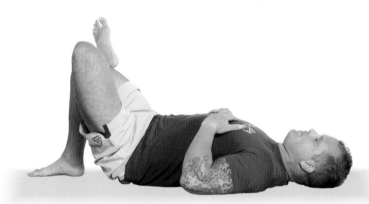

3. 髖部慢慢往左移動。目標是前後滾動，用壓力波推過下背和上臀區域的組織。

腰方肌側面按壓

每邊2分鐘

若長時間久坐、脊椎力學不良，腰方肌（QL）會跟豎脊肌一樣，成為下背痛直接的源頭。腰方肌其實就是脊椎的大腿後側肌群，直接附著在每節腰椎骨上。如果沒動用腹肌（繃緊）保持脊椎中立姿勢，腰方肌、腰肌群、髂肌、股直肌等等從脊柱連接到骨盆及腿部的肌肉，就必須接手代勞了。換句話說，如果沒把脊椎穩固在中立姿勢，這些肌肉就必須花更多力氣幫你保持挺直姿勢。這些組織系統一旦變僵緊，便容易引發下背疼痛。

這個鬆動法會使用超新星球或壘球之類的大圓球，目標是讓球深入腰方肌，也就是從肋廓底部延伸至骨盆頂端的肌肉。別只局限在腰方肌，也找找僵緊的區塊，包括脊椎兩側往下延伸的豎脊肌或腹部兩側的腹斜肌。

這鬆動法跟多數地板鬆動法一樣，也可以站立靠牆執行。不過支撐脊柱的組織不會對抗地心引力，因此躺在地板上做比較好。

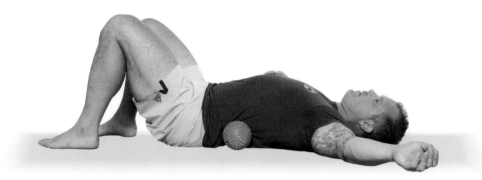

1. 將球擺在下背側面，肋廓和髖骨中間的位置。

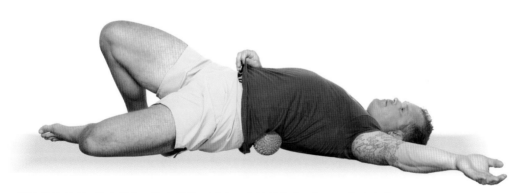

2. 肩膀保持貼地，抬高臀部，將身體移到球上。姿勢就位後，你可以收縮和放鬆，將氣吸進球抵住的區塊，接著吐氣放鬆。你也可以在腰方肌和下背區塊輕微擺盪，轉動髖部，讓雙腿往側面倒，製造壓力波穿透組織。

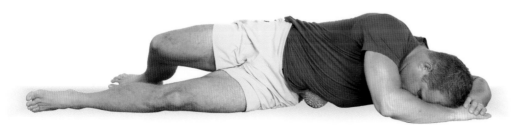

3. 等你鬆動腰方肌和豎脊肌後，側翻，對準腹斜肌。目的是扭轉軀幹壓在球上，像蹺翹板一樣來回刺激側身，按壓腹斜肌、腰方肌和臀肌上部。為了使這特殊姿勢更有效，可以將底下那隻手臂高舉過頭，拉長組織。

腹部按壓

每邊2分鐘

不管全身是不是組織良好，軀幹系統隨時都在辛勤工作，無可避免會變僵緊。你花大量時間、精力建立和維持腹部穩定，卻會導致一層層腹部結構（特別是腰肌）變得黏著僵緊。一旦張力遍布腹部系統，就會傷害呼吸機制，引發下背疼痛。請各位回想一下上次雙腿痠痛的情形。痠痛時你會怎麼做？按摩、滾壓、「伸展」？現在再想想構成軀幹容器的肌肉系統。你曾像對待其他肌肉或身體軟組織系統那樣處理這些組織？恐怕沒有。我們在此提供兩種鬆動選項，供你放鬆軀幹和腹部肌肉系統的深層組織。

整體腹部按壓（選項 1）

整體腹部按壓，顧名思義，能夠鬆動所有環繞脊柱和軀幹的腹部肌肉和組織。如果你動過腹部手術，比如剖腹產或闌尾切除術，這種手術通常會留下層層的疤痕組織，此鬆動法對你來說便格外重要。

要做整體腹部按壓，請使用大球，如小朋友的彈力球或氣沒充飽的排球或足球。記住，施加適度壓力而不會感到疼痛或不適，組織才算「正常」。如果你有內臟症狀或疼痛，便代表腹部僵緊，功能無法完全發揮。我們建議以整體腹部按壓為起點，接著再用針對性腹部按壓，去鬆動橫膈膜、腰肌和腹部周圍更確切的組織敏感點和引痛點。

凱利使用的是米勒（Jill Miller）開發的核心放鬆球，基本上就是迷你物理治療球。為了得到最佳成效，要將全身重量壓到球上，讓按壓效果深入組織底層。深吸一口氣，憋氣幾秒鐘，接著吐氣。吐氣時放鬆，讓重量壓到球上，讓球沉入腹部深處。

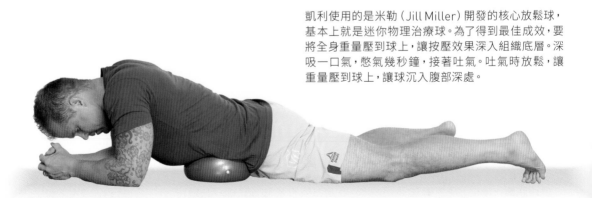

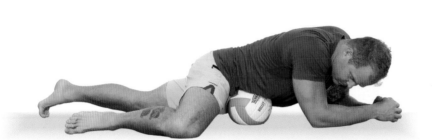

1. 凱利以稍微洩氣的排球
   示範同樣的技巧。首先，
   躺在球上，把球擺在髖骨
   和肋廓中間的位置，偏肚
   臍外側。

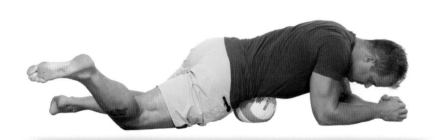

2. 鬆動時，可以將膝關節滑
   到臀部，增加動作。

3. 你也可以把腳左右側倒，
   或靠在球上扭轉上半身，
   製造壓力波。

整體腹部按壓（選項 1）

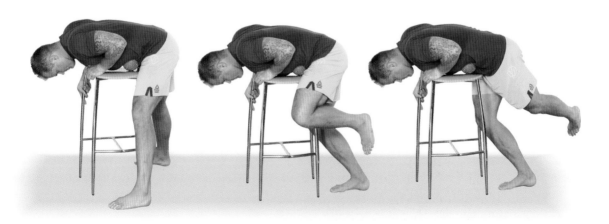

1. 將大球擺在肚臍和髖骨中間的位
   置（如果目標是橫膈膜，也可以
   放在肋廓邊緣），靠在凳子、桌
   緣或箱子上。

2. 上半身夾住球，用呼吸配合身體
   重量，讓球沉入腹部深處。在球
   上放鬆時，便將膝蓋抬高，做來
   回推拉／拉扯。

3. 你可以將腿往斜後方側伸出去，
   或是靠在球上扭轉上半身，讓來
   回推拉／拉扯產生不同效果。

PRESCRIPTION 6
ELBOW
處方6：手肘

**本處方可處理
以下症狀和受限：**

- · 腕隧道症候群
- · 手肘疼痛
- · 手肘動作幅度（難以彎曲
  和打直）
- · 高爾夫球肘
- · 網球肘
- · 三頭肌僵緊

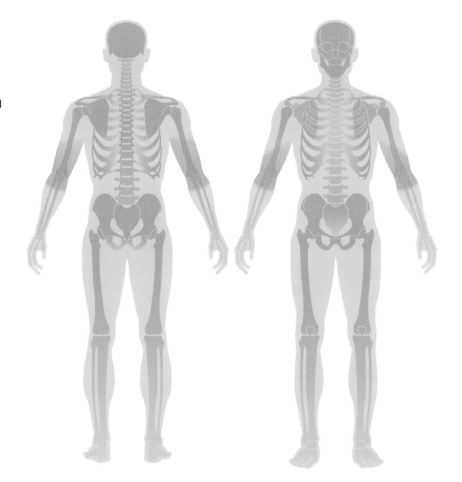

鬆動方式：
收縮和放鬆
壓力波
按壓及來回推拉／拉扯
點壓及扭轉

工具：
小球
滾筒

總時間：
12分鐘

概述

上次花 10 分鐘處理手肘周圍組織是什麼時候？等一下，我們已經知道答案：從來沒有。

民眾傾向把活動度改善重點擺在髖部和背部，卻忽略身體其他部位。這說得通。髖部的工作很重要，人們傾向投注大量時間改善連到髖部的主動肌，如臀肌、股四頭肌、大腿後側肌群。那麼，

肩膀和手臂的主動肌呢？多數人鬆動三頭肌和手肘的時間很少，
這是不對的。三頭肌會影響肩膀的活動，就像股四頭肌會影響髖關
節。如果這些區域變僵緊，會對力學產生負面影響，最後的結果就
是功能失調。本處方的鬆動法將協助你保養這些重要的組織系統。

外上髁炎（網球肘）對久坐人而言是很嚴重的問題。假設每天需
在電腦前工作 8 小時，即使經常休息，手肘多半仍僵成彎曲形狀。
這會怎麼樣？手肘變緊繃。當這些組織處在彎曲姿勢開始適應僵
緊時，通常會導致肘部疼痛。想像只用三檔開車的情形，你可以
這麼做，但這樣的負荷對汽車並不好。對於長期只用很小動作幅
度來活動的手肘，也是同樣的道理。

我們每天都大量屈曲、伸展手臂，手肘負荷繁重。本處方能幫你
解決桌案工作型態造成的手肘疼痛，應付日常磨損，並改善肩膀
力學。起碼每隔一週就要跟你的手肘、三頭肌好好溝通。這些鬆
動法在辦公桌前就能做，所以你沒有偷懶的藉口。

三頭肌按壓

三頭肌很容易找到。只需要準備一顆球或滾筒，以及支撐手臂的
平臺。可以利用休息空檔或只要感覺手肘、肩膀緊繃時，就可以
在桌子前面做三頭肌按壓。如果你在穩定肩膀時手肘會向外打開，
很可能是三頭肌緊繃而限制了動作幅度。換句話說，推拉時手肘
會向外打開，就是一種為了彌補三頭肌緊繃而形成的代償模式。

雖然我們在示範按壓技巧時用了好幾種不同的工具，但技巧和方
式其實一樣：以壓力波左右滲透組織，在僵緊點上收縮、放鬆，
彎曲、伸直手臂做來回推拉 / 拉扯。

按壓三頭肌時，記得考慮你想改善的區塊。如果手肘疼痛或想改善
手肘動作幅度，就專注鬆動手肘周圍的組織。如果肩膀疼痛或無法
將肩膀穩定在中立姿勢，就趴在地上，伸直手臂，鬆動三頭肌長頭。

當你趴地上滾壓三頭肌時，可能會感覺一聲「喀啦」。「喀啦」
聲很常見，卻不正常。畢竟三頭肌裡面不該有多餘骨頭。

每邊2分鐘

三頭肌按壓：圓球選項

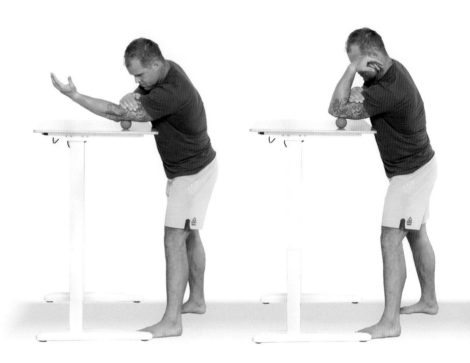

1. 將三頭肌附著點（就在肘關節正上方）對準圓球，手臂稍微伸展。為了收起手肘鬆散的皮膚，把球朝自己扭轉過來。將另一隻手放在二頭肌上，施加下壓力道。

2. 彎曲手臂，執行按壓及來回推拉／拉扯的鬆動方式。

三頭肌按壓：滾筒選項

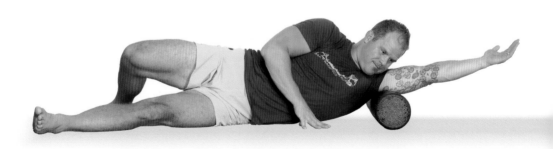

1. 使用滾筒時，側躺，將滾筒擺在三頭肌底下，靠近肩膀。

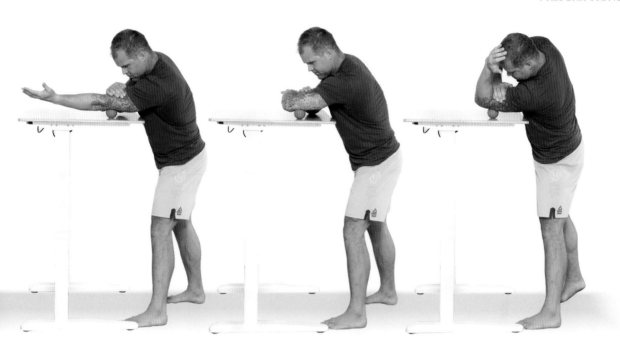

3. 保持下壓力道，伸直手臂。鎖定目
   標區塊之後，記得手臂要做彎曲
   和伸直。這姿勢也可採取收縮及
   放鬆的方式。

4. 彎曲手臂，手掌朝桌子方向放下，
   準備讓組織做完全部動作。

5. 將手臂往反方向旋轉，繼續用
   壓力波滲透手肘。

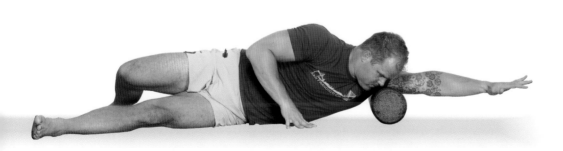

2. 保持手臂伸展，將手臂和上半身轉向地板，用壓力波滲透三頭肌。目的是
   用這種方式來回鬆動組織，直到你感覺狀況有所改善或起變化後不再有
   進展。這裡採取收縮及放鬆、按壓及來回推拉／拉扯，也會有效果。

肘外側點壓及扭轉（網球肘）

每邊2分鐘

這個鬆動法很適合處理急性手肘疼痛，簡單又快速。如果你長期伏案工作，可以想見手肘、前臂和手腕超時加班，卻沒獲得多少補償。僵緊長久累積，往往導致手肘疼痛。這種情況一般稱為「網球肘」（正式學名是外上髁炎），常見於網球選手。但不一定是打網球才會罹患網球肘。我們見過多數網球肘患者從不打網球。所以應該叫「辦公桌員工肘」才對。

如果你感覺手肘疼痛或罹患外上髁炎，側肘點壓及扭轉會是保養的第一站。注意下方照片，凱利對準前臂頂端，手肘旁邊的部位。這區塊若僵緊疼痛，常會引發不適。這鬆動法跟我們示範的多數技巧一樣，可用小球（如袋棍球）直接在桌子前面執行。如果你整天都在打字，手臂長期鎖在屈曲姿勢，建議將側肘點壓及扭轉做上記號，常常做。

手肘點壓及扭轉（選項 1）

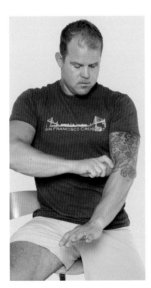 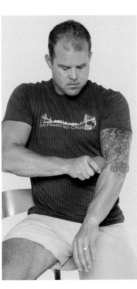 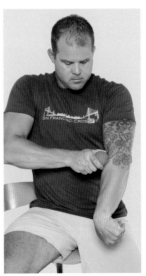 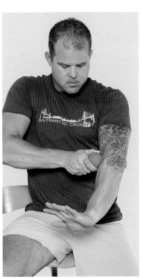

1. 將小球壓在前臂頂端，肘窩旁邊的位置。

2. 向下壓之後，扭轉小球，收起所有鬆散的皮膚和軟組織。

3. 屈曲手腕，手腕和手肘做內外旋轉，並加進轉動的動作。

4. 伸展手腕，張開五指。手腕和手掌朝各個方向活動，動作越多越好。

手肘點壓及扭轉（選項 2）

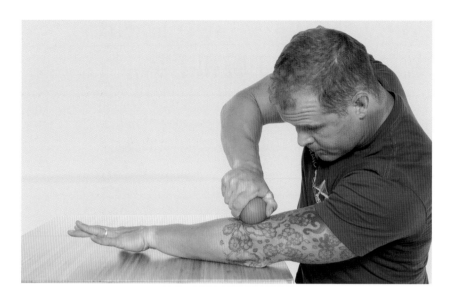

若想更用力壓進手肘和前臂，手臂放桌上。只要把執行選項1時所施加的反作用力道移除掉，就可以把球推得更深，深入手臂。

肘內側點壓及扭轉（高爾夫球肘）

手肘內側是另一個經常發生功能失調的區塊，醫生有時稱為「高爾夫球肘」，基本上跟網球肘是同一回事，唯一差別在於網球肘引起手臂外側疼痛，高爾夫球肘則是造成手臂內側疼痛。

每邊2分鐘

高爾夫球肘也不只發生在高爾夫選手身上。這個鬆動法能預防、緩解手肘內側疼痛及受限。

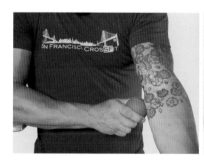

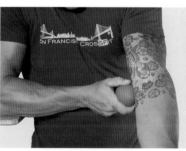

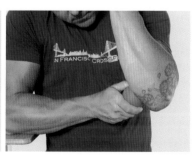

1. 將小球壓入手肘內側，骨頭隆起處的正上方。

2. 施加壓力，將球扭轉進手臂，收起所有鬆散的皮膚和軟組織。

3. 彎曲、伸直手臂，藉此來做來回推拉 / 拉扯。若能繼續做點壓及扭轉、按壓及來回推拉 / 拉扯，效果會更好。

PRESCRIPTION 7
FOREARM, WRIST, AND HAND
處方7：前臂、手腕和手掌

**本處方可處理
以下症狀和受限：**

· 腕隧道症候群
· 手肘疼痛
· 大拇指及手部疼痛（簡訊拇指）
· 手腕疼痛
· 手腕動作幅度（屈曲和伸展）

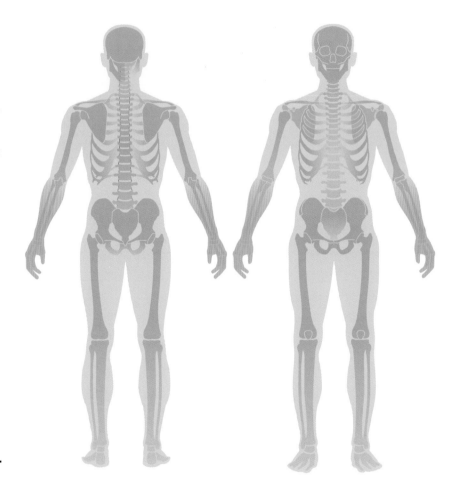

鬆動方式：
收縮及放鬆
壓力波
按壓及來回推拉／拉扯
點壓及扭轉

工具：
小球
雙球（花生球）
大球
螢光筆或白板筆

總時間：
12分鐘

概述

手腕疼痛和腕隧道症候群是久坐社會很常見的毛病。民眾對手腕及手部疼痛普遍有個錯誤觀念，認為很多因素才會造成這種可怕情況發生。首先，我們傾向把焦點放在腕隧道，這手腕的骨頭通道才是真正的罪魁禍首。不良力學當然會傷害穿過骨頭隧道的神經、肌腱和血管，但手腕結構不是一夜之間坍塌的。要考慮神經組織從上游起點出發，沿途會經過許多隧道，最後來到手腕和手

掌。請各位回想一下，從前學打字，老師會講解身體姿勢嗎？有沒有教你如何保持肩膀穩定，否則身體會以彎曲、扭轉手肘和前臂的方式來代償？有教你處置前臂僵緊、維持基本動作幅度的技巧嗎？我們猜各位應該都沒受過這些訓練。於是你就一屁股坐在鍵盤前，開始埋頭寫曠世鉅作。正因為從來沒有人告訴你僵緊、虛弱、麻木、刺痛等等全是身體需要活動的信號，你也就忽略所有叫你停止的身體自然警訊。

如果真要像法醫那樣，追查腕關節和手部疼痛的起因，起碼會找到 10 個致病因素，包括頭前伸姿勢、僵緊胸椎、肩膀內旋、前臂僵緊。我們甚至還沒提到手腕放鍵盤上持續受壓、水分不足讓這區塊變得黏稠呢。完整治療計畫應包含：改善頭頸姿勢，及放鬆神經（頸到手）沿途所通過的組織系統。對了，我們有說壓力誘發的頸部呼吸模式會造成頸屈肌緊縮，壓扁第一肋骨和斜角肌之間的神經嗎？要解決的問題看似很多，但唯有先改善身體力學，才有辦法脫離腕痛折磨。

傳簡訊、滑螢幕等操作智慧型手機的動作還會造成「簡訊拇指」，過度使用導致拇指僵緊疼痛。

可以經由矯正姿勢，執行日常身體基礎保養，來預防、消除這些症狀。說到打字，一定要經常休息，活動手臂和手腕。如果需要人體工學鍵盤或滑鼠，就買來用吧！手機可以考慮加裝 PopSocket（請見：www.MobilityWOD.com/product/popsockets），比較好持拿，你只要將這突出握把黏在手機背面，會更容易握住，手腕或拇指不會落入不良姿勢。但別對工具產生依賴心。手部、手腕還是需要活動，專注保持中立姿勢。

為了避免腕關節功能失調，預防腕隧道症候群、簡訊拇指等症狀，你需要鬆動前臂辛勞的肌肉。光做伸展幫助不大。我們都對病人說我們從沒見過牛肉乾對伸展有反應。如果患有腕隧道症候群，或手腕、拇指感覺疼痛，就用這個處方來處理症狀，讓動作幅度恢復基準。

前臂按壓

如果手肘或手腕疼痛，必須從上下游去尋找、鬆動那些扯住手肘、手部的組織。前臂為雙手做了大量工作，但你可能沒為前臂做任何保養。如果控制雙手的細線變成硬邦邦的鋼索，手肘、手腕、手部恐怕會疼痛不已。

前臂按壓跟我們介紹的多數技巧一樣，可直接在桌子前面做。要記得鬆動整個前臂後腔室，從手肘到手腕。

各位從照片中可以看出有兩種按壓選項。可以把球或花生球擺在前臂下方，再將小球壓進手臂，如下面選項1。這鬆動技巧可同時對準前臂前後腔室，一舉兩得，十分好用。也可以使用前臂伸肌群按壓（選項2），目標是前臂頂端。

前臂夾擊按壓（選項 1）

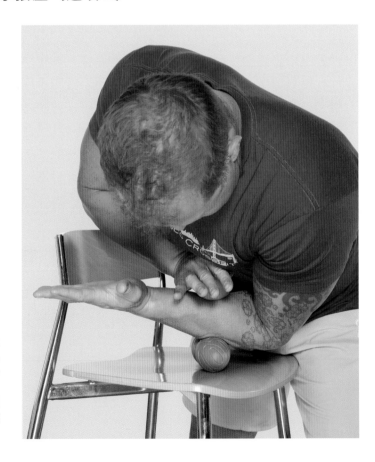

前臂放在小球或花生球上（凱利使用的是雙子棒），掌心朝天花板。然後在底下工具正上方的手臂上，再放顆小球。重量移到手臂上，同時用另一隻手按住上方圓球往向下壓，將球推進前臂。接著，可以五指張開或握拳來做收縮及放鬆，彎曲、伸展手腕做按壓及來回推拉／拉扯。

前臂夾擊按壓（選項 2）

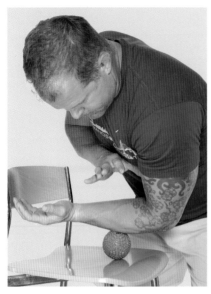

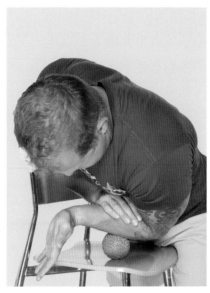

1. 將前臂放球上（大小皆可），掌心朝向天花板。

2. 上半身重量移到手臂，同時用另一手把前臂壓在球上，製造足夠的壓力。

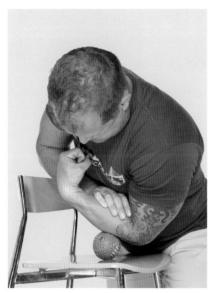

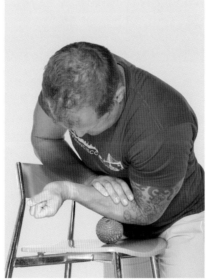

3. 身體重量壓在手臂上，捲起或屈曲手腕做按壓及來回推拉／拉扯。鬆動時，手掌可以張開或合上。

4. 伸展手腕，繼續按壓及來回推拉／拉扯。也可以張開五指或握拳做收縮及放鬆。

手腕鬆動

每邊2分鐘

除了造成重複壓力的傷害，花太多時間滑手機或打鍵盤還可能讓皮膚黏在底層的組織和骨骼，限制活動，壓迫神經。下次拇指或手腕受傷時，建議用手腕鬆動再搭配本處方其他鬆動技巧，恢復滑動面功能。關鍵是手腕整圈都要鬆動到。

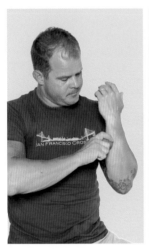 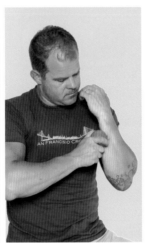 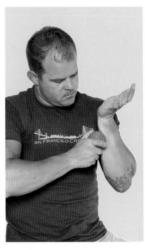 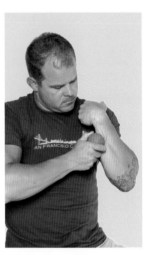

1.小球擺在手腕外側。

2.施加壓力，扭轉球，收起鬆散的皮膚。

3.伸展手腕，製造來回推拉／拉扯的效果。

4.手腕朝身體方向捲起或屈曲，繼續按壓及來回推拉／拉扯。

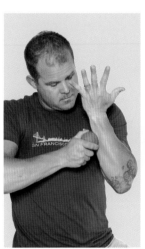 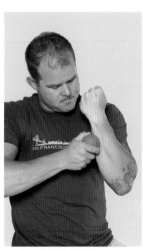 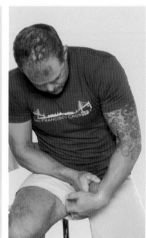 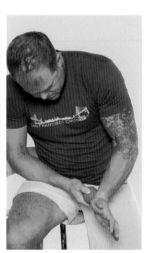

5-6. 五指張開和握拳，產生來回推拉 / 拉扯的效果。這
裡也可以用收縮及放鬆技巧。例如你可以撐開五指
收縮，然後放鬆，或握拳收縮，再放鬆。

7-8. 鬆動完手腕和前臂的外側和頂部後，現在焦點移到
手腕底部及內外側角落。用點壓及扭轉、按壓及來
回推拉 / 拉扯方式來鬆動手腕外側角落。記住，目
的是要鬆動整個拇指底部區塊，以及手腕兩側。所
以外側角落鬆動完，球再放到內側角落。

拇指和手部鬆動

每邊2分鐘

智慧型手機跟椅子一樣，設計時並沒有真正考慮到人體結構。想想手腕的姿勢，想想使用手機會消耗掉多少次拇指的負荷週期：需要用拇指滑動螢幕、按鍵，還要將手腕固定在不穩定的姿勢打字。問題是鬆動拇指和手部並不怎麼容易。必須找到聰明的方式處理組織敏感點，例如下一頁凱利使用螢光筆按壓拇指墊。袋棍球雖然可夾捏組織，不過堅硬平坦的細頭工具會更好。如果你手邊有螢光筆或白板筆，不妨拿來按壓拇指及手部周圍的組織敏感點。不然就抓顆你信賴的袋棍球，多少鬆動一下。

手腕拇指點壓及扭轉

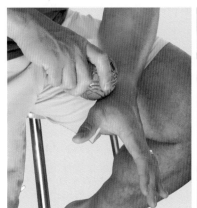
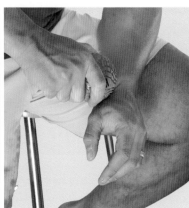
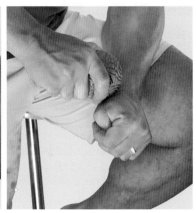

1.小球擺在手腕外側。　　2.按壓，扭轉球，收起鬆散的皮膚。　　3.大拇指握進拳頭裡。

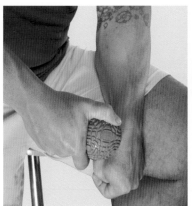
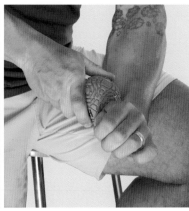

4-5. 四隻手指頭握住大拇指，手腕朝各個方向轉動，產生來回推拉／拉扯的效果。

拇指手部的按壓及來回推拉／拉扯

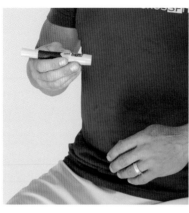

1.此鬆動法需要一枝堅硬平底螢光
筆或白板筆。

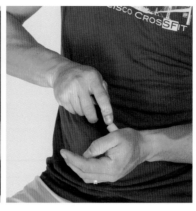

2.將螢光筆底部推進手掌，大拇指底
部區塊附近。

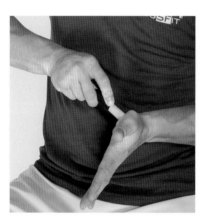

3.伸展手腕，五指張開，產生來回推
拉／拉扯的效果。

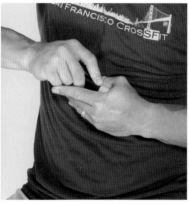

4.繼續把螢光筆推進拇指底部，手
掌收合起來、包覆螢光筆，注意鬆
動的角度和壓力出現什麼變化。

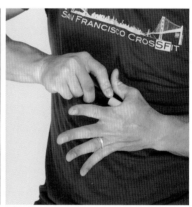

5.接著五指張開，給自己稍微不一樣
的來回推拉／拉扯刺激。

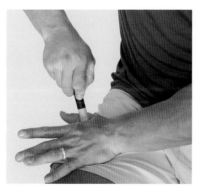

6.鬆動完拇指底部，換手掌背面，
將螢光筆推入拇指和食指中間的
位置。

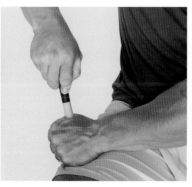

7-8.手掌開闔，進行收縮及放鬆、按壓，以及來回推拉／拉扯。

PRESCRIPTION 8
GLUTES
處方8：臀部肌群

**本處方可處理
以下症狀和受限：**

· 髖部的屈曲動作幅度
· 髖關節夾擠
· 坐骨神經痛
· 深蹲動作幅度
· 緊繃僵硬的骨盆肌肉系統
（被椅子壓扁的屁股）

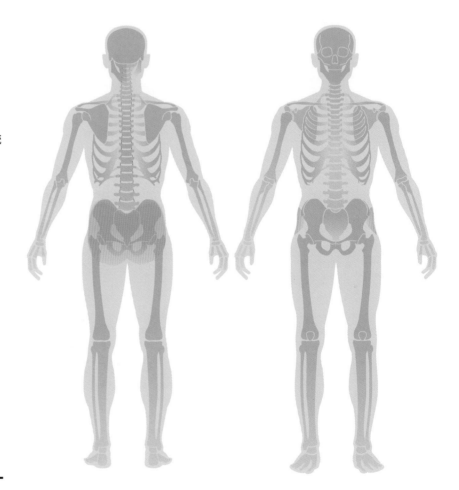

鬆動方式：
彈力帶來回推拉／拉扯
收縮及放鬆
壓力波
按壓及來回推拉／拉扯

工具：
小球
大球
彈力帶

總時間：
12分鐘

概述

本處方是設計來鬆開層層相黏的後側鏈組織。如果你是典型的久坐族，此處方能協助處理這些症狀。如果你事先知道自己會困在座位上好長一段時間，比如遠途旅行或長程飛行，這處方也會非常適合你。建議久坐前、後都要鬆動臀肌。

臀肌按壓及來回推拉／拉扯

這個鬆動法讓臀肌恢復滑動面功能的成效最為顯著。如果你想檢驗效果，可以先鬆動一邊臀部 2 分鐘，接著站起來全力夾緊臀肌。你會發現鬆動過的那側臀部收縮力道比另一側強，表示你剛才提高這塊肌肉的效率。換句話說，你降低收縮組織的內部阻力，讓臀肌變得更強、更有力。

跟所有大肌肉群鬆動法一樣（313-314 頁股四頭肌按壓），你不需要一次鬆動整個臀肌區域。只要找到緊繃、疼痛點（應該很快就能找到），接著執行滑動面鬆動方式：壓力波、按壓及來回推拉／拉扯、收縮及放鬆。

如下列圖所示，臀肌鬆動法可以在椅子上（選項 1）或地板上（選項 2）做。

每邊2分鐘

椅子臀肌按壓（選項 1）

這個鬆動法最棒的地方是可以坐在椅子上做。坐在小球上，找到僵緊點，然後用按壓及來回推拉／拉扯、收縮及放鬆等方式來鬆動。若要提高強度，可以把腳放在另一條腿上。譬如鬆動左側臀部，就把左腳踝放在右膝上。

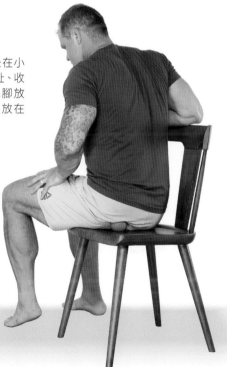

地板臀部按壓（選項 2）

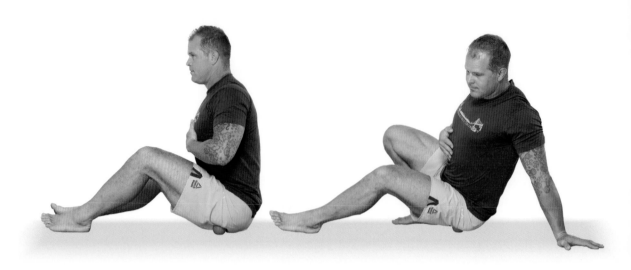

1. 放顆小球在一邊臀部底下。

2. 先用單手或雙手幫助支撐上半身重量，然後把重量移到球上，尋找僵緊點。

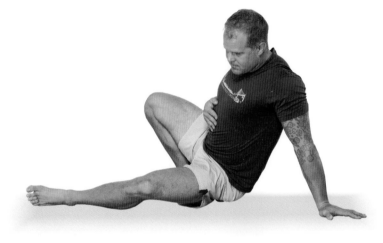

3. 用球頂住皮膚底下的肌肉後，外旋大腿，膝蓋側倒在地，藉此活動周圍組織。除了內外旋轉大腿製造按壓及來回推拉／拉扯的效果外，你也可以慢慢左右滾動。如果你碰到特別疼痛的區塊，試著收縮及放鬆，直到按壓組織最底部。

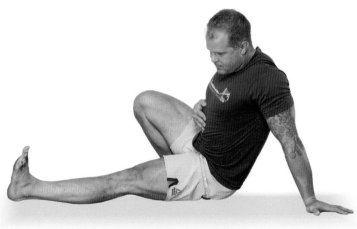

4. 你也可以把腿打直、屈曲臀肌，收縮幾秒鐘，然後放鬆，將更多重量壓在球上。還有一個選項（未提供照片），腳踝放在另一腳膝蓋上，收緊鬆散的軟組織，增加鬆動法的延展量。

側面髖部按壓

側面髖部按壓可以跟臀肌按壓及來回推拉／拉扯一起做。顧名思義，此鬆動法的鎖定目標為髖部側面。跟這個處方裡的其他技巧一樣，側髖按壓可以改善髖部力學效率。照片裡凱利使用的是大球，不過你可以換小球，可以更精準按壓到你想鬆動的點。

每邊2分鐘

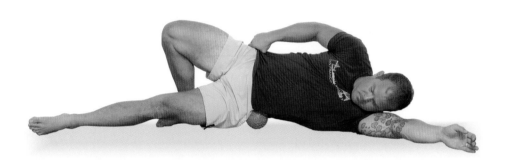

1. 大球或小球擺在臀肌上部外側，髖骨正下方的位置。

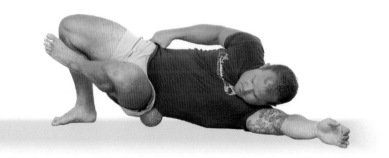

2. 姿勢就位後，你有幾個選項。膝蓋移到腹部位置（如圖所示），達到來回推拉／拉扯的效果；屈曲臀肌，腿伸直，做收縮及放鬆；或翻身壓上腹部製造壓力波，按壓肌肉纖維的組織。

髖關節囊鬆動法

第五章說過，坐椅子如果坐到底，重量壓在大腿後側肌群，這樣會把股骨頭推到髖關節窩的頂端和前方。髖關節力學方位改變，加上長期採坐姿，髖關節囊很可能變得緊繃又僵緊。

這鬆動法能讓髖部回到理想生物力學方位，避免髖關節夾擠，恢復髖關節屈曲的動作幅度。膝蓋移到髖部正下方，膝髖上下對齊，重量壓在股骨上，這樣便能將股骨頭移回關節囊後側。這是個快速又簡易的方法，不必看物理治療師，就可以改善髖關節功能。

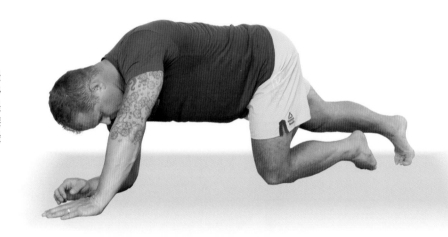

1. 雙膝跪地，接著一腳往後伸，將大部分的重量轉移至跪地的膝蓋上。關鍵是膝蓋要在髖部正下方，膝髖上下對齊，重量壓在股骨上。

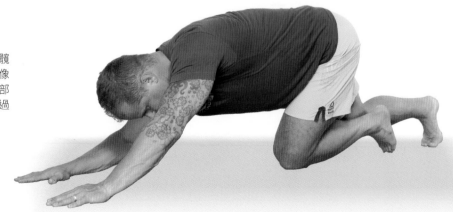

2. 重量持續壓在膝蓋上，髖部往跪地腿坐回去。想像你要用股骨頭撐破臀部側面一樣，引導力量穿過股骨。

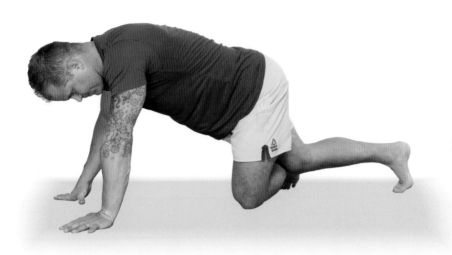

3. 要增加強度的話，跪地的
小腿往身體另一側擺，接
著用後伸腿膝蓋將跪地腿
固定住。姿勢就位後，如
前一張照片所示，往後坐
回去。

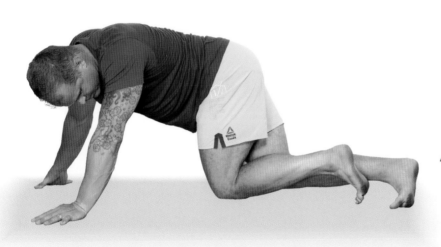

4. 你也可以做髖關節內旋
鬆動，跪地腿往外側推出
去，然後臀部坐回去，重
量往後沉。

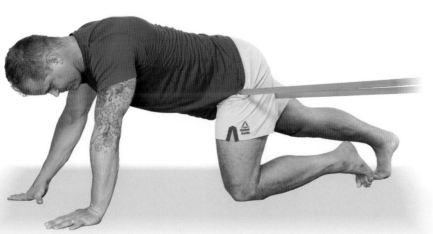

5. 手邊有彈力帶的話，就把
帶子纏在髖部和身體的交
界處，製造側面或後側牽
引效果。這麼做能夠避免
髖關節囊前方夾擠。現代
人如果可以花更多時間以
跪姿爬行活動，很自然會
出現這種姿勢。

PRESCRIPTION 9
Hip

PRESCRIPTION 9
HIP

處方9：髖部

**本處方可處理
以下症狀和受限：**

· 髖關節夾擠
· 髖部疼痛
· 髖關節動作幅度（屈曲、
  伸展、外旋）
· 下背疼痛
· 深蹲動作幅度

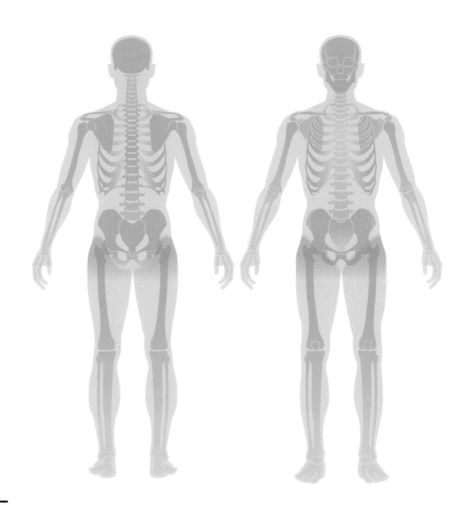

鬆動方式：
彈力帶來回推拉／拉扯
收縮及放鬆
壓力波
按壓及來回推拉／拉扯

工具：
大球
彈力帶

總時間：
12-16分鐘

概述

坐姿會造成很多活動度問題，前髖僵緊是最常見的。我們在 222 頁擰皮測試曾說，一旦髖部適應坐姿形式後，你就無法將骨盆穩定在中立姿勢。結果導致骨盆前傾，而你只好用過度挺直的背部來坐、站、行走及活動。背部疼痛及不良動作模式也是可預見的。這個處方就是為了修正這問題。

不管你是困在機場、在家看電影、在桌前工作，沙發伸展都能發揮高效率，讓你修護及保持動作幅度，減少前髖肌肉僵緊，協助解決下背疼痛。只要感覺背部疼痛或髖部緊繃，就做這個處方的鬆動技巧。如果困坐椅子上，這是最好的處方之一，整天都可以做，或在站起來時做一做。

髖部前側按壓

前髖按壓的鎖定目標為髖關節屈肌「團」或前髖附近的肌肉團。長期坐姿對這區塊影響非常大。躺在球上，用收縮及放鬆、壓力波、按壓及來回推拉 / 拉扯等方式，可讓這區塊恢復彈性及動作幅度。這技巧對減輕前髖部位疼痛，格外有效。

每邊2分鐘

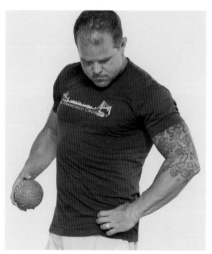
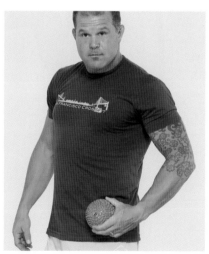

目標區塊：
前髖區域 / 髖屈肌群區塊

大球擺在髖關節屈肌群上。姿勢就定位，做收縮及放鬆，或彎曲、伸展小腿。也可以抬起腳跟往臀部帶，並左右活動腿部做按壓及來回推拉 / 拉扯。或左右轉動髖部，用壓力波滲透髖關節屈肌群區塊。

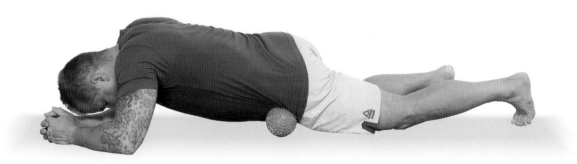

經典髖關節伸展

這是老牌的開髖動作，鎖定目標為髖關節屈肌群，髖部鬆開，才有辦法進入鼎鼎有名的沙發伸展（見下頁）。最棒的是，你可以直接在桌子前面做。

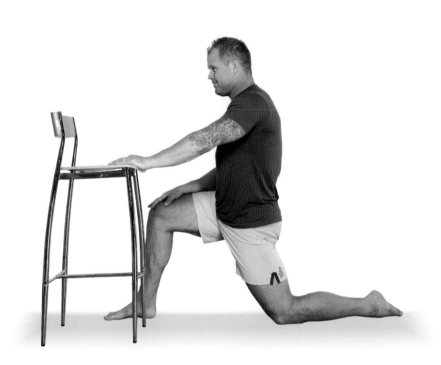

1. 單膝跪地，將重量分布在跪地的膝蓋上。若地板是硬的，建議在膝蓋下方墊塊毛巾或軟墊。

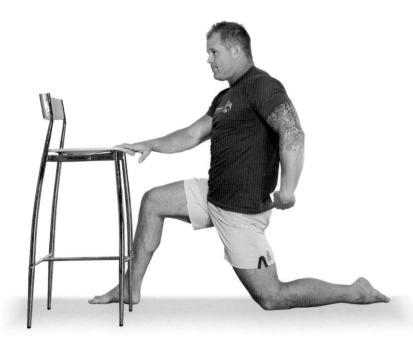

2. 脊椎保持中立姿勢，臀部夾緊，重量往前移。許多人會在開髖時過度挺直下背，要避免這種情況發生，就夾緊臀部以穩定腰椎，腹肌保持張力，專注將重量往前移到跪地膝蓋正上方。姿勢就定位後，跪地「伸展」的大腿可以收縮及放鬆，來加深伸展動作。要增加強度、深入髖部上部的僵緊組織，可抬起同邊手臂並高舉過頭，身體向後仰（但不要拱背），接著回到中心。

彈力帶髖關節伸展選項

經典髖關節伸展的問題在於沒辦法處理關節囊受限。為了讓經典髖關節伸展更有效，用彈力帶勾住腿，跪地時製造往前的牽引力。前面的規則同樣適用在此：脊椎中立，臀部夾緊。彈力帶會把股骨拉到髖關節窩前面，有助改善關節的姿勢和功能。

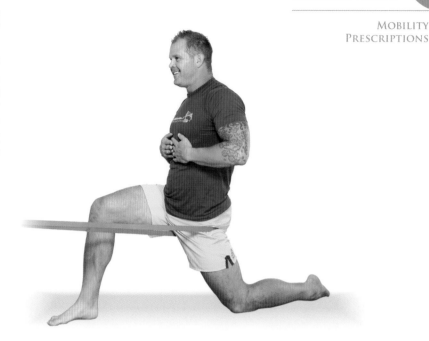

沙發伸展

這是一個我們愛恨交加的活動度技巧。喜歡的原因是沙發伸展既可開髖，又能鬆動四頭肌，這兩個區塊正是因為久坐而變得異常僵緊。不喜歡是因為做沙發伸展太激烈了。你必須正確執行沙發伸展的兩大關鍵要素：保持脊椎中立，臀部夾緊。這形同小型訓練一般。

每邊2分鐘

沙發伸展的由來是凱利抵著沙發做鬆動時發明的，他想知道怎麼在整隻腳完全屈曲的情況下開髖。事實證明，邊看電視邊做沙發伸展有其好處，因為電視能讓凱利分心，才不會痛到昏倒，吐在客廳地板上。好啦，沒那麼慘，但看電視分散一點注意力確實有幫助。

如果要我們選出久坐人每天都應該做的鬆動法，大概就是沙發伸展了。多數人無法用有效率的方式伸展髖關節。像飛輪和橢圓滑步機這類運動器材就是為了因應這問題而開發，卻仍無法完整伸展髖關節。人們會連續好幾個月髖部的伸展幅度都不超過步行所需。所以記得這頁要貼標籤做記號。我們都告訴學員每坐 1 小時，每邊髖關節就要做 2 分鐘的沙發伸展。

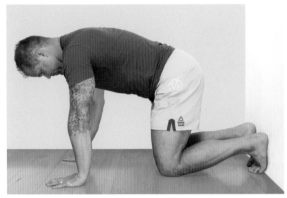

1.先採四足跪姿，腳掌抵住牆壁。

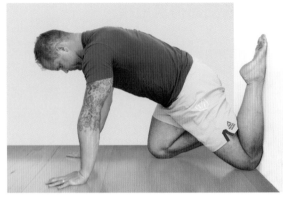

2.一腿先往後滑，膝蓋推到牆角，小腿前側（脛骨）和腳背平貼牆面。

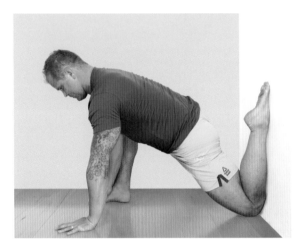

3.另一隻腳往前踩地撐起，小腿脛骨盡可能保持垂直，膝蓋呈90度角。如果因為太僵緊無法撐起來，前方可擺小箱子或椅子，增加穩定度。

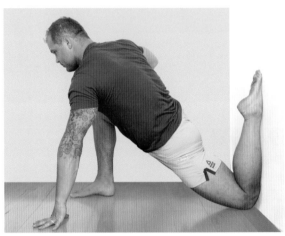

4.夾緊後腳的臀肌，髖部往地板推，背部保持平直。

5.先在前一個姿勢停留至少1分鐘，然後抬起軀幹，將上半身直立起來。如果你發現直立起來很難支撐上身重量，擺個箱子或椅子在前面，增加穩定度。做這關鍵鬆動時，別忘了收縮及放鬆。你必須讓大腦參與你想做的改變。

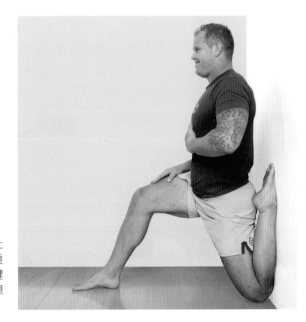

桌前變化式

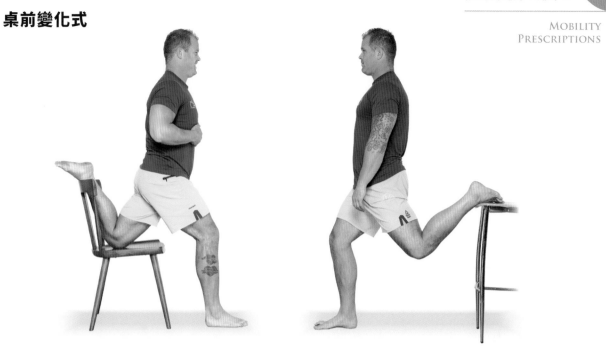

單腿屈曲和外旋

這個鬆動法能有效改善深蹲的動作幅度和力學。如下方照片所示，你等於是用單腿做全深蹲。一提到改善動作幅度，就要記得關鍵是鬆動的動作形式要近似於你想修正的姿勢。這就是活動度課表的目的和意圖：做了這個鬆動法，就能改善深蹲。

正確做到這個技巧的關鍵是找出受限的方向或範圍。上半身往兩個方向移動，把膝蓋往外推，髖部畫小圈。探索並看看你有什麼發現。

每邊2分鐘

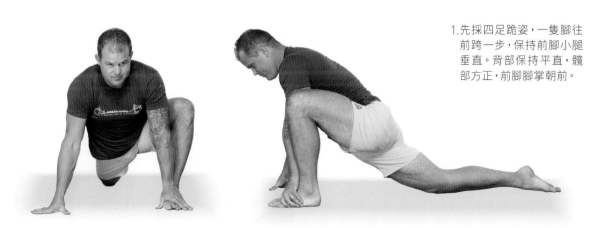

1.先採四足跪姿，一隻腳往前跨一步，保持前腳小腿垂直。背部保持平直，髖部方正，前腳腳掌朝前。

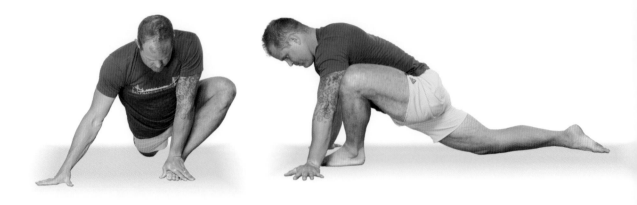

2.前腳腳掌固定在地板上，膝蓋往外側倒。與此同時，出力把髖部推
　向地面。接著，想像你用臀部在地板上畫圈。

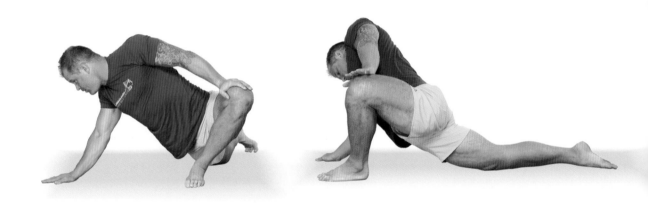

3.為了加大髖部外旋動作幅度，將上半身轉離前跨腳。髖部活動度夠
　的話，試著將前腳膝蓋往外推。

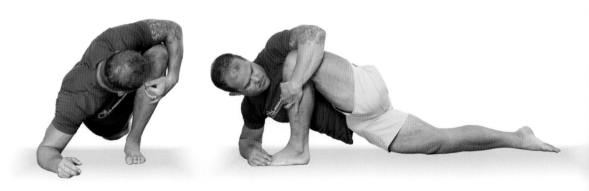

4.接著，將上半身轉向前跨腳，提供稍微不同的刺激。活動度夠的
　話，手肘放地上，抱住膝蓋。雖然這裡沒照片，不過你也可以用髖
　部往後推，讓前腳伸直，然後再回到原來的姿勢，這是伸展大腿後
　側肌群很好的方法。

彈力帶牽引選項

沒用彈力帶的效果就很好了，但如果有彈力帶，你就該用上。套上彈力帶牽引，可協助清除髖關節夾擠，讓你深入處理髖關節囊受限問題。

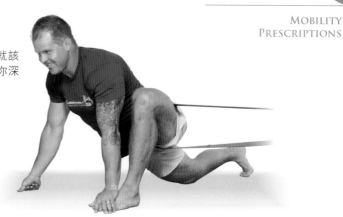

桌前變化式

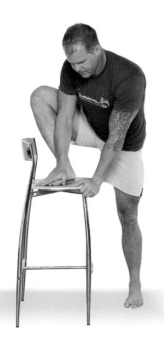

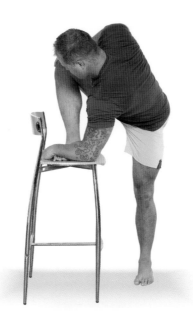

有時候我們沒辦法趴在地上做，尤其是髖部緊到不行或正值上班期間。不管是哪種情況，都可以把腳放在椅凳上做鬆動。前腳抬高，你就不會被你的後腿所限制。除了抬高腳之外，技巧跟地板鬆動是一樣的：仿照蹲下的力學（腳掌朝前，背部保持中立），以各種姿勢活動身體來做鬆動。

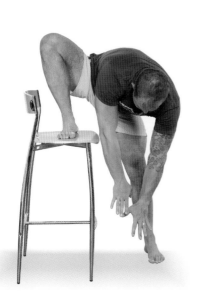

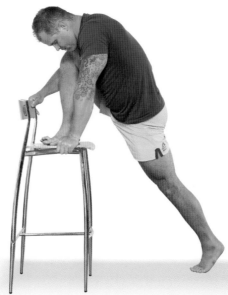

PRESCRIPTION 10
Upper Leg
處方10：大腿

**本處方可處理
以下症狀和受限：**

· 大腿後側肌群動作幅度
· 轉軸動作幅度
· 髖部疼痛
· 髖關節動作幅度（屈曲、
  伸展、外旋）
· 髂脛束症候群
· 下背疼痛
· 坐骨神經痛
· 大腿僵緊（股四頭肌、內
  收肌群、大腿後側肌群）

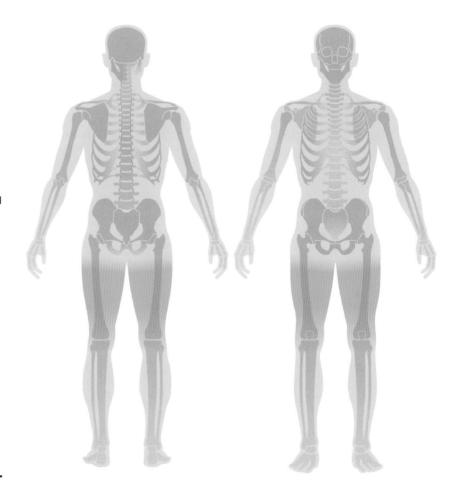

鬆動方式：
彈力帶來回推拉／拉扯
收縮及放鬆
壓力波
按壓及來回推拉／拉扯

工具：
滾筒
小球
彈力帶

總時間：
18分鐘

概述

幾乎每個人都能從鬆動大腿的大肌肉群上獲益良多。你的股四頭肌、大腿後側肌肉群、內收肌群總是默默工作，並因久坐而造成適應性僵緊。本處方會介紹幾個鬆動技巧，讓這些辛苦的肌肉恢復正常功能。

股四頭肌按壓鬆動法

執行股四頭肌按壓通常會面臨一個問題：大腿肌肉群又大又結實。你不太可能一次就鬆動大腿所有區塊，所以你可以用幾種方法鬆動：鎖定其中一塊，比如先做髖部附近的上區段或膝蓋附近的下區段，或者集中按壓前側、內側、外側。

快速上下滾壓大腿是個常見的錯誤。我們會比較傾向使身體如飛機平降在滾筒上，並橫向滾壓用壓力波滲透肌肉群。每條腿至少需鬆動 5 分鐘。如果你無法承受全身重量壓在滾筒上，代表大腿肌肉群需要照料。當你感覺膝蓋不痛了、背部好得出奇、雙腿也很舒暢，你會很高興自己做了這個鬆動法。

每邊5分鐘

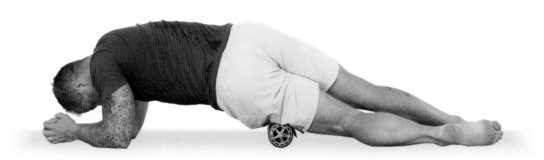

1. 側躺在滾筒上，滾筒擺在大腿正下方。凱利這裡是從靠近髖部的大腿外側為起點，慢慢往大腿內側滾壓，不過你可以從任何地方開始。注意他用兩隻手臂支撐上半身重量。

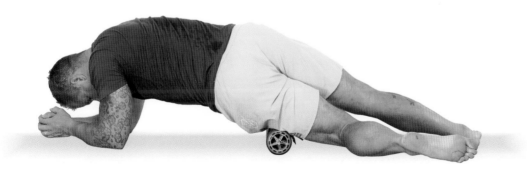

2. 髂脛束很敏感，且不能實際做拉伸。不過，你可以作用在起止端都附著在髂脛束上的肌肉組織。找到打結或緊繃點後，抬起腳跟往臀部帶，在結塊組織上來回推拉／拉扯。在問題點上做收縮和放鬆也很重要。

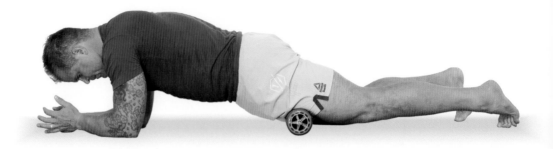

3.慢慢朝腹部方向滾，用壓力波滲透整條肌肉。

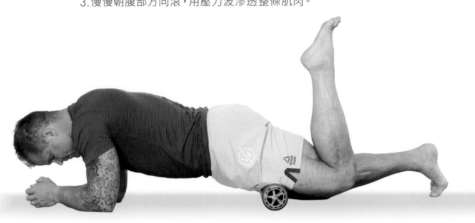

4.一找到需要鬆動的區塊，大腿就來回彎曲伸直，鬆動該區塊。你也可藉著收
　緊和放鬆股四頭肌，來收縮及放鬆。

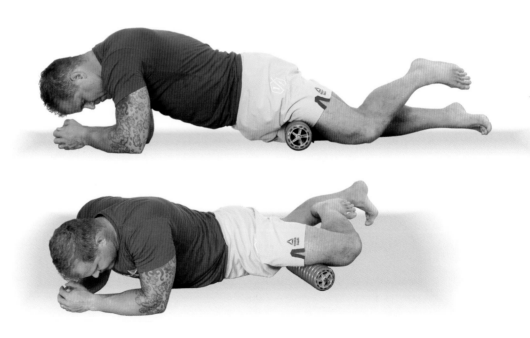

5-6.慢慢朝腹部滾動，繼續用壓力波滲透大腿組織。接著，使用相同的按壓方
　　式：壓力波、收縮及放鬆、按壓及來回推拉／拉扯。僵緊內收肌（大腿內
　　側肌肉群）也會引起很多問題。內收肌就像鼠蹊部的大腿後側肌群。

大腿後側肌群球按壓

我們第五章說過，要採取中立姿勢坐直，坐在座面邊緣最為理想。問題在於並非任何情況都能這樣坐著。一天坐超過 10 小時，膝蓋屈曲就像手肘彎成 90 度一樣，一整天下來等到要伸直手臂，會有什麼後果？加上這些辛苦的肌肉常常被全身重量壓在椅子上，大腿後側肌群很快就成了烤乳酪三明治了。

如照片所示，你可以在凳子或椅子上做這個鬆動法。只要是堅硬、有高度的表面都可以。坐著鬆動可以將更多重量壓到球上做鬆動，同時也能活動雙腿。

保養大腿後側肌群跟股四頭肌按壓一樣，也要分好幾塊分批處理。專注鬆動大腿後側肌群下區段，對緩解膝蓋疼痛很有幫助。清理大腿後側肌群上區段周圍（附著在骨盆的點），可以大大緩解下背疼痛。

每邊2分鐘

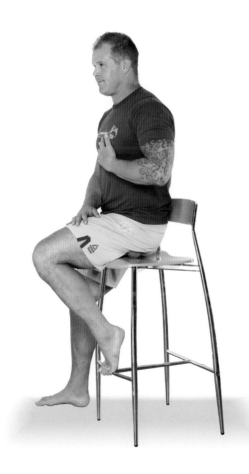

1. 小球擺在腿部的大腿後側肌群下，可以放在附著點附近，靠近鼠蹊部和臀肌，或膝蓋旁邊的大腿後側肌群下區段。重點是找組織敏感點。找到組織敏感點，就把腿勾到椅子或凳子底下，做來回推拉 / 拉扯。

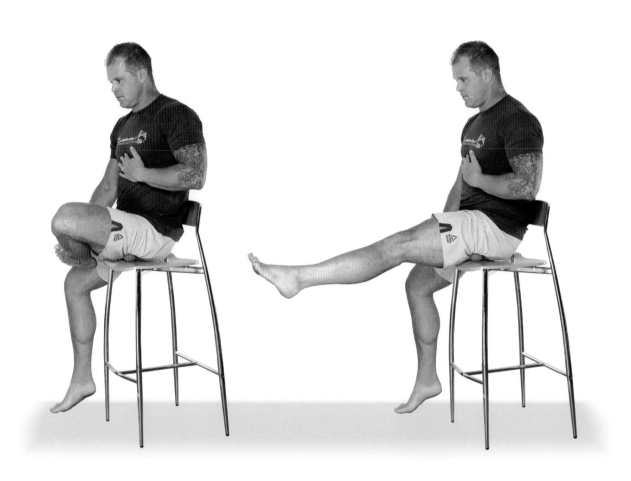

2-3. 你也可以把腳放在另一支腳的膝蓋上，或是腿打直朝前，製造不
　　同來回推拉／拉扯的效果。

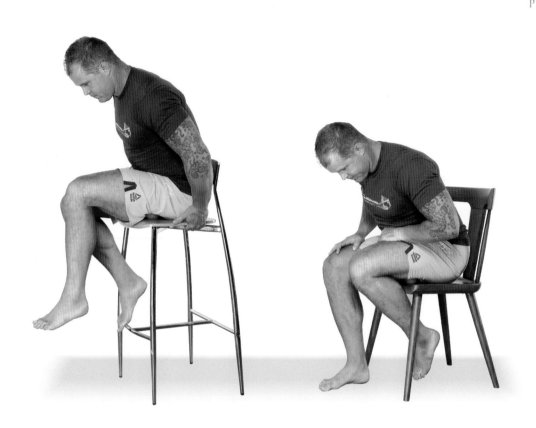

4.若要增加壓力，上半身向前傾。記得在僵緊黏著點停留片刻，做
  收縮及放鬆。

大腿後側肌群鬆動法

這個鬆動法能改善大腿後側肌群的動作幅度和轉軸力學。如果你
已經做過 226 頁髖關節轉軸測試，發現後側鏈功能失調，就應該
常做這個鬆動法。

每邊2分鐘

如後續兩頁照片所示，鬆動大腿後側肌群的方式有好幾種。其中
以彈力帶大腿後側肌群來回推拉／拉扯（選項1）最有效果。除沙
發伸展（307-308 頁）外，這個鬆動法會是我們長途乘車和飛行後
的首選。經典大腿後側肌群「伸展」（選項2）可以鬆動大腿後側
肌群，不過如果缺少彈力帶協助，你就無法深入處理髖關節囊受
限的問題。

彈力帶大腿後側肌群來回推拉／拉扯（選項 1）

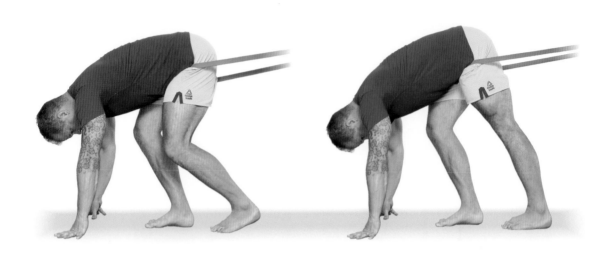

1. 腳套上彈力帶，勾在髖部位置。往前走製造張力，彎腰做鉸鏈式身體前彎。照片裡凱利採短跑選手預跑站姿，沒套彈力帶的那條腿在前，另一條腿在後並彎曲。如果雙手碰地會駝背，前面就擺張椅子或凳子。

2. 背部盡量保持平直，臀部往後推，勾住彈力帶那條腿反覆伸屈，做出來回推拉／拉扯的動作。

經典大腿後側肌群「伸展」（選項 2）

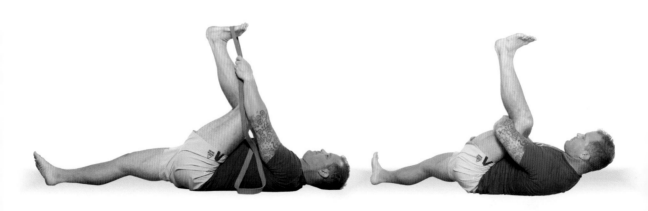

1. 拿彈力帶、繩子或皮帶勾住一腳腳掌，然後把膝蓋朝胸部帶。如果沒有繩子，手臂繞到膝蓋後面勾住。如果手可以碰到腳、背部也不會離地，就用手握住腳掌外緣，或用食指和中指勾住大踇趾。

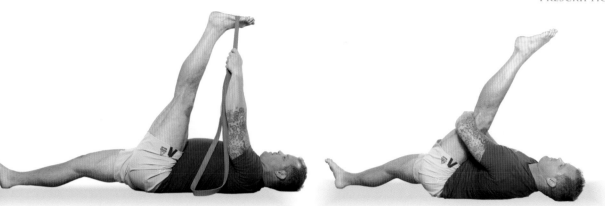

2. 背部緊貼著地板，腿打直朝前，並往頭部方向拉。如果不使用帶子，就把腿打直，雙手繞過膝蓋後方用力抱緊。做這個選項時，手臂不動。姿勢就位後，你可以將腿彎曲伸直，繼續做來回推拉／拉扯，或藉著抵抗手臂的力量，做收縮及放鬆。

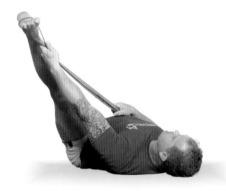

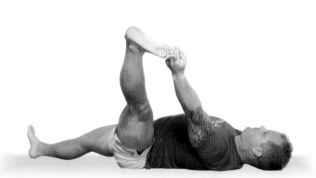

3. 腿往側面倒，搜尋僵緊的地方。如果是雙手環抱大腿，就用手指扣住大踇趾，或抓住腳掌外緣。可在此姿勢停留片刻，將腿反覆彎曲伸直。

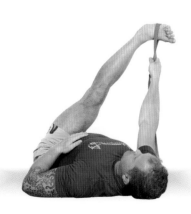

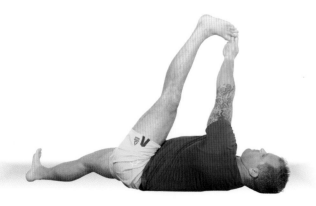

4. 臀部保持貼地，將腿往身體另一側拉。姿勢就位後，你可以將腿彎曲伸直，製造來回推拉／拉扯的效果，並藉著抵抗手臂的力量來收縮及放鬆。

處方11：膝蓋

**本處方可處理
以下症狀和受限：**

・膝蓋疼痛
・膝關節動作幅度（屈曲伸
　展）
・大腿和小腿僵緊（股四
　頭肌和大腿後側肌肉群
　下區段，小腿後側肌群上
　部）

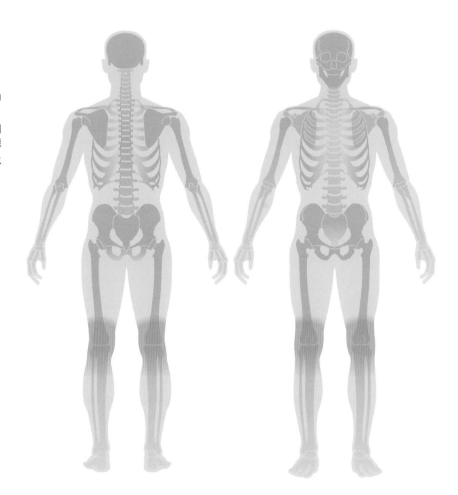

鬆動方式：
收縮及放鬆
壓力波
按壓及來回推拉／拉扯

工具：
小球
大球
花生球

總時間：
10分鐘

概述

如果膝蓋疼痛，你應該鬆動膝關節周圍的組織，這個鬆動法會教你怎麼做。建議用這基礎保養處方，維持膝關節健康、緩解膝蓋疼痛和傷害、改善膝關節屈伸動作幅度。

上膝骨按壓及來回推拉／拉扯

改善膝關節力學和活動度最好的方法就是清理膝上囊（suprapatellar pouch，即膝蓋骨正上方區塊，見下方「目標區塊」所示），稍微放鬆膝蓋系統。坐椅子屈膝會使膝蓋上方的組織變僵緊。如果要完全彎曲膝蓋，膝關節這區塊應該保有一定程度的鬆軟。這區塊如果緊繃，會在整個膝關節（含膝蓋骨）形成力學張力。鬆動這區塊能改善膝關節力學，並解除過度緊繃膝關節結構的張力。

每邊2分鐘

目標區塊：
膝蓋上方整個區塊，從內到外

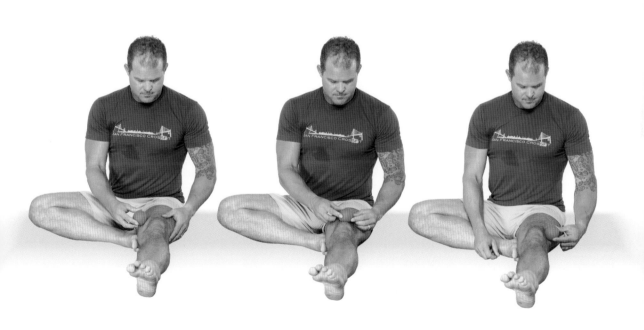

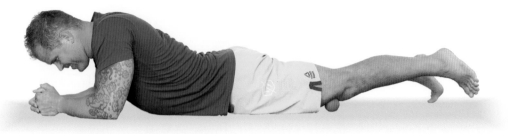

1.趴在地上,在膝蓋骨偏軀幹的位置擺入小球。

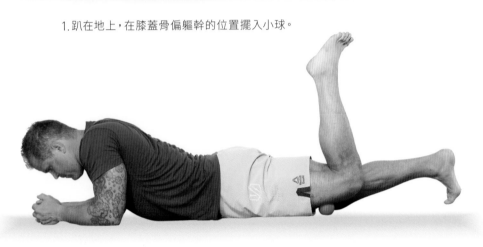

2.碰到組織敏感點,可藉由收緊放鬆股四頭肌,達到收縮及放鬆的效果,
或抬起腳跟朝臀部帶,在僵緊組織上來回推拉 / 拉扯。

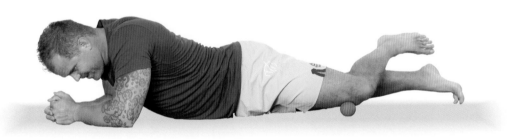

3.把腿往內轉動,製造壓力波。接著你可以做收縮及放鬆,或屈膝做來回
推拉 / 拉扯。

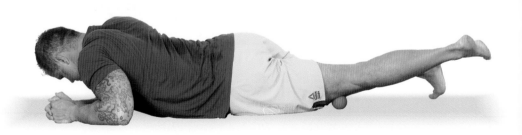

4.繼續橫向按壓臏上囊和股四頭肌肌腱,直到按壓至膝蓋外側。接著保
持這個姿勢,再做收縮及放鬆、按壓及來回推拉 / 拉扯。

膝蓋剪刀按壓

膝蓋剪刀按壓能清理膝蓋內側區塊（股內側肌），這簡單又有效
的技巧可用幾種方式做。如果你手邊有大球或小球，就用雙腳膝
蓋夾住球，一腿屈曲，另一腿就伸直，然後像剪刀一樣來回伸屈。
雙腿中間夾著球，你就能很有效率地同時按壓兩個區塊，一舉兩
得。如果你同時有圓球和花生球，將花生球放在下方腿底下，一
次就能鬆動三個區塊。

每邊2分鐘

膝蓋剪刀按壓（選項 1）

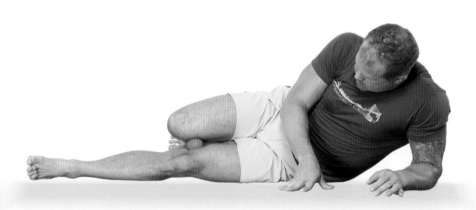

1. 側躺，將球擺在兩腿中間、膝蓋偏軀幹的位置。上方腿彎曲，下方
   腿朝前。

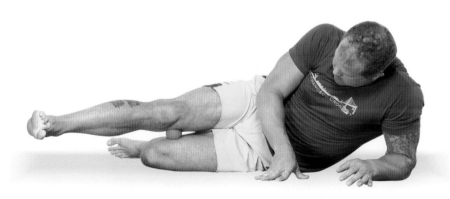

2. 雙膝併攏，下方腿彎曲，上方腿伸直。記得雙腿像剪刀一樣來回伸
   屈，至少持續2分鐘。也可以採取收縮及放鬆技巧，先收緊股四頭
   肌，接著在放鬆時，雙膝更用力量夾緊。注意：下方腿承受的壓力
   較大，所以最好按壓約1分鐘後就換邊做。

膝蓋剪刀夾擊及按壓（選項 2）

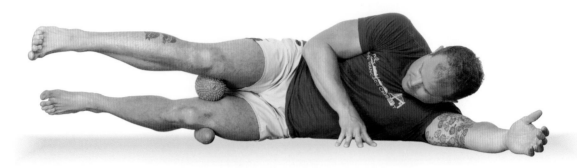

這選項可同時鬆動三個區塊，不過對膝蓋外側特別有效。雙腿夾住圓球，上下對齊，再將花生球擺在下方腿之下，增加大量壓力。一腿彎曲，另一腿就伸展，雙腿像剪刀一樣來回伸屈，直到狀況改善為止。

打開間隙及按壓

每邊2分鐘

前一個鬆動法瞄準膝蓋上方及側面的組織，這個鬆動法的鎖定目標為膝蓋後面的區塊，也就是大腿後側肌群和小腿後側肌群腿筋在關節交叉的地方。如同膝蓋剪刀按壓，這個鬆動法可一次鬆動兩塊肌群。因此除了減輕膝蓋疼痛和張力，這技巧也十分適合對付緊繃的小腿後側肌群和大腿後側肌群。

這個鬆動法的關鍵是膝蓋的內側和外側都要做。舉例來說，如果你每隻腳膝蓋鬆動 2 分鐘，那就 1 分鐘鬆動內側，1 分鐘鬆動外側。

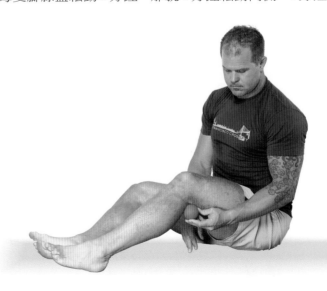

1.將小球擺在一腳膝蓋後面、偏腿部外側的位置。

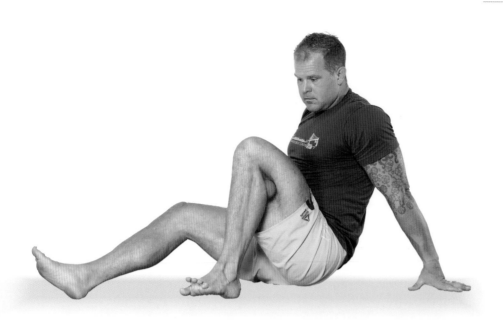

2. 把腳踩在地上，臀部朝腳跟挪，把球夾好，膝關節出力夾緊擠壓
   球。也可以腳跟朝臀部收，雙手把腿拉緊，在大腿後側肌群下
   區段和小腿後側肌群上區段製造強勁擠壓力道。姿勢就位後有
   兩種方式可以選擇：腳朝四面八方活動，做來回推拉 / 拉扯，或
   繃緊小腿後側肌群和大腿製造收縮的效果，接著放鬆，讓球更
   深入膝蓋。

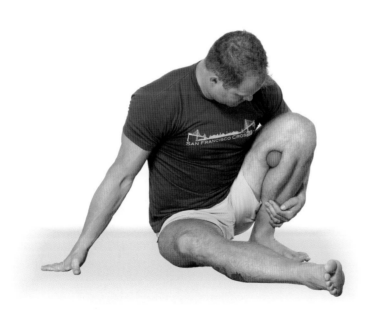

3. 按壓約1分鐘後，調整球的位置，同樣擺在膝蓋後方，這次換腿
   部偏內側的位置。然後採按壓及來回推拉 / 拉扯、收縮及放鬆
   的方式。

PRESCRIPTION 12
LOWER LEG (CALF AND SHIN)
處方12：小腿（小腿後側肌群和小腿前側肌群）

**本處方可處理
以下症狀和受限：**

- ・腳踝疼痛
- ・小腿後側肌群僵緊
- ・足弓塌陷
- ・膝蓋疼痛
- ・足底筋膜炎
- ・前脛骨症候群

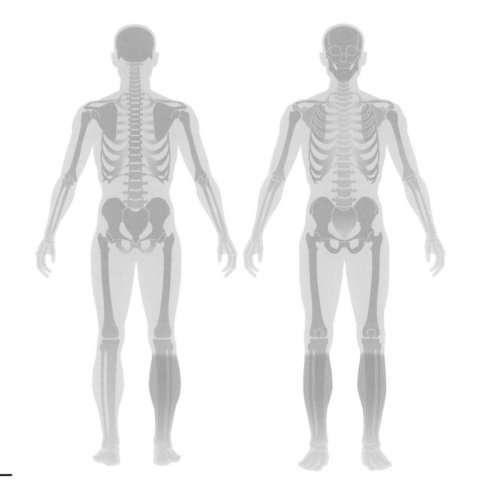

鬆動方式：
收縮及放鬆
壓力波
按壓及來回推拉／拉扯
點壓及扭轉

工具：
滾筒
小球
大球

總時間：
12-18分鐘

概述

我們鼓勵你增加動作步驟，提高活動和動作的頻率。我們也一再
強調站立工作的重要性，避免採坐姿。好吧，所有的時間都用在
你的腳上，一定會凸顯你的腳掌和小腿有多僵緊。

如果你飽受膝關節或腳踝疼痛所苦，雙腳無法採取良好姿勢，或
小腿（脛骨或腿後側）受傷，你就做這個處方。

小腿後側肌群按壓鬆動法

小腿後側肌群是對按壓很敏感的區塊，再強悍的人按到組織敏感點，還是會痛到不停扭動身子。基於此，我們提供幾個鬆動選項，刺激程度從輕微不適到極端粗暴，要選擇哪種方式，端看每個人僵緊及忍痛的程度，你可能必須從泡棉滾筒開始，之後再嘗試進階選項。

挑戰這幾項按壓法之前，要記得一件事：小腿肌肉是從膝蓋後面一直延伸到腳踝。許多人只鬆動特定區塊，通常是腳踝附近。別忽略小腿後側肌群上區段。整個區域都要徹底鬆動，才有辦法放鬆到膝關節和踝關節。如同鬆動股四頭肌，建議你分批鬆動。例如，你可以在這次中鬆動小腿上區段，下次再來鬆動下區段。

滾筒小腿後側肌群按壓（選項1）

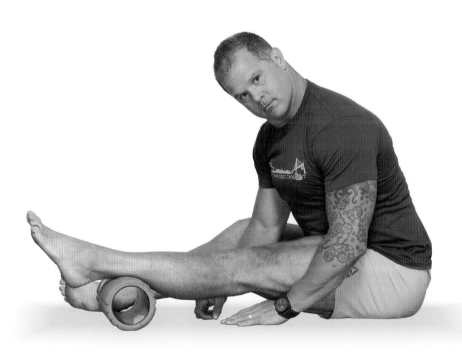

一腳小腿擺在滾筒上，整條腿左右轉動，製造壓力波。也可以使用收縮及放鬆技巧，收緊、放鬆小腿後側肌群。記得要鬆動目標是整個區域，從膝蓋到腳踝。若要增加壓力，將另一條腿翹到小腿上方，身體往前傾。

槓鈴／硬式滾筒小腿後側肌群按壓（選項 2）

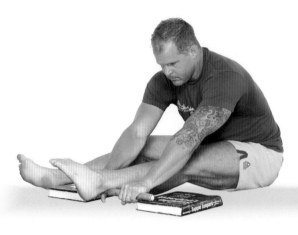
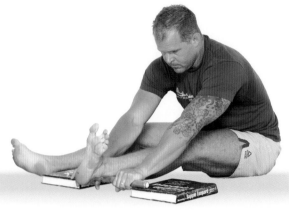

1. 照片中，凱利使用MobilityWOD棒，其實就是槓鈴。重點是找根堅硬的工具，如擀麵棍、酒瓶或管子，擱在小腿下面。如果有硬背座椅，也能利用。腳跟腱或小腿後側肌群靠在槓鈴上，找到組織敏感點後，左右側轉你的腳，接著腳掌倒勾及下壓，做收縮及放鬆。

2. 你也可以把槓鈴往上轉，在小腿上製造壓力波，並做點壓及扭轉。要增加壓力，可將另一條腿壓在小腿上，並將身體往前傾。

小腿後側肌群球按壓（選項 3）

桌邊變化式

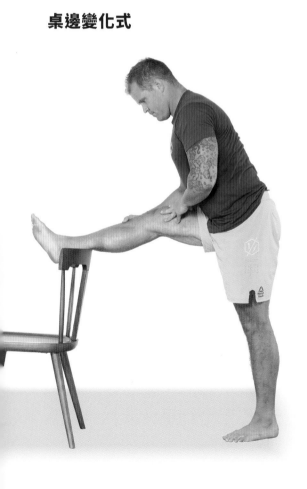
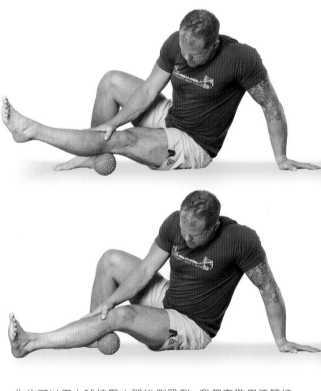

你也可以用大球按壓小腿後側肌群。我們喜歡用滾筒按壓腳跟腱，用大球按壓小腿肉。同樣的規則也適用於此：左右側轉腿以製造壓力波，活動腳掌做來回推拉／拉扯，收緊小腿做收縮及放鬆，將另一條腿跨在小腿上來增加壓力。

鋸骨機小腿後側肌群按壓（選項 4）

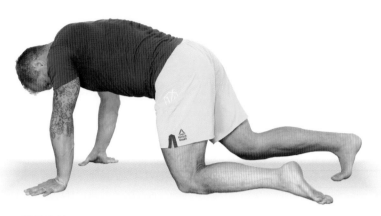

1. 雙膝跪地。

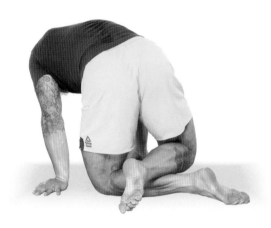

2. 一條腿跨到另一條腿上，將上方腿的小腿或腳背壓在
下方腿的小腿後側肌群。

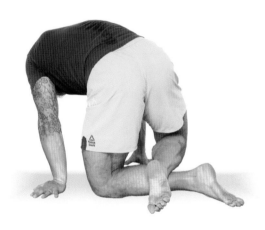

3. 當找到僵緊區塊，上方腿就像蹺蹺板一樣來回滾
壓，慢慢用壓力波滲透下方腿的小腿後側肌群。

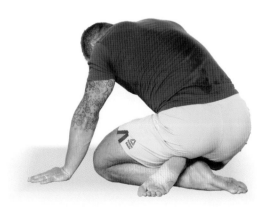

4. 若要增加擠壓力道，臀部可往後坐，將全身重量放到
上方腿。坐越久，刺激力道就越大。接著，你可以繼續
像蹺蹺板一樣來回滾壓小腿後側肌群，或做按壓及來
回推拉／拉扯、收縮及放鬆。

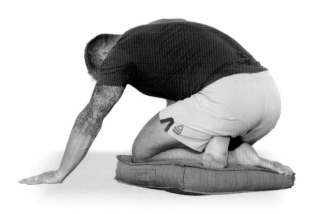

5. 這個鬆動法也適合在大坐墊上做，或將下方腿的腳
背靠在滾筒上。

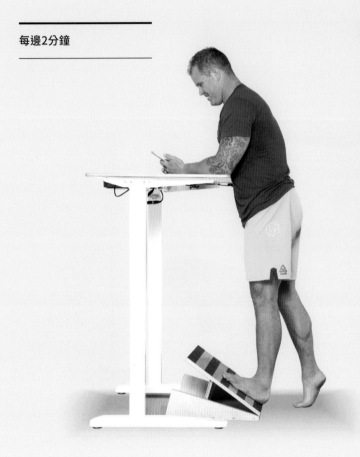

每邊2分鐘

經典小腿後側肌群
（測試與再測）

立桌底下最好安裝橫杆或斜板（見
145頁），這樣你一整天都可以鬆動
小腿。如果你做了小腿後側肌群按
壓，也可以用這裝置來測試按壓效果
（先用這裝置伸展小腿，接著從按壓
選項中挑出一個做，做完再用這裝置
伸展一次）。你會發現鬆動後的動作
幅度會多一些。如果沒有斜板，或者
你一整天都沒有伸展小腿，我們建議
在處方中增加這個基本的伸展。如果
沒有斜板，就腳跟著地，蹠骨球抵在
牆壁、樓梯或人行道邊欄上，抵得越
高越好。

小腿內側按壓

每邊2分鐘

小腿內側的肌群負責支撐足弓。如果你有扁平足（也就是足弓塌
陷），這個鬆動法能讓過度伸展及不當使用的重要構造恢復正常。

我們會建議所有我們指導的跑者及足部、腳踝有問題的個案做小
腿內側按壓。

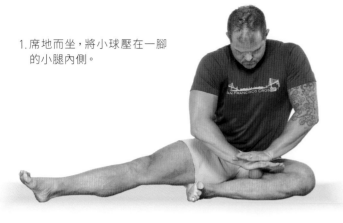

1. 席地而坐，將小球壓在一腳
的小腿內側。

如果在地板上鬆動會不舒
服或做不到，可以改坐在椅
子，把一腳腳踝放在另一腳
膝蓋上，做小腿內側按壓。

2. 雙手向下施壓，接著腳背伸
直，產生來回推拉／拉扯的
效果。

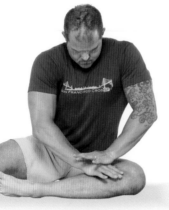

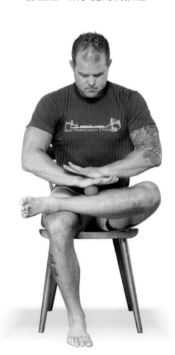

3. 雙手仍然往下壓，同時勾起
腳尖。重點是腳掌要朝不同
的方向活動。你也可以做收
縮及放鬆、點壓及扭轉，製
造壓力波。記得目標區塊是
從膝蓋底部一路往下延伸
到腳踝。

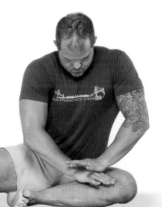

夾擊和按壓選項

若想一舉數得，再拿一顆球放在小腿下方。將上面的球
跟下面的球對齊好，再向下施力。接著就可以使用所有
按壓方式：按壓及來回推拉／拉扯、收縮及放鬆、點壓
及扭轉和壓力波。

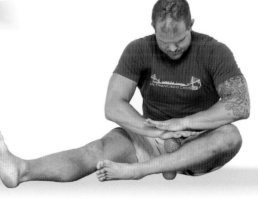

小腿外側按壓

每邊2分鐘

一提到要鬆動小腿，由於肉都集中在小腿後側，所以人們把重點擺在小腿後側肌群。但如果你經常站立、走路（你也應當如此），肯定要注意沿著小腿外側往下延伸的肌肉。假如你飽受前脛骨症候群所苦，那就扔掉夾腳拖，改善站立及行走的力學，鬆動沿小腿往下延伸的肌肉，好好愛護身體。

目標區塊：
小腿外側的肌肉，從膝蓋下方延伸到腳踝。

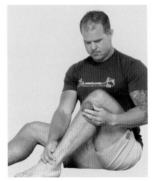
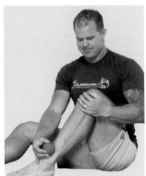

外側小腿按壓（選項 1）

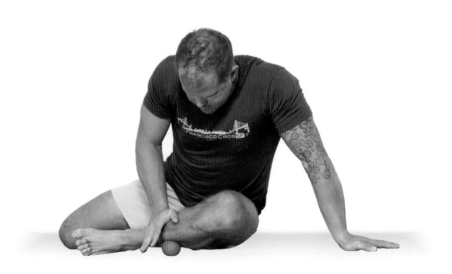

席坐而地，將小球擺在小腿外側的下方。手的位置要對齊圓球的正上方，然後往下壓，增加擠壓力，將全身重量轉移到腿上。姿勢就位後，你可以把腳朝四面八方活動，做來回推拉／拉扯、收縮及放鬆，或來回滾壓小腿前側及外側的肌肉製造壓力波。

外側小腿按壓（選項 2）

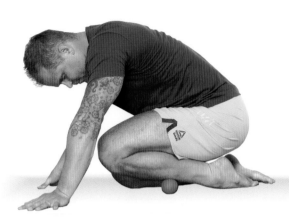

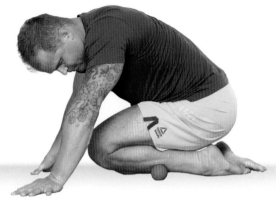

1.雙膝跪地，把小球擺在小腿外側的下方。臀部可往
　後坐，將膝蓋壓向地板，或把重心移到球上方，以增
　加壓力。

2.橫向按壓小腿外側的肌肉，用壓力波來回滲透組織。
　如果碰到組織敏感點，停下來把腳朝四面八方活動
　做來回推拉 / 拉扯（可能得抬高臀部來做），或收縮
　及放鬆。

經典小腿伸展（測試與再測）

每邊2分鐘

就像經典小腿後側肌群伸展，這很適合測試內側小腿按壓成效好
不好。做各種按壓小腿的選項之前，先做這個伸展，記錄身體的感
覺，以及膝蓋可以抬多高，等完成2分鐘的按壓鬆動法之後，再做一
次測試。這個伸展也是很好的鬆動法，可以列入你的保養處方。

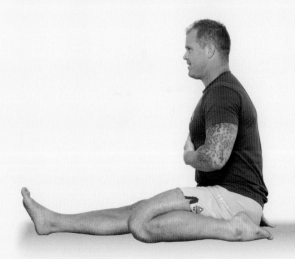

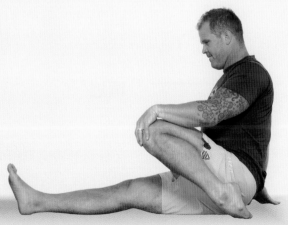

1.席地而坐，一腿伸直，另一條腿彎到底，對摺起來。

2.身體往後仰，彎曲腿膝蓋抬高離地，腳尖仍接觸
　地板。

PRESCRIPTION 13
ANKLE, FOOT, AND TOES
處方13：腳踝、腳掌和腳趾

**本處方可處理
以下症狀和受限：**

- 腳踝疼痛
- 踝關節動作幅度（背屈，
  足底屈曲，足底伸展）
- 跗趾滑液囊腫
- 足弓塌陷
- 扁平足
- 腳掌和腳趾僵緊
- 足底筋膜炎（足痛）
- 人工草地趾

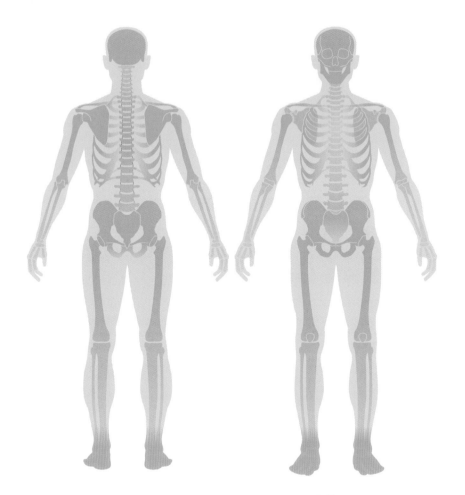

鬆動方式：
收縮及放鬆
壓力波
按壓及來回推拉／拉扯
點壓及扭轉

工具：
小球

總時間：
12分鐘

概述

不管是非特定原因引起的腳痛，或是足底筋膜炎一類的疼痛，我們在為足痛病患做物理治療時，都會推薦他們做這個活動度處方。此處方能提供緩解痠痛、減輕疼痛症狀、保持雙腳有彈性又健康的保養。

腳掌僵緊時，足弓難以維持穩定又充滿彈性。雙腳承受了許多折

磨，值得好好照顧。任何一位人工草地趾或蹈趾滑液囊腫患者都
會告訴你，對他們而言，光是步行就痛苦不堪。好消息是，不用
太久時間就能改善雙腳的狀況。如果患有扁平足（足弓塌陷）、
蹈趾滑液囊腫、足底筋膜炎、人工草地趾，請將此處方加入你的
例行保養中。

足底面按壓

足底筋膜分布在腳底，從蹠骨球延伸到腳跟，是大型片狀結締組織。

這也是我們最推薦給久坐上班族的一組鬆動法，可一邊在桌子底
下做足底面按壓，一邊打電話、發簡訊、回電子郵件。換句話說，
你在消除疼痛、改善運動表現的同時，工作也做完了。

每邊2分鐘

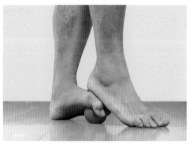

足底面按壓（選項 1）

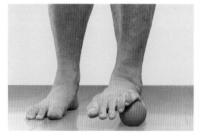
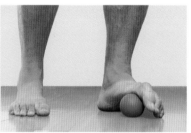

1. 把小球擺在腳底蹠面下方、從腳
   跟到腳趾之間的任一位置，接著
   踩上去。在你能承受範圍內，盡量
   對球施壓。

2. 橫向撥動足弓，慢慢左右滾壓以
   製造壓力波。等到球滾到腳底內
   側，用大蹈趾把球捲起來，做收縮
   和放鬆。重點是動作要緩慢，做些
   有效果的鬆動。

前腳掌按壓（選項 2）

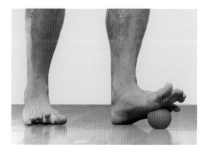
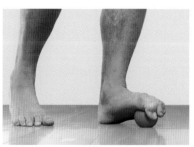

1. 小球擺在前腳掌正中央，踩上去。

2. 用腳趾頭把球捲起來。

3. 用另一隻腳腳後跟踩住捲球的大
   蹈趾和二腳趾，然後施加壓力，這
   可以讓你增加更多重量在腳掌上。

腳踝點壓及扭轉

我們在第六章已經解釋過滑動面，也就是皮膚、神經、肌肉和肌腱應該都能平順地滑動或相互滑移。如果體內水分不足，加上久坐、動作不良，平日又沒做保養，這些組織就會變僵緊，黏結在一起。這就是我們所說的「滑動面功能失調」。例如腳掌勾起或打直時，皮膚要能輕易滑過腳踝骨和肌腱。如果不能，你就要有所警覺，設法讓黏著組織恢復滑動面功能。

這個技巧的目標就是如此。只要把球壓在腳跟腱內側、外側、周圍，並使用點壓及扭轉的方式。接著，用球在黏住皮膚的底層組織下方四處滑動、伸拉皮膚，讓皮膚脫離底層組織面，恢復滑動面功能。只要「摩擦」幾分鐘，足部活動度便能獲得驚人的改善，簡直就像脫了一層殼。

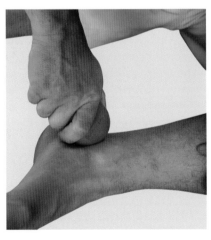 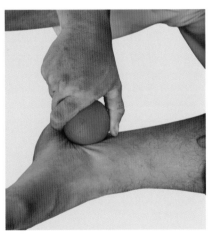

1.席地而坐，把小球擺在腳踝內側。　2.向下施加壓力，把球扭進皮膚。

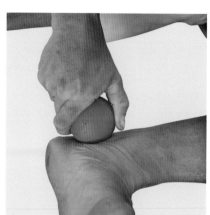
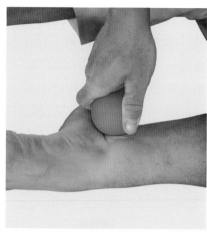

3-4. 持續施壓，接著腳掌勾起、伸直，來回推拉／拉扯黏在一起
　　 的組織。重點是扭住皮膚，然後把球朝各個方向推滑，也可
　　 以用另一隻手用力打一下球。做到皮膚可以平順滑過下層組
　　 織面為止。

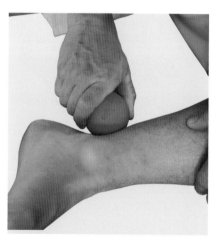
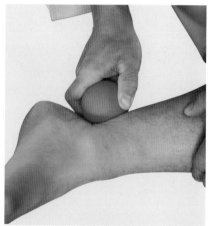

5-7. 在腳跟腱、腳踝骨、腳踝周圍任何
　　 黏著的區塊重複這個程序。

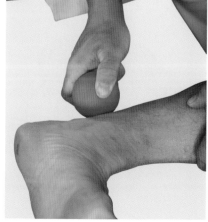

靈活腳趾鬆動法

腳趾負責維持站立及行走的平衡,特別容易過度使用和變形,我們敢打賭你這輩子不曾關心過你的腳趾。如果你幾十年來一直把腳趾套進鞋子枷鎖,我們希望你盡可能扭轉局面,丟掉那些束腳鞋,留更多時間赤著腳,並好好遵循這個處方。你可以養成一個好習慣,坐在地板上看電視時,就隨時做這個鬆動法。你也可以坐在椅子上做,把要鬆動的那隻腳掌放到另一腿膝蓋上。

十指交扣

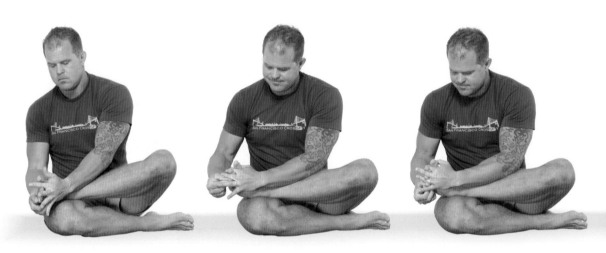

張開及拉扯

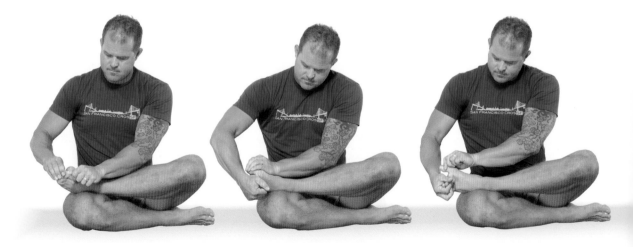

首先，手指與腳趾交扣，把食指夾在大蹈趾和二腳趾間，中指夾在二腳趾和三腳趾間，無名指夾在三腳趾和四腳趾間，小指夾在四腳趾和小趾間。你可以用左手從左腳腳背扣住腳趾（如照片所示）或用右手從左腳腳底扣住腳趾。除非手指結構變形或異常巨大，否則都能夾住腳趾，不會感到不適。會痛，就代表足底筋膜僵緊。手指和腳趾扣好，便來回扭轉腳掌中段的關節。注意下方照片，凱利使用另一隻手幫忙扭轉。你也可以收縮來抵抗扭轉的力道，然後放鬆去進一步伸展。

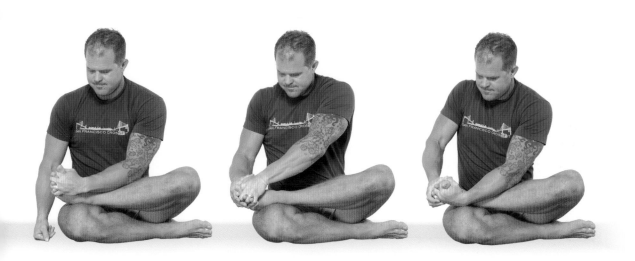

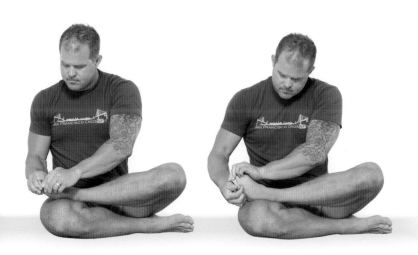

這技巧是十指交扣方式的延伸，你可以把腳趾朝不同方向拉，讓五隻腳趾頭舒展開來。重點是每隻腳趾都要上下左右拉過。記得一次鬆動兩隻腳趾，先從大蹈趾和第二腳趾開始，接著換第二腳趾和中趾，以此類推。

處方14：久坐人全處方

**本處方可處理
以下症狀和受限：**

· 減少久坐的影響
· 開髖（髖部完全開展）
· 解決上背和頸部僵緊

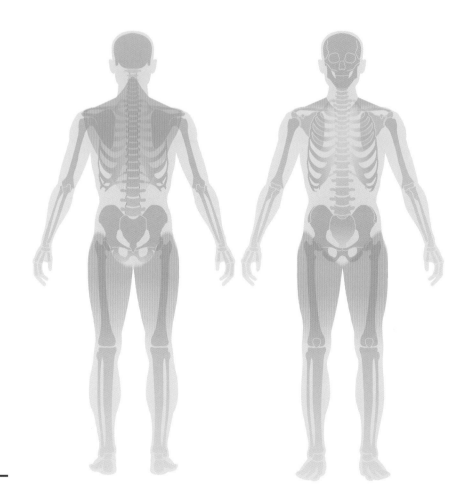

鬆動方式：
彈力帶來回推拉／拉扯
收縮及放鬆
壓力波
按壓及來回推拉／拉扯

工具：
滾筒
彈力帶
小球

總時間：
14分鐘

概述

我們在第七章開頭就告訴各位應當根據當天的問題、疼痛症狀、
關節和組織受限情形來設計個人活動度處方。我們之所以要提供
涵蓋全身每個區域的活動度處方，目的有二：

· 讓你鬆動全身。
· 廣泛接觸各種活動度技巧，去找出自己做起來效果最佳的方法。

如果前面 13 組處方都做過了，就可以很清楚哪個區塊出問題，曉
得如何好好處理並解決受限和疼痛。譬如深蹲姿勢受限，你應該
可以針對受限部位做點鬆動，改善姿勢。若是搭長途車或必須出
差遠行，做鬆動法來開髖就是個好主意。你當然可以繼續使用本
書提供的參考處方，不過我們鼓勵各位自行設計課表，將本章介
紹的技巧依照自身需求作組合，甚至開發獨家變化式。

話雖如此，我們知道有些人還是想要全方位處方。為了不令大家
失望，我們設計了久坐人每日通用處方。如果必須替久坐人選擇
四組鬆動法，我們會選擇以下這四組：對多數人都有幫助的「胸
椎按壓鬆動法」，開展髖部的「沙發伸展」，解決髖關節囊及後
側鏈受限問題的「彈力帶大腿後側肌群來回推拉／拉扯」，對抗
肩頸僵緊的「斜方肌和第一肋骨按壓」。

人人適用的萬能日常處方並不存在，這裡只是舉個例子教你懂得
挑選對自己有益的技巧，來設計屬於自己的處方。

胸椎按壓鬆動法（261 頁）

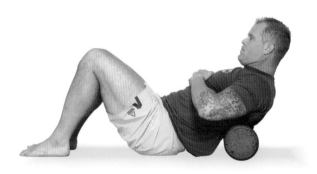

每邊2分鐘

1. 席地而坐，滾筒放背後，擺在肋廓底部。

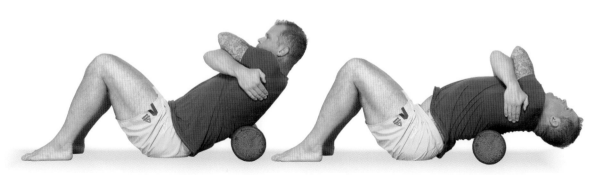

2. 雙臂環抱胸前，收緊上背鬆弛的軟組織，將肩胛骨往
外推，方便你對準胸椎。

3. 讓滾筒停留在緊繃點上，準備背部向後拱。接著，
深深吸一口氣，吐氣時，試著將背部拱更深。還可
抬起臀部增加壓力。

胸椎按壓：左右變化式

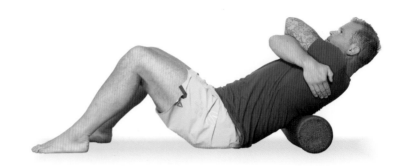

4.雙臂環抱身體，像做捲腹
一樣坐起身子。

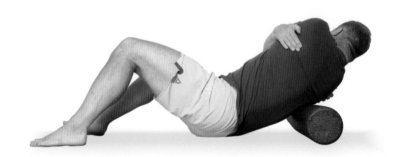

5.將身體大部分重量放在
滾筒上，扭轉髖部或旋轉
整個上半身。身體轉到側
面，可以向後拱（側彎），
或上下滾壓背部側面。

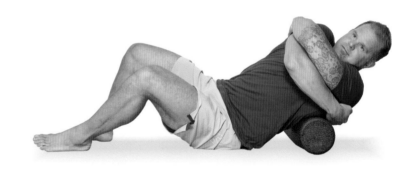

6.也可以像蹺蹺板一樣左
右來回滾壓。

胸椎按壓：過頭變化式

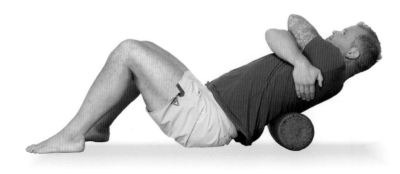

7.回到起始姿勢。雙臂高舉
過頭會造成腰椎過度伸
展，因此進入下個步驟前
先收緊腹部肌肉。

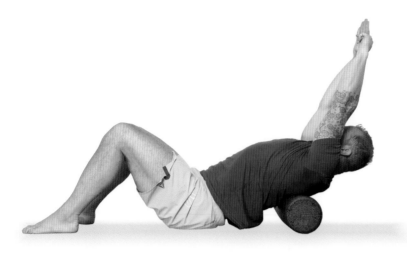

8. 腹部保持繃緊,雙臂高舉
過頭,雙手拇指扣好,再
將手肘打直,朝天花板伸
出去。

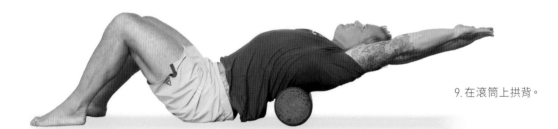

9. 在滾筒上拱背。

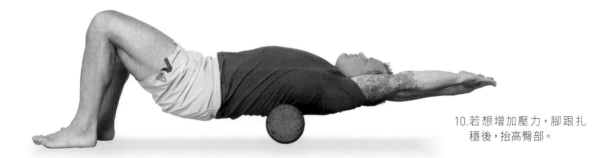

10. 若想增加壓力,腳跟扎
穩後,抬高臀部。

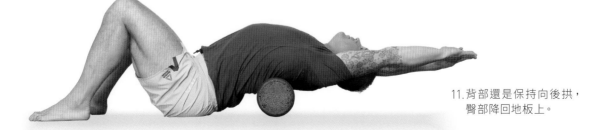

11. 背部還是保持向後拱,
臀部降回地板上。

沙發伸展（307-308 頁）

每邊2分鐘

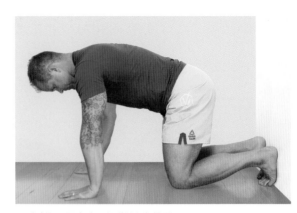

1. 先採四足跪姿，腳掌抵住牆壁。

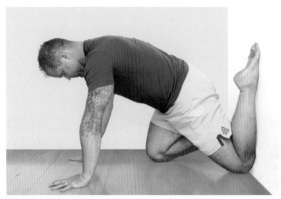

2. 一腿先往後滑，膝蓋推到牆角，小腿前側（脛骨）和腳背平貼牆面。

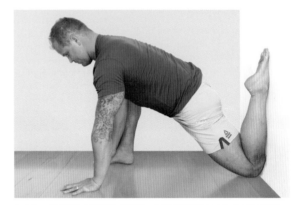

3. 另一隻腳往前踩地撐起，小腿脛骨盡可能保持垂直，膝蓋呈90度角。如果因為太僵緊無法撐起來，前方可擺小箱子或椅子，增加穩定度。

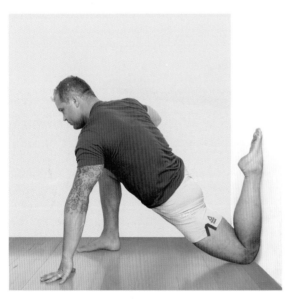

4. 夾緊後腳的臀肌，髖部往地板推，背部保持平直。

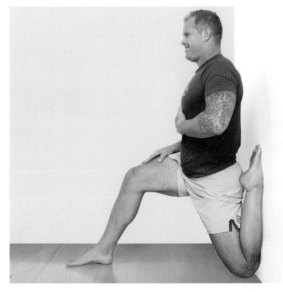

5. 先在前一個姿勢停留至少1分鐘，然後抬起軀幹，將上半身直立起來。如果你發現直立起來很難支撐上身重量，擺個箱子或椅子在前面，增加穩定度。做這關鍵鬆動時，別忘了收縮及放鬆。你必須讓大腦參與你想做的改變。

彈力帶大腿後側肌群來回推拉／拉扯（318 頁）

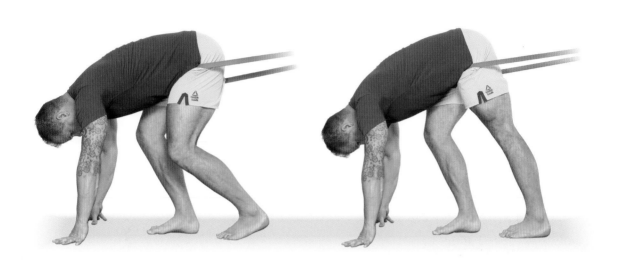

1. 一腳套上彈力帶，勾在髖部位置。往前走製造張力，彎腰做鉸鏈式身體前彎。照片裡的凱利採短跑選手預跑站姿，沒套彈力帶的腿在前，另一條腿在後並彎曲。如果雙手碰地會駝背，前面就擺張椅子或凳子。

2. 背部盡量保持平直，臀部往後推，勾住彈力帶那條腿反覆伸屈，做出來回推拉／拉扯的動作。

斜方肌和第一肋骨按壓（265 頁）

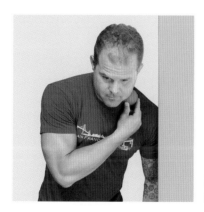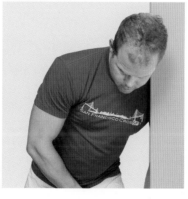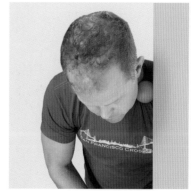

1. 將球擺在鎖骨和斜方肌與脖子底部之間。

2. 球固定好位置後，身體往前推，讓球深入身體。啟動斜方肌和肩膀，製造收縮的效果，接著放鬆，將球推得更深，深入頸部和肩膀。收縮幾次後，將手臂高舉過頭，或反手放在背後。你也可以用手輕輕拉著頭部，讓頭部朝沒有放球的肩膀側歪著。持續在球上施加壓力，可以稍微下降身體，讓球滾壓斜方肌頂部。

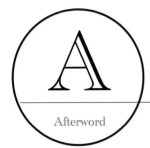

後記

Afterword

久坐並不代表你這輩子注定早衰，終生與疼痛為伍。解決辦法很簡單，我們希望這本書能指引你邁向更好的生活品質。但是決定權在你。面對自己的身體，你有選項和掌控權。例如你可以決定減少久坐的機會，除非必要，否則盡量不坐，專注改善力學，定時做活動休息，每天至少鬆動 10 分鐘。我們成年人有選擇的權利，不過小孩子卻沒有。

想想你會讓自己的小孩子（或任何孩子）去煙霧瀰漫的酒吧待 9 小時嗎？我們當然不希望。但如果我們讓孩子一天坐 10-14 小時，就等同讓他們去菸味酒吧待上一整天一樣。我們必須負起責任，把久坐視為公共健康危機來處理。久坐不動會使年輕人更容易面臨疼痛、疾病、生活品質下降等威脅。要解決久坐問題，除了宣傳、教導本書所介紹的原則、通則和技巧外，還要移除掉校園裡的「無害環境負荷」（見12頁），畢竟孩子醒著的時間裡，多半待在學校。

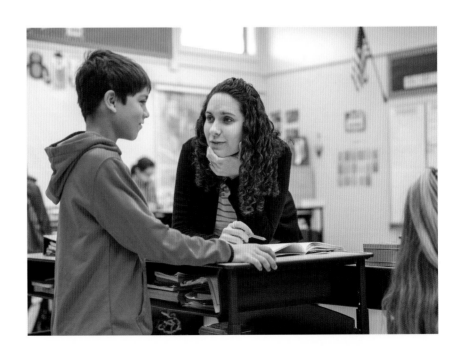

「兒童站起來」

2014 年 6 月，我們去女兒的學校當戶外教學志工。戶外教學活動有很多種，其中我們覺得套袋賽跑最有趣，也跟運動最相關，所以我們總是選擇當套袋賽跑的志工。不過，我們看到的一切令人擔憂。這些孩子普遍不胖，可是動作幅度不足以抬腿跨進麻袋。許多小孩子連把膝蓋抬到胸口、伸腳入袋內都有困難。起跳後，更因為髖部動作幅度不足，身體無法完全伸展開來。這代表他們無法用良好又有效率的方式跳。我們震驚不已，簡直嚇壞了。

多數孩子看起來都很健康，我們得出的唯一結論就是，這些孩子正慢慢流失很重要的髖部動作幅度。他們可是一到五年級的學生！在我們看來，原因顯而易見，是久坐造成的結果。唯一會使小孩子身上出現這種情況的環境負荷就是坐太多。那是我們第一次意識到久坐對孩子的影響。我們陷入衝突兩難，我們向來都建議學員換立式工作桌，一方面卻又不留心就送小孩子去學校坐整天。我們意識到我們必須採取行動了。

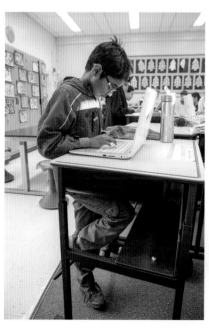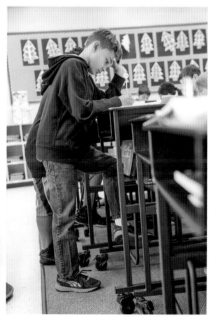

我們開始深入研究，找到美國德州農工大學的班登博士。班登博士針對 500 名使用立式桌的小學生展開為期 2 年的研究。他觀察學生消耗熱量及參與上課的變化。研究結果顯示，正常體重的孩子用立桌會多燃燒 15-25% 的熱量。至於肥胖的學生，影響更大，站著上課可以多燃燒 25-35% 的熱量。研究還顯示，孩子使用立桌，課堂參與度提高 12%，換算下來每小時增加 7 分鐘，每天增加 45 分鐘，每年增加 135 小時。

我們發現站著除了預防兒童骨骼疾病外，還能以簡單優雅的方式打擊兒童肥胖，提高學習專注力。

我們決意改變我們孩子的學校，於是跑去找校長談談。本以為需要費番工夫鉅細靡遺作報告，花好幾個月時間向本地區、學校董事會提案。沒想到「推銷」不到 5 分鐘，史密斯校長就說：「我加入！」令我們又驚又喜。我們開始上網找兒童立桌，這些桌子都安裝擺盪式腳踏橫杆，非常吸引我們。2014 年 8 月我們為大女兒四年級教室購置了 25 張立桌。我們做到了，這些孩子不再整天坐著上學。計畫非常成功，所以 2015 年 1 月，我們又為該校四年級另外兩個班級，以及一年級一個班級購買桌子，至此有 100 個孩子站著上課了。2015 年 4 月，我們與專門資助公立學校教師的新創非營利組織 Donors Choose 合作，啟動「兒童站起來」（StandUp Kids）計畫。「兒童站起來」的使命是十年內讓公學校學童全面改用立桌，對抗久坐生活方式、活動不足等現代通病，進一步反映 21 世紀教育目標。

隨後，我們又發起大規模群眾募資運動，計畫集資購買 350 張桌子，經費達 11 萬美元。多虧有我們的支持者費里斯（Tim Ferriss）以及其他個別捐款人，不到兩個月時間就募得所需資金，這是 Donors Choose 成立以來最多人（近千人）捐助的計畫。加州聖拉斐爾的 Vallecito 小學成了全世界第一所站立學習的學校。

自此，支持學童使用立桌的研究也越來越多。例如新近研究顯示，全面改用立桌後，學生的執行功能和短期工作記憶力有顯著提升，因此校方會繼續使用立桌。研究員最後總結道：立桌的好處類似體能訓練，能增強血液流動，促進大腦活動。另有一篇刊載在《糖尿病學》（Diabetologia）的荷蘭研究指出，坐 40 分鐘就會大幅增加罹患糖尿病的風險。還有許多研究提供有利證據，支持學校強

制使用立桌,《教育世界》（Education World）即是一例。

顯而易見,在校站立學習對孩子身心都有好處。本書出版,我們估計「兒童站起來」已經幫助全美超過 1.5 萬名學生成功改用立桌,其中 75% 的人就讀低收入學校。想多了解本計畫,並資助鄰近學校用立桌,請到 www.StandUpKids.org。

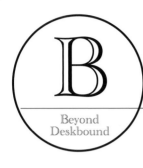

本書以外的資源

和我們這套系統相關的資源還有很多，為鼓勵各位持續精進，我們將附加的學習資源列出來。此外，為了幫助你落實書中提供的通則、原則和技巧，我們也提供輔助產品和工具的清單。

網站

MobilityWOD.com：2010 年我們創立教學網站 MobilityWOD.com，教大家解決疼痛，預防受傷，讓運動表現達到顛峰。誠摯邀請各位參觀我們網站，加入這個臥虎藏龍、知識淵博、相互扶持鼓勵的社群。

RogueFitness.com：這家網路商店供應大量活動度及訓練器材，如果想升級家庭健身房，添購活動度設備，Rogue 應有盡有。

StandUpKids.org：「兒童站起來」旨在教育大家認識久坐的健康風險，宣導為什麼立桌能為孩子創造更健康、促進活動的環境。「兒童站起來」的使命是十年內讓所有公立學校學生改用立桌。

影片

我們網站 MobilityWOD.com 提供 1,600 多支影片，數量還在持續增長，內容包羅萬象，從深蹲、站立、坐姿力學，到處理下背、肩頸疼痛，再到改善呼吸和睡眠。我們也拍攝日常活動度處方，迄今已累積數百支存檔影片。預覽影片，請到 www.mobilitywod.com/preview/

我們誠摯邀請大家看凱利獲邀到 Google 公司演講的影片（www.youtube.com/watch?v=kfg_e6YG37U），講題叫〈久坐人〉，本書雛形就是始於這場演講。

書籍

《靈活如豹：掌握動作技巧、提升運動表現、預防傷痛的終極指南》（大家出版，2018），凱利・史達雷博士、格倫・科多扎 著。這是一本專為教練和運動員所寫的書，榮登《紐約時報》《華爾街日報》暢銷排行榜。凱利在本書完整公開動作和活動度系統，內容涵蓋運動動作和活動度技術等重要組成元素。此書更為《久坐人》的原則與概念打下堅實的基石。

《準備好跑步》（*Ready to Run: Unlocking Your Potential to Run Naturally Victory*，Belt Publishing, 2014），凱利・史達雷博士、T・J・莫菲（T. J. Murphy）著。凱利另一本榮登紐時排行榜暢銷書，書中提供十二項準則，讓你把身體準備好，終生維持頂尖跑步表現。

《The Chair: Rethinking Culture, Body, and Design》（椅子：文化、人體和設計再思考，W. W. Norton & Company，1998），蓋倫・葛蘭芝（Galen Cranz）著。這本書號召大家起身活動。作者儘管下了不少工夫勾勒椅子迷人的歷史和演進，不過卻質疑傳統人體工學理論，並提出令人信服的證據，證實背痛跟尋常坐姿息息相關。

《Could You Stand to Lose? Weight Loss Secrets For Office Workers》（站著就瘦？上班族的減重秘密，Trinity River Publishing，2008），馬克・班登著。這也是一本鼓勵民眾以站代坐的精彩佳作。班登提出確實可行的減肥建議，也就是改變工作習慣。書中還介紹最適合工作場所使用的配件，更提供幾招說服公司換立桌的策略。

《動起來，拒絕坐以待斃！長時間坐著，為什麼會讓我們心情憂鬱、病痛纏身、體重居高不下？》（悅知文化，2015），詹姆士・勒凡著。這本書從科學的角度解釋久坐的危害，並為此提供解決方案。勒凡博士堪稱站立革命的革新者和教父。如果你對《久坐人》書中科學觀念有興趣，我們極力推薦這本書，裡頭有更詳盡的調查。

《為什麼我們這樣生活，那樣工作？》（大塊文化，2012），查爾斯・杜希格（Charles Duhigg）著。要充分利用《久坐人》，你需要在動作上、力學上、活動度上建立新習慣。想做到這點，有必要

了解習慣運作的方式。杜希格這本書解釋習慣為什麼存在以及如何改變習慣。

《運動改造大腦：IQ 和 EQ 大進步的關鍵》，約翰・瑞提（John J. Ratey）、艾瑞克・海格曼（Eric Hagerman）著。想知道活動或缺乏活動會如何影響大腦健康和表現嗎？瑞提給了答案。他探索運動與大腦之間的連結，並解釋有氧運動或活動會重塑我們的大腦以達最佳表現。

用具

活動度工具

戰鬥之星、雙子棒、超新星球等活動度工具（www.MobilityWOD. com/ product-category/gear）
Rogue 彈力帶（RogueFitness.com）

立式桌

本書用來拍照的桌子叫 Jarvis，可在此購買 http://www.ergodepot. com。
IKEA 也販售價格實惠的立桌，品名為 Bekant。

坐站兩用轉換檯

折疊雙層站立小桌檯 Oristand（http://oristand.co）
可調整高度電腦桌 Varidesk（www.varidesk.com）

腳踏板

運動平衡踏板 Fluidstance Level（www.fluidstance.com）
腳踏杆（www.MobilityWOD.com/product-category/gear）

抗藍光工具

藍光阻絕商品（www.lowbluelights.com）
Gunnar 眼鏡（www.gunnars.com）
Uvex 眼鏡（www.uvex.us）

壓力襪和壓力褲

Reebok（www.reebok.com/us/compression）
SKINS（www.skins.net/usa/）

好用的 App

休息提醒與專注計時軟體

Focus Time (iOS) (http://focustimeapp.com/)
Marinara Timer (Web) (www.marinaratimer.com)
Stand Up (iOS) (www.raisedsquare.com/standup/)
Time Out (Mac) (www.dejal.com/timeout/)
Tomighty (Mac/Windows) (www.tomighty.org)

護眼軟體

EyeLeo (Windows) (http://eyeleo.com/)
f.lux (Mac/Windows) (https://justgetflux.com/)
Twilight (Android) (http://twilight.urbandroid.org/)

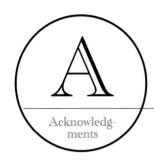

謝辭

Acknowledg-
ments

謹向以下諸位致上最深的謝意，沒有他們的參與和支持，這本書無法寫成：

感謝馬克・班登博士、詹姆士・勒凡博士、約翰・瑞提博士這三位開路先鋒，展開廣泛而周詳的研究，讓我們了解久坐的不良後果，及站立活動對大腦與身體的正面影響。沒有他們研究，《久坐人靈活解方》與「兒童站起來基金會」就不可能存在。

感謝我們的兄弟 Tom Wiscombe 設計美麗書封，長年不輟支持我們，適時提出智慧忠告。我們的母親 Janet Wiscombe 協助編輯工作，跟我們一起腦力激盪，以她永無止境的愛支持我們工作與生活。Ben Lieb 替本書想了完美的副標題。

Dave Beatie、Margaret Garvey 以及 MobilityWOD 全體員工勤奮工作，風趣幽默，全力支持本書以及我們推動的每一項計畫。

多虧有 Christopher Jerard 和 Inkwell 團隊努力不懈、無私奉獻，才能讓民眾不僅知道這本書，還了解這書有多重要。

Darren Miller 為我們拍出一張張美照，讓我們看起來比實際年齡更年輕、更美麗。

Ergo Depot 則慷慨出借立桌供我們拍照。

感謝出版商 Erich Krauss 及 Victory Belt 全體員工給我們機會出版《久坐人靈活解方》及其他著作，堅持不懈支持我們的工作。

Pam Mourouzis 是極出色的編輯，感謝她大力推動，指引方向，保持樂觀態度。沒有你，這本書永無付梓的一天。

感謝 Donors Choose 支持、擁護「兒童站起來」的理念，我們認為

鼓勵孩子多站少坐是當前最重要的工作。更感謝提摩西・費里斯傾力支持，助我們實現全世界第一所全站立校園。還有「兒童站起來」董事會和顧問，Pam Lauper、Becca Russell、Nate Forester、馬克・班登博士、詹姆士・勒凡博士、約翰・瑞提博士、Ben Greenfield、Drew Amoroso、Allison Belger、Gray Cook、Roop Sihota、John Post、Jeff Martin、Mikki Martin 和 Tracy Jerard。

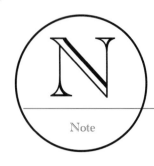

Note

注釋

前言

1. Mary MacVean, " 'Get Up!' or Lose Hours of Your Life Every Day, Scientist Says," *Los Angeles Times*, January 24, 2014, www.latimes.com/science/sciencenow/la-sci-sn-get-up-20140731-story.html.

2. James A. Levine, *Get Up! Why Your Chair Is Killing You and What You Can Do About It* (New York: St. Martin's Press, 2014): 70–71.

3. Aviroop Biswas, Paul I. Oh, Guy E. Faulkner, Ravi R. Bajaj, Michael A. Silver, Marc S. Mitchell, and David A. Alter, "Sedentary Time and Its Association with Risk for Disease Incidence, Mortality, and Hospitalization in Adults: A Systematic Review and Meta- Analysis," *Annals of Internal Medicine* 162, no. 2 (2015): 123–132.

4. J. Lennert Veerman, Genevieve N. Healy, Linda J. Cobiac, Theo Vos, Elisabeth A. H. Winkler, Neville Owen, and David W. Dunstan, "Television Viewing Time and Reduced Life Expectancy: A Life Table Analysis," *British Journal of Sports Medicine* 46 (2012): 927–930.

5. Mary Shaw, Richard Mitchell, and Danny Dorling, "Time for a Smoke? One Cigarette Reduces Your Life by 11 Minutes," *BMJ* 320, no. 7226 (2000): 53.

6. MacVean, "'Get Up!' or Lose Hours of Your Life Every Day, Scientist Says."

7. Eric Jensen, "Moving with the Brain in Mind," *Educational Leadership* 58, no. 3 (2000): 34–37.

8. "Health Topics: Physical Activity," World Health Organization, www.who.int/topics/physical_activity/en/.

9. Levine, *Get Up!*, 103.

10. U.S. Department of Health and Human Services, *Physical Activity and Health: A Report of the Surgeon General* (Atlanta, GA: U.S. Department of Health and Human Services, Centers for Disease Control and Prevention, National Center for Chronic Disease Prevention and Health Promotion, 1996), www.cdc.gov/nccdphp/sgr/index.htm.

11. U.S. Department of Health and Human Services, *The Power of Prevention: Chronic Disease . . . The Public Health Challenge of the 21st Century* (Atlanta, GA: U.S.Department of Health and Human Services, Centers for Disease Control and Prevention, National Center for Chronic Disease Prevention and Health Promotion, 2009), www. cdc.gov/chronicdisease/pdf/2009-Power-of-Prevention.pdf.

12. "Back Pain," MedLine Plus, National Institutes of Health, www.nlm.nih. gov/medlineplus/backpain.html; Pat Anson, "Lower Back Pain Is #1 Cause of Disability," National Pain Foundation, www.thenationalpainfoundation.org/ Lower-Back-Pain-is-Number-1-Cause-of-Disability.

13. M. Mehra, K. Hill, D. Nicholl, and J. Schadrack, "The Burden of Chronic Low Back Pain with and without a Neuropathic Component: A Healthcare Resource Use and Cost Analysis," *Journal of Medical Economics* 15, no. 12 (2012): 245–252.

14. U.S. Department of Labor, Occupational Heath & Safety Administration, "Preventing Repetitive Stress Injuries," December 10, 1996, www.osha.gov/pls/oshaweb/owadisp. show_document?p_table=SPEECHES&p_id=206.

15. Alpa V. Patel, Leslie Bernstein, Anusila Deka, Heather Spencer Feigelson, Peter T. Campbell, Susan M. Gapstur, Graham A. Colditz, and Michael J. Thun, "Leisure Time Spent Sitting in Relation to Total Mortality in a Prospective Cohort of US Adults," *American Journal of Epidemiology*, 172, no. 4 (2010): 419–429.

16. Teresa Watanabe, "Just 31% of California Students Pass P.E. Test," *Los Angeles Times*, December 3, 2011, http://articles.latimes.com/2011/dec/03/local/la-me-fitness-schools-20111203.

17. "2008 Physical Activity Guidelines for Americans Summary," U.S. Department of Health and Human Services, Office of Disease Prevention and Health Promotion, http://health.gov/paguidelines/guidelines/summary.aspx.

18. Mary Story, Marilyn S. Nanney, and Marlene B. Schwartz, "Schools and Obesity Prevention: Creating School Environments and Policies to Promote Healthy Eating and Physical Activity," *Milbank Quarterly* 87, no. 1 (2009): 71–100.

19. "Generation M2: Media in the Lives of 8- to 18-Year-Olds," Henry J. Kaiser Family Foundation, January 20, 2010, http://kff.org/other/event/ generation-m2-media-in-the-lives-of/.

20. "Average Number of Hours in the School Day and Average Number of Days in the School Year for Public Schools, by State: 2007–08," National Center for Education Statistics, https://nces.ed.gov/surveys/sass/tables/sass0708_035_s1s.asp.

21. Tala H. I. Fakhouri, Jeffrey P. Hughes, Vicki L. Burt, MinKyoung Song, Janet E. Fulton, and Cynthia L. Ogden, "Physical Activity in U.S. Youth Aged 12–15 Years, 2012," National Center for Health Statistics Data Brief No. 141, 2014, www.cdc.gov/nchs/ data/databriefs/ db141.htm.

22. M. C. McDonald, "Active Transport to School: Trends Among U.S. Schoolchildren, 1969–2001," *American Journal of Preventive Medicine* 32, no. 6 (2007): 509–516.

23. Committee on Physical Activity and Physical Education in the School Environment, Food and Nutrition Board, Institute of Medicine, "Status and Trends of Physical Activity Behaviors and Related School Policies," in *Educating the Student Body: Taking Physical Activity and Physical Education to School*, ed. H. W. Kohl III and H. D. Cook (Washington, DC: National Academies Press, 2013), www.ncbi.nlm.nih.gov/ books/ NBK201496/.

24. "TV Basics: TV Sets Per Household," Television Bureau of Advertising, http:// archivesite.tvb.org/rcentral/mediatrendstrack/tvbasics/07_5_TV_Per_HH.asp.

25. "The Epidemic of Childhood Obesity: Learn the Facts," Let's Move!, www.letsmove. gov/learn-facts/epidemic-childhood-obesity.

26. Lorrene D. Ritchie, Susan L. Ivey, Maggie Masch, Gail Woodward-Lopez, Joanne Ikeda, and Pat Crawford, *Pediatric Overweight: A Review of the Literature* (Berkeley, CA: Center for Weight and Health, College of Natural Resources, UC Berkeley, 2001).

27. Nicholas Staropoli, "A Reader Asks: Is Life Expectancy in America Declining?," American Council on Science and Health, June 3, 2015, http://acsh. org/2015/06/ a-reader-asks-is-life-expectancy-in-america-declining/.

28. Biswas et al., "Sedentary Time and Its Association with Risk for Disease Incidence, Mortality, and Hospitalization in Adults."

29. Ranjana K. Mehta, Ashley E. Shortz, and Mark E. Benden, "Standing Up for Learning: A Pilot Investigation on the Neurocognitive Benefits of Stand-Biased School Desks," *International Journal of Environmental Research and Public Health* 13, no. 1 (2016): 59.

30. Biswas et al., "Sedentary Time and Its Association with Risk for Disease Incidence, Mortality, and Hospitalization in Adults."

31. "The Shocking 'Text Neck' X-Rays That Show How Children as Young as SEVEN Are Becoming Hunch Backs Because of Their Addiction to Smart Phones," *Daily Mail Australia*, October 15, 2015, www.dailymail.co.uk/news/article-3274835/Shocking-X-rays-teenagers-text-neck.html.

32. Levine, Get Up!, 70–71; Daniela Schmid and Graham Colditz, "Sedentary Behavior Increases the Risk of Certain Cancers," *Journal of the National Cancer Institute* 106, no. 7 (2014).

33. J. A. Bell, M. Hamer, G. D. Batty, A. Singh-Manoux, S. Sabia, M. Kivimaki, "Combined Effect of Physical Activity and Leisure Time Sitting on Long-Term Risk of Incident Obesity and Metabolic Risk Factor Clustering," *Diabetologia* 57, no. 10 (2014): 2048–2056.

34. Levine, *Get Up!*, 24–27.

35. James A. Levine, Mark W. Vander Weg, James O. Hill, and Robert C. Klesges, "Non-Exercise Activity Thermogenesis: The Crouching Tiger Hidden Dragon of Societal Weight Gain," *Arteriosclerosis, Thrombosis, and Vascular Biology* 26, no. 4 (2006): 729–736.

36. Levine, *Get Up!*, 29–32.

37. Christopher Berglund, "Why Does Physical Activity Drain Human Brain Power?" *Psychology Today*, December 4, 2014, www.psychologytoday.com/blog/the-athletes-way/201412/why-does-physical-inactivity-drain-human-brain-power.

38. John Ratey with Eric Hagerman, *Spark: The Revolutionary New Science of Exercise and the Brain* (New York: Little, Brown, 2008), 3–8.

39. Berglund, "Why Does Physical Activity Drain Human Brain Power?"

40. "Sit. Stand. Move. Repeat. The Importance of Moving as a Natural Part of the Workday," Herman Miller, www.hermanmiller.com/research/solution-essays/sit_stand_move_repeat.html.

41. Archana Singh-Manoux, Melvyn Hillsdon, Eric Brunner, and Michael Marmot, "Effects of Physical Activity on Cognitive Functioning in Middle Age," *American Journal of Public Health* 95, no. 12 (2005): 2252–2258.

42. Laura Chaddock, Michelle W. Voss, and Arthur F. Kramer, "Physical Activity and Fitness Effects on Cognition and Brain Health in Children and Older Adults," *Kinesiology Review* 1, no. 1 (2012): 37–45.

43. Ratey, *Spark*, 9–25.

44. Valerie Strauss, "Why So Many Kids Can't Sit Still in School Today," *Washington Post*, July 8, 2014, www.washingtonpost.com/news/answer-sheet/wp/2014/07/08/why-so-many-kids-cant-sit-still-in-school-today/; James Hamblin, "Exercise Is ADHD Medication," The Atlantic, September 24, 2014, www.theatlantic.com/health/archive/2014/09/exercise-seems-to-be-beneficial-to-children/380844/.

45. Ratey, *Spark*, 245–268.

46. "Famous People with Standing Desks," Notsitting.com, http://notsitting.com/standing-desks/general-info/famous-people/.

47. Richard Branson, "Why You Should Stand Up in Meetings," *Virgin Blog*, April 6, 2015, www.virgin.com/richard-branson/why-you-should-stand-up-in-meetings.

48. "Famous People with Standing Desks," Notsitting.com, http://notsitting.com/standing-desks/general-info/famous-people/.

第一章

1. Erik Dalton, "Forward Head Posture," Freedom from Pain Institute, http://erikdalton.com/media/published-articles/forward-head-posture/.

第二章

1. L. A. Lipsitz, I. Nakajima, M. Gagnon, T. Hirayama, C. M. Connelly, and H. Izumo, "Muscle Strength and Fall Rates Among Residents of Japanese and American Nursing Homes: An International Cross-Cultural Study," *Journal of the American Geriatrics Society* 42, no. 9 (1994): 953–959.

第四章

1. Bryan Walsh, "The Dangers of Sitting at Work–and Standing," *Time*, April 13, 2011, http://healthland.time.com/2011/04/13/the-dangers-of-sitting-at-work–and-standing/.

2. Mark E. Benden, *Could You Stand to Lose? Weight Loss Secrets for Office Workers*, 2nd ed. (Trinity River Publishing, 2008), 67.

3. "Computer Vision Syndrome," American Optometric Association, www.aoa.org/patients-and-public/caring-for-your-vision/protecting-your-vision/computer-vision-syndrome?sso=y.

4. Harvard Health Publications, Harvard Medical School, "Blue Light Has a Dark Side," *Harvard Health Letter*, May 1, 2012 (updated September 2, 2015), www.health.harvard.edu/staying-healthy/blue-light-has-a-dark-side.

5. Alison Griswold, "To Work Better, Just Get Up from Your Desk," *Forbes*, June 12, 2012, www.forbes.com/sites/alisongriswold/2012/06/12/to-work-better-just-get-up-from-your-desk/.

6. K. Forcier, L. R. Stroud, G. D. Papandonatos, B. Hitsman, M. Reiches, J. Krishnamoorthy, and R. Niaura, "Links between Physical Fitness and Cardiovascular Reactivity and Recovery to Psychological Stressors: A Meta-Analysis," *Health Psychology* 25, no. 6 (2006): 723–739.

7. Julia Gifford, "We Tested Standing Desks–Here's Proof They Make You More Productive," *ReadWrite*, September 26, 2013, http://readwrite.com/2013/09/26/standing-desks-productivity.

8. Andrew P. Knight and Markus Baer, "Get Up, Stand Up: The Effects of a Non-Sedentary Workspace on Information Elaboration and Group Performance," *Social Psychological and Personality Science* 5, no. 8 (2014): 910–917.

第五章

1. Leonardo Barbosa Barreto de Brito, Djalma Rabelo Ricardo, Denise Sardinha Mendes Soares de Araújo, Plínio Santos Ramos, Jonathan Myers, and Claudio Gil Soares de Araújo, "Ability to Sit and Rise from the Floor as a Predictor of All-Cause Mortality," *European Journal of Preventive Cardiology* (2012).

2. "Sitting Straight 'Bad for Backs,'" *BBC News*, November 28, 2006, http://news.bbc.co.uk/2/hi/6187080.stm.

3. Benden, *Could You Stand to Lose?*, 40.

4. Galen Cranz, *The Chair: Rethinking Culture, Body, and Design* (New York: W. W. Norton, 2000), 104.

5. "Stand Up, Walk Around, Even Just for '20 Minutes,'" *NPR Books*, May 9, 2012, www.npr.org/2012/05/09/152336802/stand-up-walk-around-even-just-for-20-minutes.

第六章

1. Laura Donnelly, "Sleep Deprivation 'as Bad as Smoking," *The Telegraph*, July 27, 2015, www.telegraph.co.uk/news/health/11765723/Sleep-deprivation-as-bad-as-smoking.html.

2. "Consequences of Insufficient Sleep," Harvard Medical School, Division of Sleep Medicine, http://healthysleep.med.harvard.edu/healthy/matters/consequences.

後記

M. E. Benden, J. J. Blake, M. L. Wendel, and J. C. Huber Jr., "The Impact of Stand-Biased Desks in Classrooms on Calorie Expenditure in Children," *American Journal of Public Health* 101, no. 8 (2011): 1433–1436.

M. E. Benden, H. Zhao, C. E. Jeffrey, M. L. Wendel, and J. J. Blake, "The Evaluation of the Impact of a Stand-Biased Desk on Energy Expenditure and Physical Activity for Elementary School Students," *International Journal of Environmental Research and Public Health* 11, no. 9 (2014): 9361–9375.

M. Benden et al., "The Effect of Stand-Biased Desks on Academic Engagement: An Exploratory Study," *International Journal of Health Promotion and Education* 53, no. 5 (2015): 271–280.

Ranjana K. Mehta, Ashley E. Shortz, and Mark E. Benden, "Standing Up for Learning: A Pilot Investigation on the Neurocognitive Benefits of Stand-Biased School Desks," *International Journal of Environmental Research and Public Health* 13, no. 1 (2016): 59.

Julianne D. van der Berg, Coen D. A. Stehouwer, Hans Bosma, Jeroen H. P. M. van der Velde, Paul J. B. Willems, Hans H. C. M. Savelberg, Miranda T. Schram, et al., "Associations of Total Amount and Patterns of Sedentary Behavior with Type 2 Diabetes and the Metabolic Syndrome: The Maastricht Study," *Diabetologia*, published electronically February 2, 2016, doi: 10.1007/s00125-015-3861-8.

Nicole Gorman, "Case for Standing Desks in the Classroom Grows as Further Research Links Sitting to Diabetes," Education World, February 3, 2016, www.educationworld.com/a_news/case-standing-desks-classroom-grows-further-research-links-sitting-diabetes-1903288572#sthash.FPAvdpi5.dpuf.